基于脂质的纳米载体在药物递送和诊断中的应用

LIPID-BASED NANOCARRIERS FOR DRUG DELIVERY AND DIAGNOSIS

〔巴基〕Muhammad Raza Shah

〔巴基〕Muhammad Imran　　原著

〔巴基〕Shafi Ullah

刘　颖　主译

科　学　出　版　社

北　京

内 容 简 介

本书较好地反映了基于脂质的纳米载体在药物递送和疾病诊断中的最新成果和进展。本书内容丰富而全面，具有较强的系统性和先进性，涉及几乎所有重要的基于脂质的纳米载体。除介绍了各类脂质载体的含义、处方组成、表征、性质等基础知识之外，也图文并茂地介绍和呈现了这些载体在药物递送系统领域研究中的进展和应用，同时也反映了这些纳米载体在疾病诊断应用方面的优势与成果，实用性较强。此外，部分内容如脂质纳米管等在其他专著中并不常见，也反映了本书的新颖性。

本书适用于高校和科研院所从事纳米医药相关领域的科技工作者、研究生、高年级本科生，以及工业界技术人员和相关人员使用。

图书在版编目（CIP）数据

基于脂质的纳米载体在药物递送和诊断中的应用 Lipid-based nanocarriers for drug delivery and diagnosis/(巴基)穆罕默德·拉扎·沙赫(Muhammad Raza Shah)等著；刘颖主译.—北京：科学出版社，2019.9

　ISBN 978-7-03-061348-6

　Ⅰ.①基… Ⅱ.①穆… ②刘… Ⅲ.①脂类－纳米材料－应用－药物－研究 Ⅳ.①R94

　中国版本图书馆 CIP 数据核字(2019)第 107548 号

责任编辑：周　倩　丁彦斌/责任校对：杨　赛
责任印制：黄晓鸣/封面设计：殷　靓

科学出版社 出版

北京东黄城根北街 16 号
邮政编码：100717
http://www.sciencep.com

广东虎彩云印刷有限公司印刷
科学出版社发行　各地新华书店经销
*

2019 年 9 月第 一 版　开本：720×1000 B5
2024 年 1 月第十次印刷　印张：19 3/4
字数：363 000

定价：180.00 元
（如有印装质量问题，我社负责调换）

注意

本书涉及领域的知识和实践标准在不断变化。新的研究和经验拓展我们的理解，因此须对研究方法、专业实践或医疗方法作出调整。从业者和研究人员必须始终依靠自身经验和知识来评估和使用本书中提到的所有信息、方法、化合物或本书中描述的实验。在使用这些信息或方法时，他们应注意自身和他人的安全，包括注意他们负有专业责任的当事人的安全。在法律允许的最大范围内，爱思唯尔、译文的原文作者、原文编辑及原文内容提供者均不对因产品责任、疏忽或其他人身或财产伤害及/或损失承担责任，亦不对由于使用或操作文中提到的方法、产品、说明或思想而导致的人身或财产伤害及/或损失承担责任。

译者名单

主　译　刘　颖

副主译　胡会国　冯年平

译　者（按姓氏汉语拼音排序）

方可园　冯年平　侯雪峰

胡会国　李喆颖　刘　颖

马靖怡　肖　宋

译 者 的 话

　　近些年，为了实现克服系统性屏障和细胞内屏障进行高效药物递送、构建智能靶向递送系统和缓控释给药系统，以及更有效地进行基因治疗，各种新型基于脂质的纳米载体应运而生，备受关注。从较为基础的纳米乳、脂质体、固体脂质纳米粒、胶束、纳米混悬剂到纳米结构脂质载体、脂质纳米管、各种刺激响应型纳米载体等在不断涌现，研究的深度和广度也在不断加深、拓宽，系统性也逐渐增强。由于在以上各研究领域中基于脂质的纳米载体均具有突出的优势作用，这类纳米载体在药物递送和诊断应用方面发展前景广阔。

　　在当前科技迅猛发展、各学科交叉融合日益增强的时代背景下，在我国如何更好地实现基于脂质的纳米载体"from bench to bed"，进一步发挥其在临床治疗中的优势和作用任重道远。掌握和借鉴有关脂质载体的系统理论和先进的实践经验将助力于该领域的研究。《基于脂质的纳米载体在药物递送和诊断中的应用》广泛而系统地介绍和阐述了各种类型的基于脂质的纳米载体，其制备技术、表征、分析和应用，以及存在的不足和今后的发展方向。在工业化生产方面也介绍了目前常用的仪器和设备，实现工业化生产需克服的困难和考虑的要素。本书注重新颖性和实用性，在理论和实践方面均具有较高的参考价值。希望这本书可以给读者带来一些启发和思考，以助力于我国该类型的纳米载体的研发和产业化发展。

　　衷心感谢参加本书翻译的译者的辛苦付出！由于译者水平有限，书中难免存在不足和不妥之处，恳请读者批评指正。

刘颖

2019 年 4 月 3 日

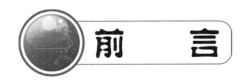 **前 言**

　　《基于脂质的纳米载体在药物递送和诊断中的应用》一书涵盖了药物递送系统的广泛主题。众所周知，每 10 000 种或更多的化合物中，只有一种化合物最终能进入消费市场。药物研发的高失败率主要是由药物毒性、生物降解、较低生物利用度和药物固有的副作用导致的。纳米技术在药物研发、疾病治疗和诊断及药物递送领域的应用增长迅猛。纳米载体用于递送药物，可以控制药物的释放速率和实现靶向释放，从而提高药物在体内的安全性和有效性。在已研发的药物控释和靶向载体中，基于脂质的纳米载体由于具有较高生物相容性和较高载药量等优势，引起研究者越来越多的关注。

　　本书涵盖了多种药物递送系统，内容包括基于脂质的纳米递送系统，如固体脂质纳米粒、纳米结构脂质载体、纳米脂质体、胶束、纳米乳、纳米混悬液和脂质纳米管等。本书详细介绍了可用于药物递送的各种脂类及其化学成分和理化特性，还阐述了药物递送系统的表征及处方组分对药物递送系统体内外行为的影响。本书还介绍了如何有效地利用基于脂质的药物递送系统实现控释和靶向递送潜在的药物/基因，以提高临床疗效。阐述了脂质纳米载体在纳米医学、诊断和治疗中的作用和贡献。

　　本书可为在研究机构、企业研发部门、图书馆、大学工作的人员和顾问提供参考，也可为有机化学、药物化学和药理学领域的本科生和研究生提供丰富的信息。本书可以作为基于纳米载体的药物递送系统课程的高级讲义或参考书。作者认真撰写本书，以希望本书能成为一本重要的参考书和教学专业人员及学生的有益补充读物。

阿塔·拉曼

联合国教科文组织科学奖得主

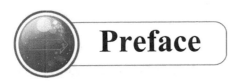 **Preface**

The book entitled *Lipid-Based Nanocarriers for Drug Delivery and Diagnosis* covers a wide range of topics in drug delivery systems. It is well known that out of every 10,000 or more compounds screened, only one can eventually reach to the consumer market. Major reasons for this high failure rate are drug toxicity, biological degradation, low bioavailability, and intrinsic side effects. Nanotechnology is exponentially expanding in the area of medicines, therapeutics, diagnostics, and drug delivery. A nanocarrier-based delivery system is used to deliver medicinal compounds in the body and improves their safety and efficacy by controlling the rate and targeted release of the medicinal product. Among the carriers explored for the controlled delivery and targeting of drugs, lipid-based nanocarriers have generated increasing interest due to a number of technological advantages that include high biocompatibility and higher drug loading capacity.

The book provides coverage of many important aspects of drug delivery systems, including, lipid-based nanoparticulate delivery systems such as solid lipid nanoparticles, nanostructured lipid carriers, nanoliposomes, micelles, nanoemulsions, nanosuspensions, and lipid nanotubes. The various types of lipids that can be exploited for drug delivery and their chemical composition and physicochemical characteristics are reviewed in detail. The characterization aspects and effects of their dimensions on drug delivery systems behavior in vitro and in vivo is also discussed. The book also covers the effective use of lipid-based systems for controlled and targeted delivery of potential drugs/genes for enhanced clinical efficacy. The role of lipid nanocarriers in nanomedicines, diagnostics, and therapy is elaborated.

The book should be useful for research institutes, research departments in industry, libraries, universities, and consultants. It will provide a wealth of information for undergraduate and graduate students in the fields of organic chemistry, medicinal chemistry, and pharmacology.

The book should prove useful as an advanced text or reference book for a course on nanocarrier-based drug delivery system. It is written with great effort and care, and it should turn out to be an important reference book, a desktop information resource, and useful supplementary reading for teaching professionals and students.

Atta-ur-Rahman
UNESCO Science Laureate

原作者名单

Muhammad Raza Shah

International Center for Chemical and Biological Sciences, H.E.J. Research Institute of Chemistry University of Karachi, Pakistan.

Muhammad Imran

International Center for Chemical and Biological Sciences, H.E.J. Research Institute of Chemistry University of Karachi, Pakistan.

Shafi Ullah

International Center for Chemical and Biological Sciences, H.E.J. Research Institute of Chemistry University of Karachi, Pakistan.

穆罕默德·拉扎·沙赫

穆罕默德·拉扎·沙赫是巴基斯坦卡拉奇大学国际化学与生物科学中心和 H.E.J.化学研究所教授。他也是生物等效性与临床研究中心（CBSCR）的负责人。获得多项奖项，包括巴基斯坦总统颁发的 Tamgha-i-Imtiaz 奖，以及授予巴基斯坦科学院化学领域 40 岁以下科学家的 Dr. M. Raziuddin Siddiqi 奖（2015）。他撰写了 200 多篇期刊论文。

穆罕默德·伊姆兰

穆罕默德·伊姆兰是巴基斯坦卡拉奇大学国际化学与生物科学中心和 H.E.J.化学研究所研究生。

萨菲·乌拉

萨菲·乌拉是巴基斯坦卡拉奇大学国际化学与生物科学中心和 H.E.J.化学研究所研究生。

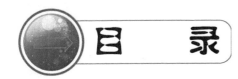

目　　录

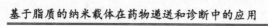

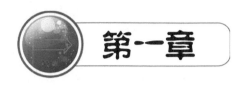

固体脂质纳米粒

>>> 1.1 简介

>>>>>>>>>>>>>>>>>>>>>>>>>>>>>>>

基于载体的药物递送系统在增强现有药物，特别是水溶性较差的药物效能方面，已引起越来越多的学术关注。其中，大部分的关注在于研究纳米尺寸范围内的载体用于制备"纳米药物"（Bang et al.，2009；Liu and Park，2009；Xia et al.，2009）。纳米载体可以提高药物生物利用度，使降解速率最小化，控制释放速率，减少副作用，并增强包封药物在疾病靶部位的蓄积（Torchilin，2007）。药物从缓控释剂型中释放可以提高患者对所提出治疗方案的顺应性，从而改善临床治疗效果（Shi et al.，2010）。

在 20 世纪 60 年代早期，随着肠外乳剂的出现，人们开始对纳米领域进行研究。这些肠外乳剂适用于许多低水溶性或亲脂性治疗剂给药，可以实现工业化生产，因而备受青睐（Kathe et al.，2014）。然而，也存在一些与这些乳剂相关的棘手的问题，如药物从脂质相分离到水相中是不可避免的缺点。此外，乳剂在储存期间物理稳定性较差，几乎所有研究都表现出明显的聚集后相分离现象。而与这些乳剂相关的最大的难题是实现所需的缓释特征，只有极度亲脂性的药物才显示出这一理想的释放特点（Washington，1996；Prankerd and Stella，1990）。

为了解决与肠外乳剂和其他药物递送系统相关的问题，研究者着手研究聚合物纳米粒。基于聚合物的纳米粒在其生物相容性和生物可降解性方面是非常有优势的。化学修饰的和天然存在的聚合物可赋予纳米粒各种功能特性。尽管聚合物纳米粒有许多优点，但它们仍然存在具有一定毒性、滞留时间较长、有机溶剂残留及制备过程在实现工业化生产方面不足等问题。为了克服上述缺点，人们开发脂质体作为替代方案。脂质体同样具有较强的生物相容性和生物可降解性，并且可递送多种有研究潜力的药物，否则这些药物会产生严重的副作用。此外，亲水性药物可被成功地包封在脂质体囊泡的水性区室中。但同时该药物递送系统也具有一些内在的不足，如物理稳定性较差、非特异性、药物可能被挤出和被巨噬细胞清除等(Samad et al., 2007; Couvreur et al., 1995)。

在20世纪90年代早期，研究人员主要致力于以在室温下为固体的脂质为基质的纳米粒研究。该系统常用作基于固体惰性脂质为基质的药物剂型，它可以限制药物的流动性并增加药物的稳定性。这种巧妙的药物递送系统兼具聚合物纳米粒和微米化乳剂的优点，被称为固体脂质纳米粒(SLNs)(Soppimath et al., 2001; Smith, 1986)。根据其定义，它们是亚微米(50~1000 nm)级的胶体颗粒，由具有生物相容性和生物可降解性的固体脂质(室温下为固体的脂质)组成，通过表面活性剂、聚合物或它们的混合物来保持稳定，可包封亲脂性和亲水性药物。SLNs是具有不同载体系统的疗效、功能和优势的药物递送系统，前景广阔(Harde et al., 2011; Gasco, 1993)。

SLNs结构简单，具有多功能性，并且作为药物载体前景广阔，因此引起制剂工作者极大的关注。从定义来看，它们是小粒径的胶体颗粒，在许多方面都有重要作用。SLNs粒径越小，稳定性可能越好，越可能产生靶向作用，包封药物的能力也可能越强(Müller et al., 2002; Wissing et al., 2004)。它们是液体脂质(油)被固体脂质取代的亚微米级新一代脂质乳剂。它们具有一些独特的性质，如粒径小、载药量高、表面积大和界面层两相间的相互作用。它们能够提高药品、营养保健品和其他物质作用效果，引人关注(Cavalli et al., 1993)。与聚合物纳米粒相似，其固态基质为负载的活性成分提供了较好的保护，使其免受复杂不利的生物环境下的化学降解，还有助于调节药物释放行为。此外，它们可以通过高压均质法在工业上进行大规模生产。所有这些特征属性使SLNs成为药物递送的优良载体(Harde et al., 2011)。

最近，由于使用这种技术制备了大量药物，SLNs的研究获得了全球范围的关注。①SLNs可用于药物的肠外递送(Yang et al., 1999)；②SLNs可提高亲脂性药物的口服生物利用度，这一点与其他递送系统相比具有优势(Abuasal et al., 2012; Hu et al., 2004)；③SLNs用于眼部给药可改善药物的角膜渗透和在眼中的滞留时间(Seyfoddin et al., 2010)；④SLNs可用于局部给药治疗多种皮肤病(Schäfer Korting et al., 2007)；⑤SLNs可用于肺部和直肠给药。另外，也有研究者报道SLNs可针对特定病变部位实现靶向药物递送(Chattopadhyay et al., 2008)。

≫≫≫ 1.2　优点

SLNs 具有调节药物控释和药物靶向特定部位的独特潜力。它们可以有效地增加处方中的药物稳定性，并且由于其具有稳定的结构单元，可以延长制剂储存期。SLNs 可以将药物最大化地嵌入载体基质，无论是亲脂性还是亲水性药物都可以被包封于其结构中。SLNs 作为载体在生理条件下是稳定的，在体内耐受性较好，因此，不产生毒性和过敏反应。科学家认为，通常在生产 SLNs 时避免使用有毒的有机溶剂，使其易于灭菌和生产。

≫≫≫ 1.3　固体脂质纳米粒的结构组成

在结构上，SLNs 由固体脂质、表面活性剂、辅助表面活性剂(如果需要)和药理活性物质(药物)组成。用于生产 SLNs 的所有脂质都具有广泛的结构多样性和理化性质。其脂质大致分为脂肪醇、脂肪酸、脂肪酯、部分甘油酯和甘油三酯。个别研究也报道过蜡状物在这些纳米粒制备中的应用 (Jenning and Gohla, 2000)。SLNs 表面附着的表面活性剂可提高胶体系统的稳定性，如有必要，有时也与辅助表面活性剂联合使用。SLNs 的所有结构组成将在下面逐一详细说明。

1.3.1　脂质

作为 SLNs 的主要成分，固体脂质对药物稳定性、释放、包封和载药量具有重要影响。理想情况下，脂质可将药物溶解其中。在 SLNs 生产中经常使用的一些脂质是脂肪酸、类固醇、蜡、甘油三酯、酰基甘油酯及它们的混合物，如表 1.1 所示。除了十六烷基棕榈酸酯之外，大多数脂质已被批准为通常认为安全的物质。它们都具有生物相容性和良好生理耐受性 (Mehnert and Mäder, 2001)。

在生产 SLNs 之前，选择合适的脂质作为重要参数可用于预测纳米粒的基本特征。虽然没有可用的指南，

表 1.1　用于制备固体脂质纳米粒的固体脂质

甘油三酯	三磷酸甘油酯
	甘油三月桂酸酯
	三肉豆蔻酸甘油酯
	棕榈酸甘油酯
	硬脂酸甘油酯
	月桂酸甘油酯
	山嵛酸甘油酯
酰基甘油酯	单硬脂酸甘油酯
	硬脂酸山嵛酸甘油酯
	硬脂酸棕榈酸甘油酯
脂肪酸	硬脂酸
	棕榈酸
	癸酸
	二十二碳烷酸
蜡	巴西棕榈蜡
	蜂蜡
	鲸蜡醇
	十六烷基棕榈酸酯
	天然乳化蜡
	胆固醇
	胆固醇丁酸盐

但经验值如药物在脂质中的溶解度已被建议作为选择合适脂质的标准（Bummer，2004）。药物在脂质基质中的溶解度是至关重要的，因为它会极大地影响药物的包封率和脂质基质的载药能力，从而影响脂质纳米粒作为药物递送系统的有效性（Kasongo et al.，2011）。使用紫外-可见分光光度计或其他色谱技术，可以测得药物溶解度。油相和水相之间的药物分配也可以用数学方法获得。这些预测是基于药物与脂质和药物与水之间的相互作用。如果药物具有高度脂溶性或具有较高的分配系数，则可以制备具有增加药物载药能力的SLNs。由于药物在不同脂质中具有不同的溶解度，因此，其表观分配系数因脂质而异，这导致同一药物在不同脂质基质中的载药能力不同。尽管这些方法有助于为处方选择合适的脂质，但是它们也具有复杂性，预测具有理想性质的高度相容性的合适脂质仍存在一些困难和挑战（Shah et al.，2015b）。

脂质的类型和结构极大地影响SLNs的特征，如粒径、稳定性、药物包封率和释放特征。通常而言，当使用较高熔点的脂质时，SLNs分散体系的平均粒径会增加。这种现象主要是由于分散相的黏度较高。一些参数对于每种脂质来说都是特异性的，如脂质结晶、脂质晶型和脂质亲水性。大多数脂质是不同化合物的混合物。因此，当从不同的供应商获得时，它们的组成可能是不同的，也可以有批间的变化。这些变化在很大程度上影响了SLNs的质量，并且延缓结晶过程，改变Zeta电位等。当SLNs处方中的脂质含量增加超过5%~10%时，将形成更大的颗粒，具有更宽的粒径分布（Mehnert and Mäder，2001；Müller et al.，2002；Chakraborty et al., 2009）。通常，脂质亲脂性的增加导致SLNs包封更多疏水性药物。同样地，对于连有游离氨基和羟基基团的脂质可通过酰胺键和酯键或通过复合离子形式与药物相偶联，从而使药物以共价形式存在于体系中，并在酯/酰胺水解时缓慢释放（Chakraborty et al.，2009）。

脂质多晶型也是影响基于脂质纳米系统性质的重要因素。对于固体脂质而言，具有多种结晶形式是非常重要的，因为它为包封药物分子提供了结构空隙。然而，与其他晶格相比，完美的晶格在热力学上更稳定。从甘油三酯的例子可以更好地理解这一点，β-甘油三酯在热力学上比α-和β'-型更稳定（Chapman，1962）。热力学上不稳定或亚稳态的晶型会最终转化为更稳定的晶型。这种从一种晶型到另一种晶型的转变为SLNs的制备带来了重大挑战，因为药物分子是被包埋在固体脂质的晶体缺陷中的。随着时间的推移，晶格缺陷的消失显著影响固体脂质的载药能力。这最终将导致两种不良后果，即储存期间的药物排出和SLNs给药后的突释现象。固体脂质形成完美晶格结构的趋势或亚稳态到稳态转变的速率是影响合适脂质选择的另一个关键因素。到目前为止，还没有较好的指导原则可用于选择基于这些特性的脂质（Shah et al.，2015b）。

脂质(或脂质药物混合物)的黏度和脂质与水的接触角是另一个起关键作用的参数。具有高黏度的固体脂质非常难以用于 SLNs 的生产，因为它们需要更高的超声能量。摄入高能量将最终导致一些药物如 DNA 或肽类降解(Özbek and Ülgen，2000)。类似地，脂质与水的接触角极大地影响小液滴的形成，从而影响纳米粒的稳定性。据报道，具有较大接触角的脂质形成了较大的颗粒，并不是最佳的选择(Martins et al.，2011)。与高度有序晶体特征的脂质相比，采用晶格有序度降低的脂质制备的 SLNs 具有较好的药物包封率，两者长期储存稳定性也不同(Manjunath et al.，2005)。阳离子脂质广泛用于脂质的基因递送，用阳离子脂质制备的 SLNs 表面上存在的正电荷导致转染效率增强。与双尾或支链阳离子脂质相比，单尾阳离子脂质更有优势，因为它们的细胞毒性作用较小(Shah et al.，2015b)。

1.3.2　表面活性剂

表面活性剂，又称表面活性物质，是 SLNs 系统的另一个重要组成部分。表面活性剂是具有亲水性极性部分和亲脂性非极性部分的两亲化合物，它们一起构成了表面活性剂的典型头部和尾部。当使用较低浓度的表面活性剂时，它们会吸附在体系的表面或界面上，降低体系的表面或界面自由能，从而最终使得两相之间的表面或界面张力降低(Shah et al.，2015a)。

一般认为SLNs是脂质分散在水相中形成的固体化纳米乳剂。现在，当在 SLNs 中引入表面活性剂后，它们降低了水相和油相之间的表面张力，从而降低超声期间由于表面积增加带来的不稳定性。因此，稳定的过程需要足够量的表面活性剂。在制备 SLNs 中使用表面活性剂时要考虑的主要问题是它们的安全性，与其他辅料的相容性，以最小的消耗量生产所需粒径的能力，以及通过覆盖 SLNs 的表面来提供其足够的稳定性的能力。用于稳定 SLNs 的主要表面活性剂有泊洛沙姆 188、泊洛沙姆 407、聚山梨醇酯 80、聚山梨醇酯 40、单山梨糖醇酯、十二烷基硫酸钠、聚乙烯醇、大豆卵磷脂和卵磷脂酰胆碱或它们的混合物。除了某些特殊限制情况，表面活性剂浓度的增加会导致表面活性剂粒径的减小。某些表面活性剂会影响 SLNs 的处方，其中之一是表面活性剂的化学结构。用高亲水性非离子表面活性剂会产生更稳定的 SLNs，其通常用于静脉给药。同样地，带电荷的表面活性剂应用于 SLNs 中会为纳米粒提供电荷，从而防止其储存期间发生聚集。表面活性剂的体内命运是在其选择中要考虑的另一个重要因素。泊洛沙姆系列可防止网状内皮系统(RES)摄取 SLNs，从而使其在血液中循环较长时间，并实现被动靶向。类似地，具有聚山梨酯 80 的 SLNs 可以改善药物脑部靶向递送(Jaspart et al.，2005；Kovacevic et al.，2011；Kathe et al.，2014；Manjunath et al.，2005)。

1.3.3 其他成分

大量其他成分也用于理想的 SLNs 的制备。它们可用于提高处方的稳定性，将药物靶向递送至特定位点或用于受体的 SLNs 表面功能化，以及用所需方式调节药物从制剂中释放。这些成分包括表面修饰剂和反离子。加入某些离子如有机阴离子和阴离子聚合物可用于包封阳离子和亲水性药物(Cavalli et al.，2002，2003)。对于人类肿瘤细胞而言，叶酸受体通常在其表面过度表达，因此，这些受体成为肿瘤标志物，尤其是在卵巢癌案例中。为了有效靶向人类肿瘤细胞，叶酸已用于 SLNs 表面修饰(Stella et al.，2000)。同样地，叶酸盐也广泛用于 SLNs 表面修饰，以特异性靶向癌细胞中表达的叶酸受体(Stevens et al.，2004)。硫胺配体含有二硬脂酰基磷脂酰乙醇胺(DSPE)基团和 PEG 基团，当 SLNs 连有硫胺配体时，它会与血脑屏障(BBB)硫胺素转运蛋白结合并在那里聚集，从而促进 SLNs 在脑部位的摄取(Lockman et al.，2003)。为了将 SLNs 定位在体内特定部位，可采用磁物质，通过施加外部磁场使其定位于特定区域。含有 SLNs 的磁物质在较高的温度范围内保持稳定(378~478℃)(Igartua et al.，2002)。类似地，当用亲水聚合物修饰 SLNs 表面时，可减少网状内皮系统摄取，长循环或隐形 SLNs 在血液中滞留时间较长，从而增加药物在体循环中的平均滞留时间(Fundarò et al.，2000)。由于其可能会被肿瘤细胞有效且选择性地摄取，这些"隐形"或长循环 SLNs 被广泛用于抗癌药物靶向递送(Madan et al.，2013；Pignatello et al.，2013)。

≫≫ 1.4 固体脂质纳米粒中的药物包封

根据不同制备方法，已有三种 SLNs 的药物包封模型的报道。SLNs 的表观结构取决于其处方组成(即脂质、药物分子、表面活性剂)及生产方法(热均质法和冷均质法)。它们包括均匀骨架模型或固体溶液模型、富含药物壳模型和富含药物核模型。下面将详细讨论这些模型。

1.4.1 均匀骨架模型

均匀骨架模型也称为固体溶液模型。在该模型中没有表面活性剂或药物增溶分子，当使用冷均质法时，药物分子可均匀分散在骨架中或药物存在于无定形簇中。当使用热均质法时，在不存在表面活性剂或药物增溶分子的情况下，可实现对较强疏水性药物的包封。在冷均质法中，药物以分子的形式分散溶解在大量脂质中，通过高压均质化机械破碎作用使得纳米粒具有均匀骨架结构。类似地，当通过热均质法产生的油滴冷却结晶时，在该冷却过程中无脂质和药物之间的相分离。对于包封泼尼松龙等药物，该模型是有效的，该制剂表现出从一天至数周的缓释特征(Müller et al.，2002；Zur Mühlen and Mehnert，1998)。

1.4.2　富含药物壳模型

富含药物壳模型如图 1.1(A)所示。在该模型中，脂质核心是由富含药物的外壳包围着。当热液滴快速冷却产生脂质纳米粒时，在相分配作用下产生这一结构。富含药物壳模型的结构形态可以通过脂质沉淀机制来解释。在制备期间脂质发生沉淀，在冷却阶段出现药物再分配。在热均质之后，每个液滴都含有熔化的脂质和使用的药物。脂质的快速冷却加速其沉淀于核心处，其中药物富集在外层液体脂质中。因此，当冷却完成时，形成富含药物壳沉淀。该模型适用于越来越多的具有突释特征的载药 SLNs。除了 SLNs 的包封效应之外，为增加药物渗透性，在 SLNs 皮肤用药时，也特别需要这种快速释药模式(Muchow et al.，2008)。

以克霉唑为模型药物制备局部用 SLNs 制剂时，由于其富含药物壳结构实现了药物的控释(Souto et al.，2004)。高温下药物在表面活性剂与水混合物中的溶解度也是导致药物在壳中沉淀的主要因素。在热均质过程中，药物由于在表面活性剂溶液中的溶解度增加而从脂质核心释放出来。但随着分散温度下降，药物在表面活性剂溶液中的溶解度降低，在脂质核心固化已经开始的情况下，药物会再度在壳体中富集(Muchow et al.，2008)。

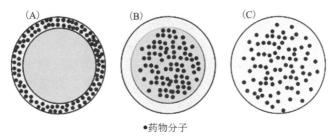

●药物分子

图 1.1　固体脂质纳米粒中药物包封的代表性模型

(A)富含药物壳模型；(B)富含药物核模型；(C)均匀骨架模型

1.4.3　富含药物核模型

当 SLNs 重结晶过程与富含药物壳模型所述相反时，可形成富含药物核模型，如图 1.1(B)所示。当药物在脂质结晶之前结晶时，获得的形态结构被称为富含药物核模型。这种模型的机制并不复杂。首先，药物溶解在熔化的脂质中直至其饱和。当含有药物的熔化脂质冷却时，药物在脂质中过饱和，这又导致在脂质重结晶之前药物的重结晶。当脂质熔体进一步冷却时，它在重结晶的过程中以膜的形式包围已在核心富集的重结晶的药物。这种结构模型符合 Fick 扩散定律，对于需要在一段时间内延长释药是理想的模型(Müller et al.，2002)。

⟫⟫⟫ 1.5　固体脂质纳米粒的制备

由固体脂质、表面活性剂和水(溶剂)通过不同方法可以制备 SLNs。目前已有各种 SLNs 制备技术。其制备方法的选择取决于多种因素，例如：
- 所加入的药物的物理化学性质。
- 所加入的药物的稳定性。
- 脂质纳米粒分散体所需的颗粒特征。
- 脂质纳米粒分散体的稳定性。
- 生产设备的可获得性。

1.5.1　高压均质法

高压均质法被认为是生产脂质纳米粒的最可靠技术之一(Schwarz et al.，1994a)。早期，高压均质法被用于制备肠胃外营养补充纳米乳剂。其制备过程简便，且可实现工业化生产。在该技术中，通过高压均质法在高压[100~2000 bar (1 bar=10^5 pa)]下迫使液体通过几微米的窄间隙。施加高剪切应力和空化力可减小颗粒粒径。整个高压均质法过程的关键是脂质和药物在高于脂质熔点 5~10℃的温度下熔化。脂质浓度通常保持在 5%~20%。将含表面活性剂的水在与脂质相同的温度下加入脂质相中，由于高速搅拌，形成了热初乳。均质法技术由于可规模化生产、避免使用有机溶剂、增强产品稳定性和增加 SLNs 载药量等优点而备受青睐。在高温和高压条件下制备含有易脆和热不稳定性药物的 SLNs 是具有挑战性的 (Naseri et al.，2015)。在高温下进行的高压均质法被称为热高压均质法。在室温或低于室温下进行的则被称为冷高压均质法。详细说明如下。

1.5.1.1　热均质法

在热均质法中，首先将药物溶解在熔化的脂质中。然后将脂质分散体加入表面活性剂的热溶液中形成粗分散的初乳。然后在搅拌下将该初乳在高于脂质熔点的温度下加热(Ahlin et al.，1998)。将初乳通过高压均质法进行 3~5 个循环并施加 500~1500 bar 的压力(Schwarz et al.，1994b)。在室温或低于室温下冷却后最终形成了纳米乳剂。脂质纳米液滴在冷却时固化并形成 SLNs 水性分散液。均质法的压力和循环次数不应超过实现理想效果所需的数值。如果两者都很高，则生产成本和金属污染的机会均增加。控制这些参数对于控制 SLNs 粒径的大小也是非常重要的。如果不能很好地控制，那么颗粒的高表面自由能会引起颗粒的聚集，形成更大尺寸的颗粒。由于生产过程中需要高温，该技术不能用于热不稳定性药物。该技术的另一个缺点是由于较小的颗粒和乳化剂的存在，脂质过冷熔融态时间较长。另有报道称该技术不适用于水溶性药物(Patel，2012)。

对于脂质纳米粒而言，粒径是重要参数之一，因为它决定了包封的药物在体内的最终命运(Wu et al.，2011)。纳米粒粒径取决于脂质、表面活性剂和分散介质的组成及均质法参数。据报道，用高压均质法制备的 SLNs 的平均直径为 50~400 nm(Doktorovova et al.，2014；Dwivedi et al.，2014；Wang et al.，2012)。提高乳化剂与脂质的比例，增加均质压力，调整均质时间，提高均质温度或调节熔融物黏度，可以获得小粒径的 SLNs(Jenning et al.，2002；Patravale and Ambarkhane，2003)。

1.5.1.2　冷均质法

在冷均质法中，药物首先溶解在高于脂质熔点温度下的脂质中，然后使用干冰或液氮快速冷却所得混合物，其有助于药物在脂质中均匀分布。使用研钵粉碎机或磨球机将固化的混合物研磨成 50~100 μm 的颗粒(Muèller et al.，2000)。所得到的脂质微粒悬浮在稳定剂或表面活性剂溶液中以获得混悬液，然后将该混悬液在室温或低于室温下进一步通过高压均质化来获得 SLNs。

该技术最适于在 SLNs 中包封热敏性药物。由于在使用该技术时固体脂质已被研磨，从而避免了与脂质修饰相关的问题(Mehnert and Mäder，2001)。因为药物分配到水相中的比例有限，该方法既可用于亲水性药物也可用于疏水性药物。在使用相同脂质、相似的均质条件如压力、温度和循环数下，与用热均质法制备的 SLNs 相比，使用该技术制备的 SLNs 具有较大的粒径和较宽的粒径分布。通过增加均质法循环次数可以减小 SLNs 的粒径(Friedrich and Müller-Goymann，2003)。

1.5.2　均相体系沉淀法

另一种生产 SLNs 的技术是让它们从均相溶液或胶体系统中沉淀出来。该过程不需要提供高能量，因此可以利用普通的实验室设备进行制备。使用这种技术可以获得小粒径的颗粒，但是通常很难防止过饱和现象，这导致 SLNs 的粒径过大。均相体系沉淀法包括以下类型。

1.5.2.1 温热微乳沉淀法

Gasco 等介绍了脂质纳米粒在温热的微乳中发生沉淀时的固化过程。该方法用于制备固体脂质胶体分散系统。由于其简便性，该技术被广泛用于制备 SLNs。最初的研究以脂肪酸作为基质材料，后续研究也用到其他类型的脂质(Cavalli et al.，2000；Ugazio et al.，2001)。将药物加入到熔融的脂质基质中，在机械搅拌条件下将药物脂质基质与热的水相充分混合，水相中含有水、乳化剂和辅助表面活性剂，形成了透明且均一的胶体系统，然后用冷水稀释，产生 SLNs 的沉淀(图 1.2)。

当分散体系被高度稀释时，脂质浓度降低，最终分散体系中的颗粒粒径较小。此外，对于制备初乳需使用更高浓度的表面活性剂。为了从稀溶液中获得浓缩的纳米粒并有效地去除辅助表面活性剂，需在得到 SLNs 沉淀后进行超滤、透析或离心。为了防止粒子在储存期间在水相中粒径增大，须进行冷冻干燥。当使用脂肪醇和非离子型表面活性剂的混合物作为体系的组成成分时，微乳可直接冷却并且可在搅拌下获得 SLNs。为了获得质量更好且粒径更小而均匀的 SLNs，可改变微乳的组成以便产生更大的包封药物的空间(Joseph and Bunjes，2013)。

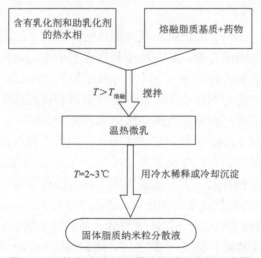

图 1.2 温热微乳法制备固体脂质纳米粒示意图

1.5.2.2 水溶性有机溶剂沉淀法

利用水溶性有机溶剂(如丙酮或乙醇)沉淀法制备沉淀 SLNs(图 1.3)越来越受到制剂科学家和纳米技术专家的欢迎。将含有脂质基质材料、药物和(或)稳定剂的溶液注入含有乳化剂的水相中，并置于搅拌器上。通常在室温或水相、有机相两者温度均较高的条件下进行。使用较热有机溶剂有利于增加溶解度。为了改善脂质材料的分散性，通常进行加热或不加热超声或涡旋的处理。若存在残留有机溶剂将会产生毒性并导致分散体系的不稳定，因此，去除残留有机溶剂是至关重要的。通常可通过升高温度和减压蒸发除去残留的有机溶剂。将分散体系离心可得到浓缩的 SLNs。

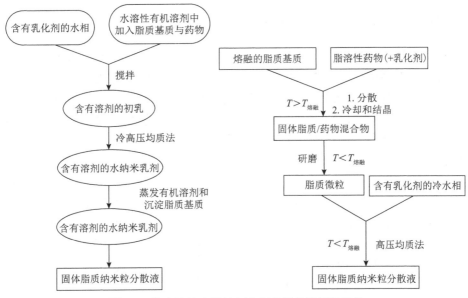

图 1.3　从水溶性有机溶剂中制备固体脂质纳米粒

在上述技术中，SLNs 的制备总是分步进行的。当使用微通道技术时，从有机溶液中沉淀脂质纳米粒则是一个连续的过程。已有具有内、外毛细管或交叉通道的共流组件的微通道组件制备 SLNs 的研究报道。将固体脂质溶解在与水混溶的有机溶剂中，并将乳化剂溶解在水性溶剂中。通过单独的注射泵将两种溶液同时注入微系统的不同通道中。两相在通道中的连接处结合，然后有机溶剂开始扩散到水相中。这导致水相中脂质的过饱和，从而形成了 SLNs（Joseph and Bunjes，2013；Chirio et al.，2009；Yun et al.，2009）。

1.5.3　微波辅助微乳技术

微波辅助微乳技术利用微波加热来制备 SLNs。将固体脂质、药物和含水表面活性剂/辅助表面活性剂等所有成分加入微波加热系统中，并设定温度高于固体脂质的熔点。持续的微波加热和搅拌促使热微乳形成。与其他普通微乳生产技术不同，基于微波的微乳技术是所有成分在一个容器中加热一步完成的，因此，该方法被称为"单容器"微乳制备法。然后，将所得的热微乳分散在冷水(2~4℃)中，制得 SLNs。该方法是备受青睐的，因为其易于控制生产脂质纳米粒所必需的参数。利用该技术制备的硬脂酸脂质纳米粒：粒径 200~500 nm，提高了药物载药能力，且高度稳定(Shah et al.，2014)。

1.5.4　乳化溶剂挥发法

用于制备 SLNs 的乳化溶剂挥发技术最早由 Sjöström 和 Bergenståhl 于 1992年提出。将固体脂质在水不溶性有机溶剂如环己烷、氯仿、乙酸乙酯、二氯甲烷中溶解，然后将药物溶解或分散在有机溶剂中。在剧烈的机械搅拌下将含有药物的有机相在含表面活性剂的水溶液中乳化。通过机械搅拌或减压去除有机相。有机相在含有表面活性剂的水相中发生沉淀，从而形成脂质纳米粒。为了防止粒子聚集，应以更快的速度除去有机溶剂。已有研究利用该技术先制备 W/O/W 复乳并将药物溶解在内水相中来包封药物(Garcıa-Fuentes et al.，2003)。由于该技术无须利用热能，因此，适合于包封热敏性药物。最终制得的 SLNs 中有机溶剂的残留将导致潜在的毒性。此外，提高脂质含量将增加分散相的黏度，从而导致较低均质化效率，因此，分散体系应非常稀，并且具有极低的脂质微粒含量。由于水量总是很高，因此，如何从最终的 SLNs 制剂中去除水也是一个问题(Sjöström et al.，1993；Patel，2012)。

1.5.5　基于双乳液法

制备温热的 W/O/W 型复乳需要两个步骤。首先，当药物的水溶液在略高于所用脂质的熔点的温度下加入到表面活性剂、熔融脂质和辅助表面活性剂的混合物中时，形成 W/O 型微乳，是透明的体系。其次，将第一步制成的 W/O 型微乳加入到水、表面活性剂和辅助表面活性剂的混合物中，形成了澄清的 W/O/W 体系。通过冷却温热的复乳，获得 SLNs，然后进行超滤，并采用分散介质进行洗涤。复乳相关的不稳定性是其最主要的缺点，主要体现在油相中的内部水滴的聚集、油滴的聚集及内部液滴的表面层破裂(Ekambaram et al.，2012；Lv et al.，2009)。

1.5.6　乳化溶剂扩散法

Quintanar-Guerrero 等(1999)首次将乳化溶剂扩散法应用于聚合物纳米粒的生产中。最近，其他课题组完善了这种方法用以制备 SLNs(Patel, 2012)。使用该方法时，首先在室温下或使用可控温加热系统，用水饱和部分混溶的有机溶剂如苯甲醇、异丁酸或四氢呋喃，然后将固体脂质材料溶解在部分与水混溶的溶剂中。为了制备O/W微乳，将上述固体脂质溶液在含有表面活性剂的水溶液中搅拌，进行乳化。再在控温条件下用过量的水稀释所得的 O/W 微乳，使得溶剂扩散到外相中，形成SLNs。通过蒸馏和超滤去除有机溶剂。对制备理想特性的SLNs，固体脂质的量和类型、表面活性剂、搅拌速率和制备温度等参数都是至关重要的(Trotta et al., 2003)。

1.5.7 溶剂置换/注入法

溶剂置换/注入法是制备 SLNs 的新技术。与其他方法相比，该方法优点在于可使用药用溶剂，制备方法快速而简便，不使用复杂的设备。该方法可将脂质从其溶液中沉淀出来。使用该方法时，首先将脂质溶解在与水混溶的有机溶剂如异丙醇、丙酮、乙醇中，或水和水混溶性溶剂的混合溶剂体系中，然后在搅拌条件下将脂质溶液注入含有或不含表面活性剂的水相中。为了从所得脂质分散体系中除去过量的脂质，使用滤纸过滤。为了制备稳定的 SLNs，水相通常含有乳化剂，这有助于通过降低水相和有机溶剂之间的表面张力使在注入位置处产生脂质小液滴(Ekambaram et al., 2012；Yadav et al., 2013)。

Wang 等改进了该方法，并称之为"溶剂注入冻干法"。根据溶剂置换/注入法中提到的步骤制备脂质纳米粒，不同之处在于有机相的使用，当用叔丁醇作为溶剂时，需将冻干保护剂注入搅拌的水溶液中。为了制备干燥的脂质纳米粒，之后须将水分散体系冻干。干燥的脂质纳米粒的再水化形成了水分散体(Wang et al., 2010)。

1.5.8 高速剪切均质法/超声法

高速剪切均质法或超声法是一种分散技术，通常用于制备 SLNs。这种方法中，通过将熔融脂质分散在水相中然后利用表面活性剂作为稳定剂来制备SLNs。Speiser(1986)报道了使用高速剪切均质法然后超声处理来制备口服药物递送的脂质纳米球。因此，发现所得脂质纳米球适于口服药物递送，并且平均粒径为80~800 nm。使用该方法时，将固体脂质加热至高于其熔点5~10℃，然后通过剧烈搅拌将脂质熔融物分散在相同温度下表面活性剂水溶液中来获得乳剂。在控制温度条件下通过超声处理来减小乳剂的粒径。当温热乳剂冷却至低于脂质的结晶温度时，就获得了脂质纳米粒分散体。超速离心过程会产生浓缩的脂质纳米粒分散体系。该方法由于生产技术简单和仪器使用简单而极具吸引力。但是在该方法中，使用高浓度的表面活性剂是不足之处。同时，由该方法获得的微粒粒径分布较宽，导致制剂储存期间不稳定(Naseri et al., 2015)。

1.5.9 膜反应器法

SLNs 也可以通过膜反应器法来制备(Charcosset and Fessi，2007)。在该方法中，会用到具有不同孔径的 Kerasep 陶瓷膜，包括 0.1 μm、0.2 μm、0.4 μm。该膜用于分离膜表面切向循环的水相和脂质相。在加压容器中，脂质相被加热到其熔点以上，然后通过管子传送到模具并通过膜孔挤压(图 1.4)，通过切向水流与膜孔分离而形成小液滴。冷却所得的水分散体系即制得 SLNs(Charcosset et al.，2005)。各种工艺参数会影响该方法制备的 SLNs 的粒径。脂质浓度增加时，微粒的粒径会增加。类似地，减小脂质相压力和水相交叉流动也会导致粒径的增大。当水相保持在低于脂质熔点的温度时，因为脂质相在水相中的固化，可以获得较小粒径的粒子。当脂质相温度升高时，同样可以获得较小粒径的粒子。处方中表面活性剂的类型和数量也极大地影响 SLNs 的粒径(Battaglia et al.，2014)。

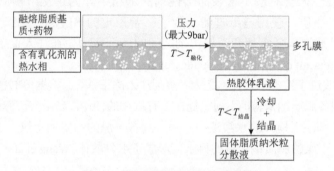

图 1.4　膜反应器法代表性示意图

1.5.10 利用超临界流体制备固体脂质纳米粒

超临界流体技术是用于生产 SLNs 的新方法，且溶剂消耗较少。该技术通过控制多种变量来制备粉末和纳米粒(Lander et al.，2000；Uchegbu，2001)。在该方法中使用超临界流体如二氧化碳引起药物或微粒的沉淀。首先，将药物溶解在溶剂中，然后选择一种与溶剂完全或部分混溶的超临界流体，并作为药物的抗溶剂。当溶液喷洒到流动的超临界流体中时，可获得亚微米级别的药物微粒沉淀(Byrappa et al.，2008)。

当使用超临界流体制备脂质纳米粒时，该方法被称为"超临界乳液萃取法"(Chattopadhyay et al.，2006)。将药物和脂质物质溶解在有机溶剂中，并加入所选的表面活性剂。将该有机相溶液分散在含有或不含有辅助表面活性剂的水相溶液中。然后将混合物应用高压均质机制备 O/W 型乳剂。现在将该乳剂以恒定的流速从提取柱的顶端加入，并且在恒定的温度和压力下以恒定的流速逆流引入超临界流体。从 O/W 型乳剂中持续萃取获得固体脂质纳米粒。

1.5.11 凝聚法

最近已有采用凝聚法制备 SLNs 的研究报道。该方法易于实验室和工业规模化生产，可在 SLNs 中包封药物且无须使用昂贵的溶剂和设备。其基本原理是在两亲聚合物稳定剂存在下，脂肪酸碱性盐或皂的胶束溶液与酸溶液、凝聚溶液之间的相互作用。在凝聚溶液和皂溶液之间会发生质子交换，使形成脂肪酸纳米粒的沉淀(Battaglia et al.，2008，2010)。

脂肪酸或皂的胶束溶液是该制备方法中的主要前体。该胶束溶液在高于其Krafft 点的温度下(即皂在水中的溶解温度)获得。药物直接溶解在胶束溶液中，或首先溶解在少量乙醇中来促进胶束形成。由于胶束溶液的增溶性质，该方法适于将疏水性药物包封在 SLNs 中以获得最大的载药量(Bianco et al.，2010)。

脂肪酸盐通常选自硬脂酸钠、花生酸钠、山嵛酸钠、肉豆蔻酸钠和棕榈酸钠，浓度为 1%~5%(w/w)。非离子聚合物表面活性剂如聚乙烯乙酸酯、聚乙烯醇和聚氧乙烯-聚氧丙烯共聚物、葡聚糖、羟丙甲基纤维素用作稳定剂。酸化通常在 40~50℃，高于脂肪酸钠盐的 Krafft 点的温度下进行。花生酸钠和山嵛酸钠的脂肪酸盐则需要更高温度。将所得分散体快速冷却至 15℃。

在脂肪酸碱性盐和合适的凝聚溶液之间选择合适的偶联方式就会产生均一稳定的纳米粒混悬分散液。该技术的特色在于通过改变反应条件可控制 SLNs 粒径。脂质的量对 SLNs 粒径大小影响较大。当胶束溶液的浓度增加时，将制得更大粒径的微粒。类似地，聚合物表面活性剂的类型和质量也会影响粒径(Battaglia et al.，2008，2010)。

1.5.12 相转变温度法

相转变温度(PIT)法主要用于制备纳米乳剂。该方法的基本原理是聚氧乙烯类表面活性剂能够根据温度改变它们对油和水的亲和力。在这种纳米乳剂制备方法中，当温度升高到 PIT 以上时，使用这些表面活性剂得到的一种类型的乳剂(O/W)会转化为另一种类型的乳剂(W/O)。当系统的温度下降至低于 PIT 时，乳剂体系又回到其先前的类型，即从 W/O 到 O/W。该方法也已用于制备脂质纳米囊和纳米粒，其内部是以液体或半液体油为核心，而外部是在室温下保持固态的脂质层(Shinoda and Saito，1969；Huynh et al.，2009)。

PIT 的方法现在也用于生产 SLNs。为了达到这一目的，首先以固体脂质和非离子表面活性剂混合物为油相，此外还需要含有盐(通常为 NaCl)的水相。油相和水相分别加热至约 90℃（PIT 以上）。为制备 W/O 乳剂，在恒温连续搅拌下将水相逐滴加入油相中。然后，通过持续搅拌将混合物冷却至室温。当温度达到 PIT 时，混合物变得透明，当温度低于 PIT 时，就形成 O/W 纳米乳。当温度低于脂质的熔点时，开始形成 SLNs（Montenegro et al.，2011）。

1.6　灭菌

用于肠胃外或眼部给药的制剂必须是无菌的并且不含任何杂质或其他病原体。作为经肠胃外或眼部给药的 SLNs 制剂，在使用前必须确保无菌。湿热灭菌γ射线和过滤技术经常用于 SLNs 的灭菌。下面将详细说明。

1.6.1　湿热灭菌

温度为 121℃，持续 15 分钟的湿热灭菌方法是一种有效的 SLNs 灭菌方法。在湿热灭菌中，SLNs 会转化为 O/W 乳剂，这种 SLNs 的变化是由于脂质的熔化而发生的。然而，当体系冷却时会再次形成 SLNs。该方法唯一缺点在于不能用于热敏材料的灭菌。

1.6.2　γ射线

对于不能用湿热灭菌法的不耐热药物，可采用 γ 射线辐射作为一种替代方法进行灭菌。但在灭菌过程中有可能形成自由基，并足以对 SLNs 的结构分子造成重构或降解。

1.6.3　过滤

过滤灭菌使用 0.2 μm 的滤器。该技术的优势在于它不涉及对制剂或药物造成物理化学破坏。该方法经常用于粒径分布均匀且粒径在 100~150 nm 范围的 SLNs 制剂灭菌。但该方法耗时并且当微粒大于 200 nm 或微粒聚集时滤膜易被阻塞。

1.7　固体脂质纳米粒的冷冻和喷雾干燥

SLNs的水分散体系在较长的存储期内不能保持物理稳定。此外，其制剂的药物释放也可在其储存期间发生变化。因此，有必要使用冻干或喷雾干燥技术将

SLNs分散体系转化为干燥产品。冷冻干燥涉及通过减压升华除去水的过程。通过冷冻干燥法制得的SLNs能在12~24个月内保持稳定。但使用该法的一个缺点是可能导致SLNs制剂的破坏。为了克服这个问题，有必要使用冻干保护剂。为了增加稳定性、再分散性和防止颗粒聚集，可将糖类如蔗糖、葡萄糖、甘露糖和海藻糖添加到SLNs制剂中。该方法的另一个缺点在于结晶过程（Washington，1996；Seyfoddin and Al-Kassas，2013）。

作为冷冻干燥的替代方案，可采用喷雾干燥法将 SLNs 的水分散体系转化为干燥产物。在喷雾干燥期间，在受热升高的温度和剪切力作用下体系能会增加，从而导致频繁的颗粒碰撞。在制剂过程中通常使用较低熔点的脂质，但其在制备过程中会熔化。为此，在 SLNs 处方中使用更高熔点的脂质如三山嵛精 728C 来解决该问题。通过在制剂中使用碳水化合物也可以解决该问题。碳水化合物通常在微粒周围形成微粒的外层，从而避免 SLNs 中熔融脂滴的聚集（Müller et al.，1995；Freitas and Müller，1998b）。

≫≫ 1.8　表征

SLNs 属于药物递送系统的一种，其胶体粒径具有复杂性和动态性。因此，有必要对 SLNs 进行充分和完整表征，以控制其质量并确保制剂稳定。SLNs 的表征有助于生产具有预期用途和所需性能的制剂。需要评价的重要参数是粒径和粒径分布、Zeta 电位（表面电荷）、药物分布、结晶度和脂质修饰（多晶型）及表面形态。下面将详细说明。

1.8.1　粒径和粒径分布

粒径和粒径分布是基于胶体分散体系的药物递送系统的最重要参数。这些参数决定了制剂的质量，并且应具有可重现性，以便获得具有所需和预期特性的制剂。当这些制剂用于静脉注射给药时，胶体系统的粒径将影响其体内分布和清除行为。微粒大小对于通过体循环将药物靶向递送至特定组织也是重要的（Moghimi et al.，2001）。类似地，相同大小的微粒分布也是重要参数，有助于降低栓塞风险，避免通常由于存在较大微粒而产生的其他缺点。对于其他给药途径，粒径的重要性也有研究报道（Hasani et al.，2009）。

SLNs 的制备方法和工艺参数会对粒径有较大影响。通过改变制备方法中涉及的变量可以生产所需粒径的微粒。此外，乳化剂的类型和脂质基质的浓度对于制得具有较佳粒径的 SLNs 分散体也是非常重要的。增加乳化剂浓度通常导致 SLNs 制剂粒径较小，稳定性较高。类似地，SLNs 制备方法存在形态变化的可能性，因此需要添加高浓度的乳化剂，避免粒径方面稳定性的问题。但是，高浓度的乳化剂不适用于制备肠胃外给药的 SLNs(Carpentier and Dupont，2000)。

可采用不同的技术分析微粒的粒径及其分布。这些技术包括激光衍射(LD)、光相关光谱或动态光散射(DLS)、库尔特计数、扫描离子阻塞传感(SIOS)和场流分离(Tscharnuter，2000；Berne and Pecora，1976)。DLS 和 LD 都能够快速分析 SLNs 处方中的粒径大小。LD 分散的原理是测定微粒激光的散射情况。在使用 DLS 技术时，它通过测量粒子处于布朗运动时散射强度的变化，从而与粒径的大小相关联。这两种技术都无法直接测量粒径。少数代表性群体的粒径通过相关函数来测量(Hu et al.，2008)。在一些研究中，库尔特计数也可用于测定 SLNs 制剂的粒径。其是通过测量颗粒通过孔时电导率的波动来分析粒径。通过库尔特计数器测得的粒径和粒径分布数据被认为是可靠的，因为它单独读取每个粒子的粒径。SIOS 是改进的库尔特计数法。库尔特计数器和 SIOS 都基于相同的原理，但 SIOS 使用可调孔，可以在很宽的范围内测量粒径。与其他方法相比，该方法同样非常可靠，因为它同样可以直接准确地读取每个粒子的粒径(Hu et al.，2008；Freitas and Müller，1998a)。

1.8.2 微粒形状和表面形态

SLNs 的最终体内命运和行为很大程度上取决于它们的表面形态和形状。SLNs 制剂中的微粒并不总是球形或圆形(Petros and Desimone，2010；Jores et al.，2003)。可以通过扫描电子显微镜(SEM)和透射电子显微镜(TEM)表征 SLNs 微粒的形状和表面形态，它们是目前最先进和最灵敏的仪器。然而，采用 SEM 或 TEM 研究 SLNs 的形状时也存在一些技术问题。由于在电镜中会使用电子枪，低熔点脂质制备的 SLNs 制剂易熔化。当纳米粒在高真空下操作时，它们也会出现破裂或收缩。为了避免上述问题，可应用冷冻发射扫描电镜(Cryo-FESEM)作为改进新技术来研究 SLNs 的表面形态和形状。该技术将样品冷冻制样。因此，有效地防止了 SLNs 可能存在的结构破坏。使用 Cryo-FESEM 技术，可以在保留其原始结构下研究 SLNs 粒子的原始形态和形状(Kathe et al.，2014)。

原子力显微镜(AFM)是另一种广泛用于表征纳米粒的新型显微技术。AFM 可以较好地呈现 SLNs 的原始形状，这有助于更好地了解它们的表面特性。AFM 基于表面和探测尖端之间的作用力进行检测，导致空间分辨率高达 0.01 nm。不涉及复杂的程序、样品制备或装载处理。测试样品不需要干燥，因此，直接以水合形式读取样品的形状和表面形态。AFM 的另一个优点是它具有比 TEM 更高的 3D 图像分辨率，而 TEM 只能提供 2D 形态图像（Binnig et al.，1986）。

1.8.3 Zeta 电位

当粒子处于分散状态时，粒子在其表面上具有电荷，该电荷值被称为 Zeta 电位。Zeta 电位是一个重要参数，因为它可以用于预测胶体分散体系在储存过程中的稳定性。当粒子的 Zeta 电位较高时，它们不易聚集。测定 Zeta 电位也有助于设计降低 RES 对制剂摄取，从而在生物系统中降低药物的体内清除时间而增加其平均滞留时间（Müller，1991）。当 SLNs 的 Zeta 电位为 20~40 mV 时，其稳定性较好，粒径更不易于聚集增长。如果 SLNs 的表面电荷增加，那么它们会相互排斥，可能增加系统的稳定性。

粒子的所处环境和处方组成决定了它们的Zeta电位。当在系统中使用表面活性剂用于稳定目的时，脂质纳米粒的表面通常会产生负电荷。然而，对于基因和DNA递送，也同样有阳离子的SLNs报道（Doktorovova et al.，2011；Choi et al.，2008）。Zeta电位测定也很重要，因为它有助于研究电解质和pH对SLNs稳定性的影响（Choi et al.，2014）。为了使SLNs处方具有更高的Zeta电位，通常使用表面活性剂如蛋磷脂酰胆碱或吐温80（Lim and Kim，2002）。增加SLNs的Zeta电位的另一种方法是加入助溶剂（Trotta et al.，2003）。当经受灭菌和干燥过程后，SLNs的Zeta电位会降低。类似地，向SLNs中添加冻干保护剂也会影响它们的Zeta电位。此外Zeta电位还受分散介质中pH、离子强度和离子类型的影响（Soares et al.，2013；Varshosaz et al.，2012）。

电泳光散射（ELS）和电声测定是广泛用于测定 Zeta 电位的主要技术。ELS 因为其具有更高的分辨率和更可靠的结果而优于其他方法。与通过光散射技术测定粒径一样，Zeta 电位测定也是采用稀释的样品，因为这有助于避免多重散射效应（Xu，2008）。分散在蒸馏水或具有非常低导电率的水中的 SLNs 样品呈现了关于微粒表面电荷或微粒的 Zeta 电位的更多信息（Radomska-Soukharev，2007）。

1.8.4 脂质的多晶型和结晶度

除形态学和 Zeta 电位外，SLNs 的表征还需要了解脂质结晶度及其变化。脂质在分散状态下的熔融结晶和多晶型转变行为的动力学与它们在非分散状态下的原料显著不同。这可能是由于多种原因所致，如制备方法、乳化剂、分散度增大和胶体系统的较小粒径。SLNs 的药物释放速率和载药量主要受结晶度和多晶型的影响。当用甘油三酯作为结构单元制备 SLNs 时，它们倾向于结晶为多种不同的结晶物质，被称为多晶型，有三种形式，即 α、β′ 和 β 型。尽管这些多晶型在化学组成上是相同的，但它们具有不同的熔点、X 射线衍射(XRD)特征和溶解度。当分散的甘油三酯颗粒快速冷却时，它们以亚稳态型(α)重结晶。在储存期间，又通过 β′ 型快速转变成热力学稳定的 β 型。当甘油三酯以非液体分散状态存在时，也会发生这些转变，但速度非常慢。热力学稳定性和脂质堆积密度的增加及药物包封率的降低遵循以下顺序：过冷熔体<α-修饰<β′-修饰<β-修饰(Muèller et al.，2000)。

热分析和 XRD 用于研究脂质的不同状态。在药学领域中，根据具体目的使用相应的热分析技术，如差热分析(DTA)和差示扫描量热分析(DSC)。DTA 原理如下：不同修饰形式的脂质具有不同的熔点。DSC 技术量化吸热或放热效应期间的焓变化。根据 DSC 技术获得的数据可以解释固体分散体如固体溶液、简单低共熔物、或药物和脂质相互作用及不同脂质的混合物行为。脂质的不同多晶型可通过其 X 射线衍射分析数据来鉴别。分散介质的去除会引起脂质发生改变，因此还应测定 SLNs 的分散介质。X 射线散射是一种用于识别晶体变化的衍射技术，即使是亚微米粒子的稀混悬液，也适用。

傅里叶红外光谱(FT-IR)和拉曼光谱主要用于测定多晶型转变。这些技术是非破坏性的并且只需少量样品。振动光谱较灵敏，只需要少量样本并且非破坏性的。此外，样品的拉曼分析不会受溶剂干扰，因此，可以在水性介质中分析 SLNs。然而，需要严格警惕并检测由于水引起的信噪比。核磁共振氢谱(NMR)分析也用于检测 SLNs 中的过冷熔体。它需要将约 10 mg 样品溶解在氘代溶剂中。NMR 可鉴别对应于脂质的脂肪酸部分的亚甲基的峰。光谱峰宽的变化可反映脂肪酸链的流动性。由于亚甲基的流动性有限，因此，固体脂质获得的峰是弱且宽的。峰的形状和强度有助于分析 SLNs 的物理状态和组成(Kathe et al.，2014)。

1.8.5 功能性分析

SLNs 包封的药物在生产和加工过程中会受到几种物理化学应力的作用。对 SLNs 系统的功能性和完整性的研究，尤其是对肽和蛋白质等药物，是至关重要的。释放特性的研究不足以确保 SLNs 制剂在体内功能性的发挥。必须检测 SLNs 制剂是否有可能在给药部位和作用部位维持其有效性和活性。当 SLNs 制剂包封蛋白质和肽用于口服给药时，须考察它们保护这些负载药物免于肠道酶降解和变性的能力。当 SLNs 制剂载入胰岛素用于口服给药时，需考察其对抗酸性 pH 和消化酶混合物如胃蛋白酶、木瓜蛋白酶的稳定性(Zhang et al.，2006)。有研究发现载胰岛素凝集素修饰 SLNs 制剂可避免胰岛素降解。除了 SLNs 处方的稳定性和功能性考察外，还需要研究制剂所需发挥的预期作用。该研究主要在不同的细胞系和动物模型中进行。

❱❱❱ 1.9 固体脂质纳米粒的药物释放

SLNs 的药物释放取决于药物通过脂质基质的扩散和脂质基质的体内降解。影响 SLNs 药物释放的其他因素包括药物在脂质中的溶解度、制备方法、脂质与药物的相互作用、表面活性剂的类型、制备过程中的温度，脂质基质的组成和粒径（Almeida and Souto，2007；Haynes and Norde，1994）。由于分配系数的原因，药物在脂质中的溶解度和药物与脂质相互作用对 SLNs 的药物释放影响较大。SLNs 制备过程中的加热程度决定了药物在 SLNs 中的分布，因此它也影响药物释放特性。温度升高时药物的水溶性增强，药物易在 SLNs 表面分布。根据前面提到的不同分布参数，SLNs 中的药物释放可呈现速释、缓释或双相型药物释放特征。

❱❱❱ 1.10 固体脂质纳米粒的制备和性能方面的问题

与其他药物载体系统相比，SLNs 是较佳的载体系统，但是也存在一些相关问题。下面将逐一讨论其主要问题。

1.10.1 高压引起的药物降解

据报道，高压引起的药物降解（HPH）的主要缺点是降低聚合物的分子量（Lander et al.，2000）。类似地，高剪切应力会产生自由基。据报道，空化对于聚合物降解的机制不太重要。空化可以通过使用背压而无显著均化效率的变化来形成。从分子结构和分子量可以预测药物降解。另有报道，低分子量药物或具有球形结构的分子不如高分子量化合物和长链分子敏感。从 HPH 的实例 DNA 和白蛋白降解可以更好地解释这一点（Mehnert and Mäder，2001）。尽管 HPH 导致的药物降解对于大多数药物来说不是一个严重的问题，但这对于剪切敏感性物质如 DNA、白蛋白和促红细胞生成素来说是不适合的。

1.10.2 凝胶化现象

当低黏度SLNs分散体系转变成黏性凝胶时会发生凝胶化现象。凝胶形成过程快速且不可预测。该过程是不可逆的，并且主要涉及丧失胶体粒径。当SLNs分散体与其他表面在强剪切力下接触时，会加速这一现象。从注射剂通针性的例子可以更好地解释这一点。在表征SLNs期间，凝胶过程会在体外发生，其结果受生成的伪象的极大影响。如果凝胶化发生在体内注射期间，则生命将处于高风险中。

已有报道结晶过程会形成凝胶。奇特的表面会诱导结晶化或脂质晶型的改变。该过程与颗粒表面的增加有关，这是由于β-变体中优先形成薄片。表面活性剂分子不能为新表面提供足够的覆盖，因此，可以观察到颗粒聚集。为了防止SLNs中的凝胶化，处方中可加入具有高迁移率的共乳化表面活性剂如甘氨胆酸盐（Westesen and Siekmann，1997）。

1.10.3 多种胶体物质共存

SLNs 制剂中共存多种胶体物质。由于存在不同胶体粒子，SLNs 应用具有较大的局限性，因此，对于多种胶体物质共存的问题值得深入研究。稳定剂不完全定位在脂质表面上，因此，除了定位在脂质表面的稳定剂，剩余的稳定剂会进入水相。当可形成胶束的表面活性剂分子（SDS）用作 SLNs 制剂的稳定剂时，它们可以以三种不同的形式存在：①在脂质表面上；②作为胶束；③作为表面活性剂单体。若以卵磷脂作为稳定剂，也会形成部分脂质体。若以甘氨胆酸盐/卵磷脂和相关物质作为 SLNs 的稳定剂，则会形成部分混合胶束。胶束、混合胶束和脂质体均可溶解药物，因此，也可以包封药物。受这些现象影响，溶解的药物或粒子表面附着的药物易于降解（Siekmann and Westesen，1998；Westesen and Siekmann，1997）。

≫≫≫ 1.11 固体脂质纳米粒的应用

1.11.1 改善生物利用度

为了实现药物的最大治疗效果，提高药物口服生物利用度一直是制剂科学家关注的焦点。当药物被包封在 SLNs 中时，许多水不溶性或难溶性药物的生物利用度可以得到改善和提高。当载吡贝地尔的 SLNs 用于兔子口服给药时，其生物利用度比纯吡贝地尔高两倍。类似地，在大鼠十二指肠内给予伊达比星 SLNs 制剂，与伊达比星溶液相比，其生物利用度较高（Manjunath et al.，2005）。

1.11.2 控释

通常，在某些情况下药物从剂型中速释并不一定有益，因为骤升的血药浓度可能会导致毒副作用。通过改变脂质基质的化学性质，可以调控药物的释放。比如，使制剂能够以恒定速率释放药物。一方面，设计 pH 或温度敏感 SLNs 可控制药物释放；另一方面，利用各种聚合物或其他合适的材料对 SLNs 进行表面修饰来控制药物释放。因此，它们在体循环中长时间循环并连续地在血液或生物体液中释放药物(Zur Mühlen et al.，1998；Manjunath et al.，2005)。

1.11.3 被动靶向

当静脉内给予药物胶体颗粒时，它们很快被 RES 的巨噬细胞摄取，主要是肝脏的库普弗细胞(在 5 分钟内高达 90%)和脾脏的巨噬细胞(2%~5%)。由于被 RES 视为外来物质，它们很快从体循环中被移除。当由静脉给药时，胶体粒子与血浆蛋白、调理素、载脂蛋白相互作用，该过程被称为调理作用。这导致粒子附着到巨噬细胞膜上。粒子粒径、表面流动性和疏水性对于它们避免调理作用影响较大。

目前，已有不同的策略用于减少 RES 对 SLNs 的识别和摄取。最常用的和可实现的技术是用特定的亲水和柔性的聚合物包覆 SLNs 表面。然而，由含有聚乙烯醇层的亲水粒子能被 RES 清除这一实例可知，仅仅是亲水性并不足以避免 SLNs 被 RES 摄取。含有泊洛沙姆和泊洛沙胺的纳米粒的亲水性随亲水层厚度增强而增强。因此，为了避免 RES 吸收 SLNs 并使它们在体循环中长时间循环，在 SLNs 表面至少要有 10 nm 厚度的亲水层。

类似地，当用单甲基聚乙二醇 2000(PEG 2000)的两种脂质衍生物作为隐形剂包被 SLNs 时，也会导致其空间稳定化。这两种衍生物是二棕榈酰基磷脂酰乙醇胺 PEG 2000(DPPE-PEG)和硬脂酸 PEG 2000。PEG 亲水链在 SLNs 上形成构象亲水云，保护 SLNs，并影响其疏水性和电荷。采用小鼠巨噬细胞通过荧光分光光度法测定其吞噬程度时，隐形 SLNs 与非隐形 SLNs 相比，其吞噬作用明显降低，所使用的隐形剂的浓度至关重要。对于低蛋白质吸附，具有高表面密度和长链的 PEG 是重要的。表面密度与链长相比，在空间排斥和范德瓦耳斯力中发挥更重要的作用。用泊洛沙姆和泊洛沙胺系列表面活性剂制备的 SLNs 可降低 RES 摄取量，可以在骨髓处聚集并延长循环时间(Manjunath et al.，2005)。

1.11.4 主动靶向

目前，已有利用单克隆抗体通过胶体药物载体将药物递送到特定位点的研究报道。但基于载体的抗体介导的靶向经常会产生免疫原性和穿越缓慢的问题。因此，需要研究安全有效的药物靶向策略。斯特拉等使用叶酸(M_W 441Da)作为靶向配体有效靶向肿瘤细胞。由于叶酸受体通常在人癌细胞表面上过度表达，尤其是在卵巢癌细胞中，因此，该受体被称为肿瘤标志物(Stella et al.，2000)。

当制备光敏剂血卟啉的亲脂性衍生物的 SLNs 制剂，并且其表面用叶酸盐修饰时，与非靶向 SLNs 相比，叶酸修饰 SLNs 增强了体外细胞毒性。荧光显微镜观察结果表明，含有血卟啉硬脂胺的叶酸受体靶向 SLNs 与培养的 KB 细胞中的特定位点结合。类似地，也可以通过微乳法制备特异性配体(硫胺素)偶联的 SLNs。硫胺配体含有一个 DSPE 基团和一个 PEG 间隔基。采用原位大鼠脑灌注技术评价纳米粒的摄取。硫胺素配体修饰的 SLNs 可与 BBB 硫胺素转运蛋白结合，在作用部位蓄积，最终增加脑摄取量。通过施加外部磁场，含有磁性的 SLNs 可以定位在身体的某些区域中。含有磁性的 SLNs 在较大的温度范围内能保持稳定(378~478℃)(Lockman et al.，2003；Igartua et al.，2002)。

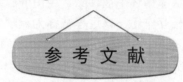

参 考 文 献

Abuasal, B.S., Lucas, C., Peyton, B., Alayoubi, A., Nazzal, S., Sylvester, P.W., et al., 2012. Enhancement of intestinal permeability utilizing solid lipid nanoparticles increases γ-tocotrienol oral bioavailability. Lipids 47, 461-469.

Ahlin, P., Kristl, J., Smid-Korbar, J., 1998. Optimization of procedure parameters and physical stability of solid lipid nanoparticles in dispersions. Acta pharm. 48, 259-267.

Almeída, A.J., Souto, E., 2007. Solid lipid nanoparticles as a drug delivery system for peptides and proteins. Adv. Drug Deliv. Rev. 59, 478-490.

Bang, S., Yu, Y., Hwang, I., Park, H.J., 2009. Formation of size-controlled nano carrier systems by self assembly. J. Microencapsul. 26, 722-733.

Battaglia, L., Trotta, M., Cavalli, R., 2008. Method for the Preparation of Solid Micro and Nanoparticles. WO2008149215.

Battaglia, L., Gallarate, M., Cavalli, R., Trotta, M., 2010. Solid lipid nanoparticles produced through a coacervation method. J. Microencapsul. 27, 78-85.

Battaglia, L., Gallarate, M., Panciani, P.P., Ugazio, E., Sapino, S., Peira, E., et al., 2014. Techniques for the preparation of solid lipid nano and microparticles. Appl. Nanotechnol. Drug Deliv. *InTech*.

Berne, B.J., Pecora, R., 1976. Dynamic Light Scattering: With Applications to Chemistry, Biology, and Physics. Courier Corporation, USA.

Bianco, M., Gallarate, M., Trotta, M., Battaglia, L., 2010. Amphotericin B loaded SLN prepared with the coacervation technique. J. Drug Deliv. Sci. Technol. 20, 187-191.

Binnig, G., Quate, C.F., Gerber, C., 1986. Atomic force microscope. Phys. Rev. Lett. 56, 930.

Bummer, P.M., 2004. Physical chemical considerations of lipid-based oral drug delivery-solid lipid nanoparticles. Crit. Rev.Ther. Drug Carrier Syst 21, 1-20.

Byrappa, K., Ohara, S., Adschiri, T., 2008. Nanoparticles synthesis using supercritical fluid technology-towards biomedical applications. Adv. Drug Deliv. Rev. 60, 299-327.

Carpentier, Y.A., Dupont, I.E., 2000. Advances in intravenous lipid emulsions. World J. Surg. 24, 1493-1497.

Cavalli, R., Caputo, O., Gasco, M.R., 1993. Solid lipospheres of doxorubicin and idarubicin. Int. J.

Pharm. 89, R9-R12.

Cavalli, R., Caputo, O., Gasco, M.R., 2000. Preparation and characterization of solid lipid nanospheres containing paclitaxel. Eur. J. Pharm. Sci. 10, 305-309.

Cavalli, R., Gasco, M.R., Chetoni, P., Burgalassi, S., Saettone, M.F., 2002. Solid lipid nanoparticles (SLN) as ocular delivery system for tobramycin. Int. J. Pharm. 238, 241-245.

Cavalli, R., Bargoni, A., Podio, V., Muntoni, E., Zara, G.P., Gasco, M.R., 2003. Duodenal administration of solid lipid nanoparticles loaded with different percentages of tobramycin. J. Pharm. Sci. 92, 1085-1094.

Chakraborty, S., Shukla, D., Mishra, B., Singh, S., 2009. Lipid-an emerging platform for oral delivery of drugs with poor bioavailability. Eur. J. Pharm. Biopharm. 73, 1-15.

Chapman, D., 1962. The polymorphism of glycerides. Chem. Rev. 62, 433-456.

Charcosset, C., Fessi, H., 2007. Novel Method for Preparing Solid Lipid Nanoparticles Using a Membrane Reactor. WO2007000531.

Charcosset, C., El-Harati, A., Fessi, H., 2005. Preparation of solid lipid nanoparticles using a membrane contactor. J. Control. Release 108, 112-120.

Chattopadhyay, N., Zastre, J., Wong, H.L., Wu, X.Y., Bendayan, R., 2008. Solid lipid nanoparticles enhance the delivery of the HIV protease inhibitor, atazanavir, by a human brain endothelial cell line. Pharm. Res. 25, 2262-2271.

Chattopadhyay, P., Huff, R., Shekunov, B.Y., 2006. Drug encapsulation using supercritical fluid extraction of emulsions. J. Pharm. Sci. 95, 667-679.

Chirio, D., Gallarate, M., Trotta, M., Carlotti, M.E., Gaudino, E.C., Cravotto, G., 2009. Influence of α-and γ-cyclodextrin lipophilic derivatives on curcumin-loaded SLN. J. Inclusion Phenom. Macrocyclic Chem. 65, 391-402.

Choi, K.O., Aditya, N., Ko, S., 2014. Effect of aqueous pH and electrolyte concentration on structure, stability and flow behavior of non-ionic surfactant based solid lipid nanoparticles. Food Chem. 147, 239-244.

Choi, S.H., Jin, S.E., Lee, M.K., Lim, S.J., Park, J.S., Kim, B.G., et al., 2008. Novel cationic solid lipid nanoparticles enhanced p53 gene transfer to lung cancer cells. Eur. J. Pharm. Biopharm. 68, 545-554.

Couvreur, P., Dubernet, C., Puisieux, F., 1995. Controlled drug delivery with nanoparticles: current possibilities and future trends. Eur. J. Pharm. Biopharm. 41, 2-13.

Doktorovova, S., Shegokar, R., Rakovsky, E., Gonzalez-Mira, E., Lopes, C.M., Silva, A. M., et al., 2011. Cationic solid lipid nanoparticles (cSLN): structure, stability and DNA binding capacity correlation studies. Int. J. Pharm. 420, 341-349.

Doktorovova, S., Shegokar, R., Fernandes, L., Martins-Lopes, P., Silva, A.M., Müller, R.H., et al., 2014. Trehalose is not a universal solution for solid lipid nanoparticles freeze-drying. Pharm. Dev. Technol. 19, 922-929.

Dwivedi, P., Khatik, R., Khandelwal, K., Shukla, R., Paliwal, S.K., Dwivedi, A.K., et al., 2014. Preparation and characterization of solid lipid nanoparticles of antimalarial drug arteether for oral administration. J. Biomater. Tissue Eng. 4, 133-137.

Ekambaram, P., Sathali, A.A.H., Priyanka, K., 2012. Solid lipid nanoparticles: a review. Sci. Rev.

Chem. Commun. 2, 80-102.

Freitas, C., Müller, R.H., 1998a. Effect of light and temperature on zeta potential and physical stability in solid lipid nanoparticle (SLNt) dispersions. Int. J. Pharm. 168, 221-229.

Freitas, C., Müller, R.H., 1998b. Spray-drying of solid lipid nanoparticles (SLN TM). Eur. J. Pharm. Biopharm. 46, 145-151.

Friedrich, I., Müller-Goymann, C., 2003. Characterization of solidified reverse micellar solutions (SRMS) and production development of SRMS-based nanosuspensions. Eur. J. Pharm. Biopharm. 56, 111-119.

Fundarò, A., Cavalli, R., Bargoni, A., Vighetto, D., Zara, G.P., Gasco, M.R., 2000. Nonstealth and stealth solid lipid nanoparticles (SLN) carrying doxorubicin: pharmacokinetics and tissue distribution after iv administration to rats. Pharmacol. Res. 42, 337-343.

Garcıa-Fuentes, M., Torres, D., Alonso, M., 2003. Design of lipid nanoparticles for the oral delivery of hydrophilic macromolecules. Colloids Surf. B Biointerfaces 27, 159-168.

Gasco, M.R., 1993. Method for Producing Solid Lipid Microspheres Having a Narrow Size Distribution. Google Patents.

Harde, H., Das, M., Jain, S., 2011. Solid lipid nanoparticles: an oral bioavailability enhancer vehicle. Expert Opin. Drug Deliv. 8, 1407-1424.

Hasani, S., Pellequer, Y., Lamprecht, A., 2009. Selective adhesion of nanoparticles to inflamed tissue in gastric ulcers. Pharm. Res. 26, 1149-1154.

Haynes, C.A., Norde, W., 1994. Globular proteins at solid/liquid interfaces. Colloids Surf. B Biointerfaces 2, 517-566.

Hu, F.-Q., Zhang, Y., Du, Y.-Z., Yuan, H., 2008. Nimodipine loaded lipid nanospheres prepared by solvent diffusion method in a drug saturated aqueous system. Int. J. Pharm. 348, 146-152.

Hu, L., Tang, X., Cui, F., 2004. Solid lipid nanoparticles (SLNs) to improve oral bioavailability of poorly soluble drugs. J. Pharm. Pharmacol. 56, 1527-1535.

Huynh, N.T., Passirani, C., Saulnier, P., Benoit, J.-P., 2009. Lipid nanocapsules: a new platform for nanomedicine. Int. J. Pharm. 379, 201-209.

Igartua, M., Saulnier, P., Heurtault, B., Pech, B., Proust, J., Pedraz, J., et al., 2002. Development and characterization of solid lipid nanoparticles loaded with magnetite. Int. J. Pharm. 233, 149-157.

Jaspart, S., Piel, G., Delattre, L., Evrard, B., 2005. Solid lipid microparticles: formulation, preparation, characterisation, drug release and applications. Expert Opin. Drug Deliv. 2, 75-87.

Jenning, V., Gohla, S., 2000. Comparison of wax and glyceride solid lipid nanoparticles (SLN®). Int. J. Pharm. 196, 219-222.

Jenning, V., Lippacher, A., Gohla, S., 2002. Medium scale production of solid lipid nanoparticles (SLN) by high pressure homogenization. J. Microencapsul. 19, 1-10.

Jores, K., Mehnert, W., Bunjes, H., Drechsler, M., Mäder, K., 2003. From solid lipid nanoparticles (SLN) to nanospoons. Visions and reality of colloidal lipid dispersions. In: 30th International Symposium on Controlled Release of Bioactive material., pp. 1-2.

Joseph, S., Bunjes, H., 2013. Solid lipid nanoparticles for drug delivery. Drug Deliv. Strategies Poorly Water-Soluble Drugs,103-149.

Kasongo, K.W., Pardeike, J., Müller, R.H., Walker, R.B., 2011. Selection and characterization of suitable lipid excipients for use in the manufacture of didanosine-loaded solid lipid nanoparticles and nanostructured lipid carriers. J. Pharm. Sci. 100, 5185-5196.

Kathe, N., Henriksen, B., Chauhan, H., 2014. Physicochemical characterization techniques for solid lipid nanoparticles: principles and limitations. Drug Dev. Ind. Pharm. 40, 1565-1575.

Kovacevic, A., Savic, S., Vuleta, G., Müller, R., Keck, C.M., 2011. Polyhydroxy surfactants for the formulation of lipid nanoparticles (SLN and NLC): effects on size, physical stability and particle matrix structure. Int. J. Pharm. 406, 163-172.

Lander, R., Manger, W., Scouloudis, M., Ku, A., Davis, C., Lee, A., 2000. Gaulin homogenization: a mechanistic study. Biotechnol. Prog. 16, 80-85.

Lim, S.J., Kim, C.K., 2002. Formulation parameters determining the physicochemical characteristics of solid lipid nanoparticles loaded with all-trans retinoic acid. Int. J. Pharm. 243, 135-146.

Liu, J., Gong, T., Fu, H., Wang, C., Wang, X., Chen, Q., et al., 2008. Solid lipid nanoparticles for pulmonary delivery of insulin. Int. J. Pharm. 356, 333-344.

Liu, N., Park, H.J., 2009. Chitosan-coated nanoliposome as vitamin E carrier. J. Microencapsul. 26, 235-242.

Lockman, P.R., Oyewumi, M.O., Koziara, J.M., Roder, K.E., Mumper, R.J., Allen, D.D., 2003. Brain uptake of thiamine-coated nanoparticles. J. Control. Release 93, 271-282.

Lv, Q., Yu, A., Xi, Y., Li, H., Song, Z., Cui, J., et al., 2009. Development and evaluation of penciclovir-loaded solid lipid nanoparticles for topical delivery. Int. J. Pharm. 372, 191-198.

Madan, J., Pandey, R.S., Jain, V., Katare, O.P., Chandra, R., Katyal, A., 2013. Poly (ethylene)-glycol conjugated solid lipid nanoparticles of noscapine improve biological halflife, brain delivery and efficacy in glioblastoma cells. Nanomedicine 9, 492-503.

Manjunath, K., Reddy, J.S., Venkateswarlu, V., 2005. Solid lipid nanoparticles as drug delivery systems. Methods. Find. Exp. Clin. Pharmacol. 27, 127-144.

Martins, S., Tho, I., Ferreira, D., Souto, E., Brandl, M., 2011. Physicochemical properties of lipid nanoparticles: effect of lipid and surfactant composition. Drug Dev. Ind. Pharm. 37, 815-824.

Mehnert, W., Mäder, K., 2001. Solid lipid nanoparticles: production, characterization and applications. Adv. Drug Deliv. Rev. 47, 165-196.

Moghimi, S.M., Hunter, A.C., Murray, J.C., 2001. Long-circulating and target-specific nanoparticles: theory to practice. Pharmacol. Rev. 53, 283-318.

Montenegro, L., Campisi, A., Sarpietro, M.G., Carbone, C., Acquaviva, R., Raciti, G., et al., 2011. In vitro evaluation of idebenone-loaded solid lipid nanoparticles for drug delivery to the brain. Drug Dev. Ind. Pharm. 37, 737-746.

Muchow, M., Maincent, P., Müller, R.H., 2008. Lipid nanoparticles with a solid matrix (SLN®, NLC®, LDC®) for oral drug delivery. Drug Dev. Ind. Pharm. 34, 1394-1405.

Muèller, R.H., Maèder, K., Gohla, S., 2000. Solid lipid nanoparticles (SLN) for controlled drug delivery-a review of the state of the art. Eur. J. Pharm. Biopharm. 50, 161-177.

Müller, R., Mehnert, W., Lucks, J.-S., Schwarz, C., Zur Mühlen, A., Meyhers, H., et al., 1995. Solid lipid nanoparticles (SLN): an alternative colloidal carrier system for controlled drug delivery. Eur. J. Pharm. Biopharm. 41, 62-69.

Müller, R.H., 1991. Colloidal Carriers for Controlled Drug Delivery and Targeting: Modification,

Characterization and In Vivo Distribution. Taylor & Francis, London.

Müller, R.H., Radtke, M., Wissing, S.A., 2002. Solid lipid nanoparticles (SLN) and nanostructured lipid carriers (NLC) in cosmetic and dermatological preparations. Adv. Drug Deliv. Rev. 54, S131-S155.

Naseri, N., Valizadeh, H., Zakeri-Milani, P., 2015. Solid lipid nanoparticles and nanostructured lipid carriers: structure, preparation and application. Adv. Pharm. Bull. 5, 305.

Özbek, B., Ülgen, K.Ö., 2000. The stability of enzymes after sonication. Process Biochem. 35, 1037-1043.

Patel, M., 2012. Development, Characterization and Evaluation of Solid Lipid Nanoparticles as a Potential Anticancer Drug Delivery System. University of Toledo.

Patravale, V., Ambarkhane, A., 2003. Study of solid lipid nanoparticles with respect to particle size distribution and drug loading. Pharmazie 58, 392-395.

Petros, R.A., Desimone, J.M., 2010. Strategies in the design of nanoparticles for therapeutic applications. Nat. Rev. Drug Discov. 9, 615-627.

Pignatello, R., Leonardi, A., Pellitteri, R., Carbone, C., Caggia, S., Graziano, A.C.E., et al., 2013. Evaluation of new amphiphilic PEG derivatives for preparing stealth lipid nanoparticles. Colloids Surf. A 434, 136-144.

Prankerd, R., Stella, V., 1990. The use of oil-in-water emulsions as a vehicle for parenteral drug administration. PDA J. Pharm. Sci. Technol. 44, 139-149.

Quintanar-Guerrero, D., Allémann, E., Fessi, H., Doelker, E., 1999. Pseudolatex preparation using a novel emulsion-diffusion process involving direct displacement of partially water-miscible solvents by distillation. Int. J. Pharm. 188, 155-164.

Radomska-Soukharev, A., 2007. Stability of lipid excipients in solid lipid nanoparticles. Adv. Drug Deliv. Rev. 59, 411-418.

Samad, A., Sultana, Y., Aqil, M., 2007. Liposomal drug delivery systems: an update review. Curr. Drug Deliv. 4, 297-305.

Schäfer-Korting, M., Mehnert, W., Korting, H.-C., 2007. Lipid nanoparticles for improved topical application of drugs for skin diseases. Adv. Drug Deliv. Rev. 59, 427-443.

Schwarz, C., Mehnert, W., Lucks, J., Müller, R., 1994a. Solid lipid nanoparticles (SLN) for controlled drug delivery. I. Production, characterization and sterilization. J. Control. Release 30, 83-96.

Schwarz, C., Mehnert, W., Müller, R., 1994b. Influence of production parameters of solid lipid nanoparticles (SLN) on the suitability for intravenous injection. Eur. J. Pharm. Biopharm. 40, 24-31.

Seyfoddin, A., Al-Kassas, R., 2013. Development of solid lipid nanoparticles and nanostructured lipid carriers for improving ocular delivery of acyclovir. Drug Dev. Ind. Pharm. 39, 508-519.

Seyfoddin, A., Shaw, J., Al-Kassas, R., 2010. Solid lipid nanoparticles for ocular drug delivery. Drug Deliv. 17, 467-489.

Shah, R., Eldridge, D., Palombo, E., Harding, I., 2015a. Composition and structure. Lipid Nanoparticles: Production, Characterization and Stability. Springer, USA.

Shah, R., Eldridge, D., Palombo, E., Harding, I., 2015b. Lipid Nanoparticles: Production, Characterization and Stability. Springer, USA.

Shah, R.M., Malherbe, F., Eldridge, D., Palombo, E.A., Harding, I.H., 2014. Physicochemical characterization of solid lipid nanoparticles（SLNs）prepared by a novel microemulsion technique. J. Colloid. Interface Sci. 428, 286-294.

Shi, J., Votruba, A.R., Farokhzad, O.C., Langer, R., 2010. Nanotechnology in drug delivery and tissue engineering: from discovery to applications. Nano Lett. 10, 3223-3230.

Shinoda, K., Saito, H., 1969. The stability of O/W type emulsions as functions of emperature and the HLB of emulsifiers: the emulsification by PIT-method. J. Colloid. Interface Sci. 30, 258-263.

Siekmann, B., Westesen, K., 1998. Submicron lipid suspensions（solid lipid nanoparticles）versus lipid nanoemulsions: similarities and differences. Submicron Emulsions Drug Target. Deliv. 9, 205-218.

Sjöström, B., Bergenståhl, B., 1992. Preparation of submicron drug particles in lecithin-stabilized o/w emulsions I. Model studies of the precipitation of cholesteryl acetate. Int. J. Pharm. 88, 53-62.

Sjöström, B., Bergenståhl, B., Kronberg, B., 1993. A method for the preparation of submicron particles of sparingly water-soluble drugs by precipitation in oil-in-water emulsions. II: influence of the emulsifier, the solvent, and the drug substance. J. Pharm. Sci. 82, 584-589.

Smith, A., 1986. Evaluation of poly（lactic acid）as a biodegradable drug delivery system for parenteral administration. Int. J. Pharm. 30, 215-220.

Soares, S., Fonte, P., Costa, A., Andrade, J., Seabra, V., Ferreira, D., et al., 2013. Effect of freeze-drying, cryoprotectants and storage conditions on the stability of secondary structure of insulin-loaded solid lipid nanoparticles. Int. J. Pharm. 456, 370-381.

Soppimath, K.S., Aminabhavi, T.M., Kulkarni, A.R., Rudzinski, W.E., 2001. Biodegradable polymeric nanoparticles as drug delivery devices. J. Control. Release 70, 1-20.

Souto, E., Wissing, S., Barbosa, C., Müller, R., 2004. Development of a controlled release formulation based on SLN and NLC for topical clotrimazole delivery. Int. J. Pharm. 278, 71-77.

Speiser, P., 1986. Lipid Nano Pellets as Drug Carriers for Oral Administration. EP0167825.

Stella, B., Arpicco, S., Peracchia, M.T., Desmaële, D., Hoebeke, J., Renoir, M., et al., 2000. Design of folic acid-conjugated nanoparticles for drug targeting. J. Pharm. Sci. 89, 1452-1464.

Stevens, P.J., Sekido, M., Lee, R.J., 2004. Synthesis and evaluation of a hematoporphyrin derivative in a folate receptor-targeted solid-lipid nanoparticle formulation. Anticancer Res. 24, 161-166.

Sznitowska, M., Gajewska, M., Janicki, S., Radwanska, A., Lukowski, G., 2001. Bioavailability of diazepam from aqueous-organic solution, submicron emulsion and solid lipid nanoparticles after rectal administration in rabbits. Eur. J. Pharm. Biopharm. 52, 159-163.

Torchilin, V.P., 2007. Targeted pharmaceutical nanocarriers for cancer therapy and imaging. AAPS J. 9, E128-E147.

Trotta, M., Debernardi, F., Caputo, O., 2003. Preparation of solid lipid nanoparticles by a solvent emulsification-diffusion technique. Int. J. Pharm. 257, 153-160.

Tscharnuter, W., 2000. Photon correlation spectroscopy in particle sizing. Encyclopedia of Analytical Chemistry. Wiley, Chichester.

Uchegbu, I., 2001. In: Muller, R.H., Benita, S., Bohm, B.（Eds.）, Emulsions and Nanosuspensions for the Formulation of Poorly Soluble Drugs. Medpharm Scientific Publishers, Stuttgart, 1998.

ISBN 3-88763-069-6. Elsevier.

Ugazio, E., Marengo, E., Pellizzaro, C., Coradini, D., Peira, E., Daidone, M.G., et al., 2001. The effect of formulation and concentration of cholesteryl butyrate solid lipid nanospheres (SLN) on NIH-H460 cell proliferation. Eur. J. Pharm. Biopharm. 52, 197-202.

Varshosaz, J., Eskandari, S., Tabbakhian, M., 2012. Freeze-drying of nanostructure lipid carriers by different carbohydrate polymers used as cryoprotectants. Carbohydr. Polym. 88, 1157-1163.

Wang, S., Chen, T., Chen, R., Hu, Y., Chen, M., Wang, Y., 2012. Emodin loaded solid lipid nanoparticles: preparation, characterization and antitumor activity studies. Int. J. Pharm. 430, 238-246.

Wang, T., Wang, N., Zhang, Y., Shen, W., Gao, X., Li, T., 2010. Solvent injection-lyophilization of tert-butyl alcohol/water cosolvent systems for the preparation of drug-loaded solid lipid nanoparticles. Colloids Surf. B Biointerfaces 79, 254-261.

Washington, C., 1996. Stability of lipid emulsions for drug delivery. Adv. Drug Deliv. Rev. 20, 131-145.

Westesen, K., Siekmann, B., 1997. Investigation of the gel formation of phospholipid-stabilized solid lipid nanoparticles. Int. J. Pharm. 151, 35-45.

Wissing, S., Kayser, O., Müller, R., 2004. Solid lipid nanoparticles for parenteral drug delivery. Adv. Drug Deliv. Rev. 56, 1257-1272.

Wu, L., Zhang, J., Watanabe, W., 2011. Physical and chemical stability of drug nanoparticles. Adv. Drug Deliv. Rev. 63, 456-469.

Xia, T., Li, N., Nel, A.E., 2009. Potential health impact of nanoparticles. Annu. Rev. Public Health 30, 137-150.

Xu, R., 2008. Progress in nanoparticles characterization: sizing and zeta potential measurement. Particuology 6, 112-115.

Yadav, N., Khatak, S., Sara, U.V.S., 2013. Solid lipid nanoparticles-a review. Int. J. Appl. Pharm. 5, 8-18.

Yang, S.C., Lu, L.F., Cai, Y., Zhu, J.B., Liang, B.W., Yang, C.Z., 1999. Body distribution in mice of intravenously injected camptothecin solid lipid nanoparticles and targeting effect on brain. J. Control. Release 59, 299-307.

Yun, J., Zhang, S., Shen, S., Chen, Z., Yao, K., Chen, J., 2009. Continuous production of solid lipid nanoparticles by liquid flow-focusing and gas displacing method in icrochannels. Chem. Eng. Sci. 64, 4115-4122.

Zhang, N., Ping, Q., Huang, G., Xu, W., Cheng, Y., Han, X., 2006. Lectin-modified solid lipid nanoparticles as carriers for oral administration of insulin. Int. J. Pharm. 327, 153-159.

Zur Mühlen, A., Mehnert, W., 1998. Drug release and release mechanism of prednisolone loaded solid lipid nanoparticles. Pharmazie 53, 552-555.

Zur Mühlen, A., Schwarz, C., Mehnert, W., 1998. Solid lipid nanoparticles (SLN) for controlled drug delivery-drug release and release mechanism. Eur. J. Pharm. Biopharm. 45, 149-155.

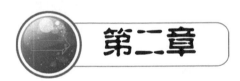

第二章

纳米结构脂质载体

⟫⟫⟫ 2.1 简介

⟫⟫⟫⟫⟫⟫⟫⟫⟫⟫⟫⟫⟫⟫⟫⟫⟫⟫⟫⟫⟫⟫⟫⟫⟫⟫⟫

脂质纳米粒有两种类型：第一代脂质纳米粒是固体脂质纳米粒（SLNs），第二代脂质纳米粒则被称为纳米结构脂质载体（NLCs）。SLNs 是将 O/W 型乳剂中的液体脂质（油）由固体脂质（室温或体温下保持固态的脂质）或固体脂质的混合物取代并通过表面活性剂使体系稳定（Lucks and Müller，1991）。它们可以有效解决基于乳剂的制剂相关问题。SLNs 的优点为采用生物相容性脂质作为基材，避免使用有机溶剂，并且可实现工业化生产。作为药物递送系统，它们可以提高生物利用度，保护敏感性治疗剂，避免不利的环境因素的影响，也可实现控制药物从制剂中的释放（Jores et al.，2003）。

SLNs 已被广泛研究和开发用于不同的给药途径，如皮肤、眼、肠胃外和直肠途径等（Ochekpe et al.，2009）。然而，它们同样显示出一些作为药物载体的缺点，包括不可预测的凝胶化倾向、多晶型转变和由于固体脂质的晶体结构变化导致的药物包封降低（Fang et al.，2013）。SLNs 的药物释放特性也受固体脂质结晶度的影响。在制备后不久，脂质在高能量状态下部分结晶，导致晶格中存在许多缺陷。当在储存过程中发生多晶型转变，改变为低能量时，包封的药物就会从脂质基质中排出（Jaiswal et al.，2016）。这些固体脂质以高度有序的结构排列，只留下较小的空间用于包封或容纳药物分子，使得载药量和储存稳定性变差（Khurana et al.，2009）。分散体系的较高含水量也会导致 SLNs 制剂具有不稳定性（Ochekpe et al.，2009）。

为了解决 SLNs 所面临的药物包封率降低和储存不稳定性的问题，人们研究着眼于改进 SLNs。第二代脂质纳米粒，或称 NLCs 是在 20 世纪末出现的，固体脂质被液体脂质（油）部分取代，从而提供足够的空间以容纳药物分子并增加储存稳定性。将固体脂质与液体油混合来制备 NLCs，从而在基质中形成特殊的纳米结构（Müller et al.，2002；Khurana et al.，2009）。与乳剂或 SLNs 制剂相比，NLCs 能够强有力地固定药物并且通过固体基质防止颗粒聚集。此外，固相还导致包封的药物分子的流动性显著下降。同时，与 SLNs 相比，NLCs 固体基质中的液体油滴增强了载药能力(Iqbal et al.，2012；Thassu et al.，2007；Shidhaye et al.，2008)。NLCs的一些优点包括用液体脂质精确控制脂质的纳米结构，使药物释放动力学方面具有一致性，并保持其载药能力(Khurana et al.，2009)。

2.2　纳米结构脂质载体的独特优势

作为新型药物载体，NLCs 在增加药物包封率、调控药物释放、提高长期稳定性及使用最少量的表面活性剂增加药物包封方面具备明显的优势。以下将详细讨论。

2.2.1　增强载药能力

SLNs 在制备期间，熔融脂质中药物的浓度保持高于最终 SLNs 制剂可包载的水平。因此，熔融脂质中较高的药物浓度势必在冷却过程中会引起药物被排挤出晶格。但 NLCs 的情况则有所不同。在 NLCs 中，纳米油部分存在于脂质的固体基质中，与固体脂质相比，为增强药物溶解性提供了可能，从而增加载药量(Müller et al.，2002；Üner，2006)。因此，NLCs 组分中存在的液体脂质极大地提高了药物包封率。这是因为液体脂质可在固体脂质中引起部分晶体缺陷，从而使在高度有序的晶体基质中发生缺陷，为包封大量药物提供足够的空间(Zhuang et al.，2010)。

2.2.2　调节药物释放行为

NLCs 预期具有双相释药特征，即初始时药物的突释释放，随后以恒定速率持续释放。位于纳米粒外层的液体脂质富含药物，在初始阶段，这会导致药物的突释或快速释放。外层液体脂质含有大量油可增强疏水性药物的溶解。因此，可溶解和包载更多的药物，药物通过扩散或基质侵蚀作用从 NLCs 释放(Zur Mühlen et al.，1996；Hu et al.，2005)。最初的药物突释阶段之后是来自固体脂质核心的恒速持续释放。由于 NLCs 的药物释放受脂质基质组成的影响，因此通过改变固体脂质相对于液体脂质的含量，可以改善和调节其药物释放模式(Tiwari and Pathak，2011)。

2.2.3　储存过程中的长期药物稳定性

NLCs 的提出源于脂质结晶导致药物被挤出的现象。因此，这种用于 NLCs的脂质应是固态的，但不会结晶。使用包含固体脂质和液体脂质的特殊混合物，颗粒在冷却后固化但不会结晶(Muèller et al.，2000)。缺乏结晶度不仅会影响粒径、包封率和体外药物释放特性，而且在 NLCs 中内置液体脂质的固体脂质也可以防止由多晶型现象引发的长期稳定性问题。液体脂质在防止结晶方面发挥至关重要的作用。当由于过饱和而发生结晶时，液体脂质会使固体脂质处于亚饱和状态，从而减少结晶形成(Muchow et al.，2008；Tiwari and Pathak，2011)。

2.2.4　降低使用的表面活性剂的浓度

NLCs 是独特的纳米载体，因为它们可以用最小的表面活性剂浓度达到增加药物的包封率和实现理想的药物释放行为的目的，且能维持稳定。甚至于仅使用 0.5%~1% 浓度的表面活性剂就可实现高度稳定的包封亲脂性药物的 NLCs。有趣的是，在 NLCs 稳定的情况下，所用的表面活性剂都在可接受范围内。相比之下，用于脂质乳剂和其他制剂的表面活性剂可接受范围较窄。因此，NLCs 相较于脂质乳剂是优选的制剂，对于后者，所需较高浓度和较窄范围的表面活性剂的选择是主要关注的问题。

▶▶▶ 2.3　纳米结构脂质载体的类型

基于 NLCs 的制备方法和组成不同，提出了三种不同类型的 NLCs，类型如下：

2.3.1　缺陷型

这些类型的 NLCs 中的脂质基质具有晶格缺陷性结构，其中容纳的药物以分子或无定型状态分散。由于 NLCs 中存在不同的脂质分子，如使用固体脂质或液体脂质，就形成了缺陷型脂质晶体。因为它们结构的不同，不能以有序的方式组合在一起，这形成了晶格中更多的缺陷从而产生足够的空间来容纳药物。这最终会导致包封率的增加和载药能力的提高[图 2.1(A)]。当使用具有不同脂肪酸链的甘油酯的混合物时，它们可形成具有不同晶格缺陷距离的固体基质，添加少量的液体脂质可进一步提高载药能力(Müller et al.，2002)。

2.3.2　无定型

已经讨论过，结晶化是药物被排挤的原因，是药物载体系统应避免的。为了避免 NLCs 的这种行为，通过混合固体脂质与特殊脂质如羟基辛酸氧基羟基硬脂酸酯或棕榈酸异丙酯可制备 NLCs，这导致固体纳米粒的形成不经历结晶过程。脂质核心以无定型形式固化，因此，这些类型的 NLCs 被称为无定型 NLCs。由于脂质基质的多态性得以维持，从而减少了这些类型的 NLCs 被挤出的药物[图 2.1(B)]。

2.3.3 复合型

通常一些药物在液体脂质中比固体脂质更容易溶解。在液体脂质中，这种行为导致形成多种水包脂包油复合型脂质纳米粒。这些纳米粒子的特征在于在固体基质中存在微小的纳米油室[图 2.1(C)]。当增加液体脂质与固体脂质混合的量时，这些类型的纳米结构以可控方式形成。为复合型纳米粒选择液体脂质需要了解其广泛的物理性。所选择的液体脂质应使得它们在脂质粒子的制备温度下能与固体脂质混溶。当液体脂质在室温下的浓度远远高于其在固体脂质中的溶解度时，这将导致纳米室的形成。由于药物在液体脂质中具有更大的溶解度，因此，这些 NLCs能够包封更多的药物，并且由于含有固体脂质颗粒基质从而能够控制药物释放。脂质-脂质沉淀技术主要用于在纳米粒内产生微小的油性液滴。

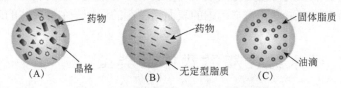

图 2.1 不同类型的纳米结构脂质载体
(A)缺陷型；(B)无定型；(C)复合型

▶▶▶ 2.4 纳米结构脂质载体药物包封模型

用于在 NLCs 中载药或包封药物的模型有三种，它们分别是均一基质固体溶液模型、富含药物的壳模型和富含药物的核模型(Das and Chaudhury, 2011)。在包封药物的均一基质固体溶液模型中，药物均匀地分散在粒子的脂质基质中。药物通过扩散作用从载体中释放。在富含药物的壳模型中，药物富集在 NLCs 的最外层或壳上，根据沉淀和溶解机制，这种类型的 NLCs 释药行为呈现突释式速释特征。在富含药物的核模型中，由于药物在脂质中的溶解达到饱和状态，可以呈现药物长时间的持续释放的特征。

▶▶▶ 2.5 纳米结构脂质载体制剂

2.5.1 处方组成

NLCs 由油相和水相混合组成，其中油相包含固体液体混合脂质，水相含有表面活性剂或混合表面活性剂。通常，固体脂质和液体脂质的混合比例为 70：30 至 99.9：0.1。表面活性剂的浓度为 1.5%~5%（w/v）（Pardeike et al.，2009）。文献中提及了脂质和（或）表面活性剂的不同组合，其中大多数已列在表 2.1 中。所有这些组成都是市售产品，已获得不同的监管机构批准，如 GRAS 认证和美国食品药品监督管理局（FDA）批准（Strickley，2004；Nanjwade et al.，2011）。

NLCs 中使用的脂质应具有生物相容性、生物可降解性和化学稳定性。它应当没有任何类型的毒性作用。NLCs 制剂脂质的选择应基于它们对药物的溶解能力，因为它们对药物的溶解能力决定了要包封在 NLCs 制剂中的药物的量（Tamjidi et al.，2013）。脂质和药物之间的相容性研究对于制备稳定的 NLCs 也是必需的。由于一些脂质的组合会出现相分离，因此，应选择在混合后 24 小时仍不出现相分离的组合用于制备稳定的 NLCs（Ranpise et al.，2014）。液体脂质的浓度始终是至关重要的。它在调节粒径和释药速率方面发挥重要作用。它降低了系统表面张力和黏度，使 NLCs 粒径减小，从而提供了更大的表面积，并促进了较高的累积药物释放量（Tiwari and Pathak，2011）。脂质基质的总量也会极大地影响 NLCs 的粒径和药物包封率。当脂质基质的总量增加时，NLCs 粒径较大，药物包封率增加。系统的高黏度导致 NLCs 粒径增加，降低由于较高的脂质含量可能导致的药物外漏，从而提高包封率。因此，当配制具有优良特性的 NLCs 时，选择最佳脂质含量是非常重要的（Velmurugan and Selvamuthukumar，2016）。

在 NLCs 处方中表面活性剂的使用对于在制备过程中分散两种不相混溶的相是非常重要的。它们还通过在其表面上形成包被来防止 NLCs 粒子的聚集，从而使其具有长期稳定性（Helgason et al.，2009）。它们也会形成粒径较小的颗粒。降低两相（脂质液滴和水）之间的界面张力，从而增加脂质液滴的表面积，产生更小的粒子（Triplett Ii and Rathman，2009）。表面

表 2.1　用于制备纳米结构脂质载体的脂质和表面活性剂列表

NLCs 组成	名称
固体脂质	甘油基棕榈酸硬脂酸酯
	二山嵛酸甘油酯
	十六烷基棕榈酸酯
	硬脂酸
	三棕榈酸甘油酯
	硬脂酸甘油酯
	胆固醇
液体脂质	中链甘油三酯
	辛酸/癸酸甘油三酯
	维生素 E
	石蜡油
	2-辛基十二烷醇
	油酸
	角鲨烯
	肉豆蔻酸异丙酯
	月桂酰聚氧乙烯甘油酯
	大豆卵磷脂
表面活性剂	聚氧乙烯蓖麻油
	聚氧乙烯硬脂酸酯
	聚乙二醇-15-羟基
	泊洛沙姆
	聚山梨酯

活性剂的类型和浓度同样会影响释放动力学特性和包封率。这与表面活性剂降低界面张力有关，当表面活性剂浓度高于某一特定浓度，过量的粒子包被会降低体系 Zeta 电位，导致粒子聚集 (Tan et al.，2010)。因此，表面活性剂的选择及其浓度是 NLCs 制备过程中的重要参数。它们对于制备具有特定大小的粒径、较窄粒径分布，并确保可预测性和特征性释药行为的有效 NLCs 递送系统是非常重要的。此外，表面活性剂还使 NLCs 具备其他重要的性质。当 Solutol HS 15 用于制剂时，会增强对 P-gp 的亲和力，有利于有效递送 P-gp 底物的药物，如长春西汀和依托泊苷。表面活性剂还会作用于肠黏膜导致 NLCs 具有更高的肠透过性 (Zhang et al.，2011；Zhuang et al.，2010)。

2.5.2 制备方法

用于生产 SLNs 的各种方法也可用于生产 NLCs。这里叙述一下最常用的 NLCs 的制备方法。

2.5.2.1 高压均质法

NLCs 可通过高压均质法 (HPH) 制备。该方法先将脂质相 (固体和液体脂质的混合物) 加热至温度高于其熔点至少 10℃以上，然后使用高速搅拌器将其加入到相同温度下表面活性剂的水溶液中。形成的混合物在较佳条件下通过高压均质器进行均质。一般的生产条件是压力 500 bar 和两个或三个均质化循环。再将热纳米分散体置于冰水浴中冷却至室温，脂质重结晶形成 NLCs。为了制备载药 NLCs，根据药物的溶解度可将药物溶解在热熔脂质或水相中。NLCs 可用这种技术来大规模制备 (Müller et al.，2000；Müller and Dingler，1998；Liedtke et al.，2000)。

高压均质法分为热均质法和冷均质法。在热 HPH 中，该方法在高于脂质熔点的温度下进行。如图 2.2(A) 所示，分别制备油相和水相。油相由液体和固体脂质组成，而水相包含双蒸水和亲水性表面活性剂。两相均在较高温度下单独加热。将水相加入油相中并充分混合，然后通过高速剪切均质机进行均质。为了获得较小而均一粒径的粒子，使用水浴或探头超声仪对混合物进行超声处理。该方法的唯一缺点是不适用于易于降解的热敏性药物。因此，需要改进方法使化学不稳定性降至最低。

在冷 HPH 中，将熔融的脂质冷却，并将固体脂质研磨成脂质粒子 (图 2.2B)，然后将微粒分散至冷表面活性剂溶液中，以形成预混液。在室温或低于室温下对混悬液进行均质化处理，剪切力直接破坏脂质微粒。该方法避免了脂质的熔融，因此，使亲水性药物在水相的损失降至最低 (Muèller et al.，2000)。该方法需要控制所有参数，由于缺乏热处理，粒径很难达到纳米尺寸范围。

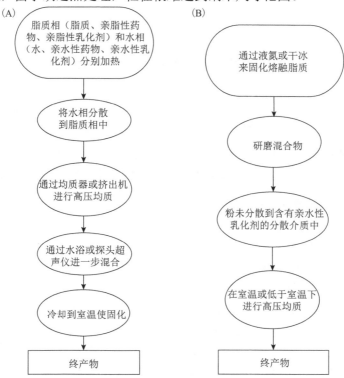

图 2.2 通过(A)热均质法和(B)冷均质法制备纳米结构脂质载体

2.5.2.2 超声

NLCs 也可通过超声制备。在该方法中，通过使用高速搅拌器将熔融的脂质（固体脂质和液体脂质）分散在表面活性剂溶液中制备初乳，然后将获得的纳米乳液进行超声处理，并冷却至室温，即得 NLCs（Castelli et al.，2005）。

2.5.2.3 溶剂扩散法

溶剂扩散法可作为在温和条件下制备 NLCs 的另一种方法（Hu et al.，2005；Trotta et al.，2003）。如前所述，通过 HPH 方法生产的 NLCs 释药呈现速释特征，这与使用较高温度和较高浓度表面活性剂有关（Zur Mühlen and Mehnert，1998）。均质压力较高也会导致粒子聚集（Mehnert and Mäder，2001）。溶剂扩散法较容易且不使用任何特殊设备。将油相（固体脂质和液体脂质的混合物）及药物在 50℃ 条件下溶解于有机相中，然后在机械搅拌下将所得有机溶液快速分散到含有分散剂（即聚乙烯醇）的酸性水溶液中。当加入 0.1 mol/L 盐酸将酸水相的 pH 调节至 1.2

时，纳米粒子聚集。然后将分散液高速离心，重悬于蒸馏水中。通过冷冻干燥获得制剂。然而，该方法的主要缺点是需要使用有机溶剂。

≫ 2.6 纳米结构脂质载体的结构研究

表征NLCs理化性质用于确保其质量和稳定性。NLCs的性质取决于其物理性质和化学性质。最常见参数是形态学、粒径、Zeta电位、载药量和释药行为。它们可提供重要信息以研究NLCs作为给药系统的可行性。对于粒子的结构和混合行为的深入研究对于优化载药和药物释放尤为重要。这些参数将在下一节中逐一讨论。

2.6.1 纳米结构脂质载体形态学

采用动态光散射(DLS)、电子显微镜和原子力显微镜(AFM)对纳米载体药物递送系统进行形态学表征。这些方法对于NLCs的结构表征是可靠的(Beloqui et al., 2016)。DLS技术用于确定一定量粒子的平均体积直径。当通过DLS、透射电镜和扫描电镜测量NLCs的平均直径时，一些因素会影响其保持结构完整性。脱水可能导致纳米载体的收缩，从而导致结构发生变化，因此，制剂的原始形态未能成像(Mittal and Matsko, 2012)。此外，传统的电子显微镜在表面活性剂溶液的存在下易于产生伪影。因此，这导致了对所获得图像的难以解释。基于冷冻固定的技术可避免这些技术的缺点。因此，应用冷冻电镜用于评价含水样品的原始结构，这也有助于保持水合纳米样本的初始形态。这些技术已成功用于研究NLCs的结构特性(Kuntsche et al., 2011；Saupe et al., 2006)。此外，还可以研究纳米载体的内部结构，即NLCs内存在的油滴。基于AFM的技术在其加载成像之前不需要样品制备过程，并且可以在混悬液中测量NLCs，从而避免形成伪影或NLCs的初始形态发生变化。

2.6.2 粒径

激光衍射和光子相关光谱(PCS)已成为常规测量NLCs粒径的有力技术。PCS技术也称为DLS，它是基于对由粒子运动引起的散射光强度波动的测量，该技术测量范围为几纳米到3 μm(Mehnert and Mäder, 2001)。用激光衍射可测量较大的粒径。粒径测量方法基于衍射角大小取决于粒子半径大小，NLCs中使用的脂质和表面活性剂的类型与比例会极大地影响粒径。如果表面活性剂浓度增加，它们会促进完全乳化和形成更刚性的结构，因此，可得到小粒径的粒子(Jenning et al.，2000)。

2.6.3　Zeta 电位

Zeta 电位指在分散介质中粒子表面存在的净电荷。测量 Zeta 电位可用于评价影响粒子稳定性的分散和聚集过程。通常，由于静电排斥，粒子发生聚集乃至融合的可能性较小。当 NLCs 的表面带正电荷时，利于其进入血脑屏障(BBB)，因为其可与 BBB 上的富含阴离子的细胞旁区域结合(Parveen and Sahoo，2008)。测定 Zeta 电位有助于处方设计，以考查是否会形成表面带正电荷。有时，在储存期间需要粒子表面带负电荷来稳定纳米粒系统。

2.6.4　差示扫描量热分析

差示扫描量热分析(DSC)有助于揭示药物脂质相互作用、脂质状态及 NLCs 的熔化和重结晶行为。通过 DSC 研究也可以确定 NLCs 的结晶度和固体脂质基质中液相的存在程度。DSC 研究基于所用的不同的脂质具有彼此不同的熔点和焓。NLCs 结晶度的程度由基于总重量的 NLCs 样品热焓与完全结晶脂质的结晶焓的比值计算(Hu et al.，2006)。当处方中液体脂质的比例增加时，NLCs 结晶度降低。这表明液体油在降低 NLCs 的结晶度和增加 NLCs 的非有序结构方面发挥重要作用。对于粒径较小、表面积较大和表面活性剂含量较高的 NLCs，其脂质的热焓和熔点均降低。存在于固体脂质基质中的液态油打乱了晶体排列顺序，从而为载药创造了更多空间。DSC 曲线有利于揭示在固体或液体脂质中较佳的药物溶出行为(Castelli et al.，2005)。

2.6.5　X-射线衍射分析

广角 X-射线衍射和小角 X-射线衍射技术用于研究 NLCs 的晶体有序性、双层排列和多晶型(Siekmann and Westesen，1992)。由于在其分子结构中存在长烃链，脂质分子具有多晶型(Sato，2001)。NLCs 的结晶有序度可以通过广角 X-射线衍射来阐明。通过 X-射线衍射检测的 NLCs 的多晶型也用于确证 DSC 结果(Teeranachaideekul et al.，2007)。通过 X-射线衍射，可以评估脂质晶格中长短间隔的距离。

2.6.6　磁共振检测

通过核磁共振(^{1}H-NMR)和电子顺磁共振(ESR)可进行 NLCs 内部动力学特

征和液体油结构域特征的研究。为了研究 NLCs 分散液，ESR 需要顺磁自旋探针。它能定量考察探针在分子环境内的分子运动特征和极性。值得注意的是，ESR 光谱仅为具有顺磁响应性质的脂质产生信号，而不是针对逆磁性响应性脂质。此外，可以通过维生素 C 还原分析来监测极性和非极性环境之间的转换时段（Jenning et al.，2000；Dingler and Gohla，2002）。

2.6.7　拉曼和红外光谱

它们是研究烃链构象有序度的良好工具。根据拉曼和红外光谱，可知由于载油导致的脂质链排列变化情况。这是有用的技术，因为它们不涉及样品的制备，最重要的是允许在水存在的状态下进行测量。拉曼和红外光谱技术通常可以提供互补信息（Saupe et al.，2006）。

2.6.8　药物包封率

NLCs 的载药量的测定是非常重要的，因为它会影响药物释放曲线（Joshi and Patravale，2008）。疏水性药物分子均匀地分布在脂质基质中或核心中或壳上。类似地，亲水性药物位于水相和界面相中。高载药能力取决于药物在脂相中的有效溶解度。溶解度应该高于所需浓度，因为当熔融脂质冷却时溶解度会降低，并且固体脂质中的药物溶解度可能进一步降低（Muèller et al.，2000）。通过分离内相与外相来测定 NLCs 药物包封率。分离方法主要有超滤、超速离心、Sephadex 凝胶过滤和透析等不同方法（Sawant and Dodiya，2008）。液体油与固体脂质在 NLCs 中的混合导致大量晶体有序度降低。产生的基质的晶格中存在较大的缺陷，并留下更多的空间来容纳药物。因此，改善了药物的包封率和载药能力。

2.6.9　药物释放

用于缓控释药物的 NLCs 可延长药物半衰期并延缓体循环中酶对药物的影响。NLCs 的药物释放模型取决于制备温度、表面活性剂组成和脂质基质与油的百分比（Hu et al.，2006）。NLCs 的药物释放可能呈现速释或缓释特性。NLCs 外壳和粒子表面上的药物以速释释放。但包封入粒子核心的药物以缓释释放。从脂质基质和水之间的药物分配及界面膜的屏障功能方面考虑，可以解释药物的缓释行为（Castelli et al.，2005；Yuan et al.，2007）。通常采用透析法和 Franz 扩散池考察 NLCs 的体外药物释放。对药物体外释放模式的选择应考虑体内的特定环境。NLCs 的酶促降解可能在一定程度上受粒子组成的影响。

▶▶▶ 2.7 纳米结构脂质载体的应用

2.7.1 增强药物局部渗透

药物通过皮肤或特定部位吸收并发挥作用是一种古老的给药途径。经皮给药途径的优势在于其能更好地控制释放，增加患者依从性，以及避免系统前和系统性降解。但皮肤角质层(SC)会阻碍药物透过皮肤。如何将足够浓度的药物输送到作用部位是另一个问题(Fang et al.，2013)。

为了增加药物在皮肤上的渗透，人们采用了不同的方法(Jain et al.，2001)。NLCs 近几年受到越来越多的关注，并且已经成功地进行了多种药物经皮给药研究。它们具有许多特性，使其成为有希望应用于局部给药的药物载体。它们的基本成分是生物相容性好和可生物降解的脂质，因此，它们不会对皮肤产生有害影响。大多数使用的脂质由于其毒性低而被批准用于人体，并且是局部化妆品或药物制剂中的辅料。由于粒径小，它们会产生封闭效应，即在皮肤上形成薄膜，从而增强药物通过 SC 的渗透作用。此外，它们表现出药物的持续释放特性，因此，以高浓度使用时，它们能够将药物的刺激作用降至最低(Lippacher et al.，2004；Radomska-Soukharev and Müller，2006)。最近，利用 NLCs 进行局部给药的有关研究是开发"智能"NLCs(INLCs)，其不仅可以用于局部用途，还可以用于所有其他递送途径。INLCs 系统意味着 NLCs 在接受刺激后以受控方式释放包封的药物。刺激触发的形式可以是温度的变化或 NLCs 分散体或含有 NLCs 的乳膏的失水(Iqbal et al.，2012)。

NLCs 作为优良载体可应用于皮肤病用药和化妆品。NLCs 具有一些特性，使其成为化妆品应用的优良载体，如保护敏感化合物使其免受化学降解(Guimarães and Ré，2011)和增加皮肤含水量(Sinha et al.，2010)，还可用作皮肤防晒剂，抗痤疮和抗衰老物质的递送载体。由于它们能较强地控制活性物质的皮肤渗透，还用于阻挡紫外线和皮肤水合作用。化妆品的设计中用来减少皱纹和皮肤损伤。NLCs 与皮肤结构非常相似，因此局部应用时不会造成任何破坏和毒性作用(Pardeike et al.，2009)。

NLCs 对于局部药物递送具有很大优势，因为药物通过皮肤屏障渗透的机制不同。NLCs 可能增强药物经皮渗透的机制如图 2.3 所示。SC 是局部应用药物经皮吸收的主要障碍。它具有多层基质，由疏水和亲水组分构成。这些组分的结构完整性通过修饰的桥粒(称为角膜微粒)来维持。这些角膜微粒将角质细胞锁定在一起并为 SC 提供足够的抗拉强度以抵抗剪切力(Cork et al.，2009)。NLCs 通过皮肤渗透来增加药物的生物利用度。由于粒径在纳米范围内，它们能够与 SC 紧密接触。纳米尺寸的粒子可以与 SC 表层细胞连接及紧密接触，从而实现活性物质的表面扩散(Souto et al.，2007)。应用于皮肤表面的 NLCs 的水分蒸发为药物经皮肤深层渗透提供了另一种可能方式。NLCs 粒子能够在水分蒸发时形成黏附皮肤的黏附层。因此，SC 的水合作用导致角质细胞堆积减少和角质化细胞间隙变宽。水合过程也会极大地影响药物在 SC 的分配(Baroli，2010)。尽管一般情况下粒子不会穿透 SC，但可以预期细胞对成分的摄取。此外，SC 中存在表皮脂质，当脂质纳米粒附着于皮肤表面时，SC 与 NLC 纳米载体之间可发生脂质交换(Müller et al.，2007)。该领域最近的进展揭示了毛囊的重要性。它们是药物局部应用的渗透途径和储库(Raposo et al.，2013)。当制备局部应用的药物纳米粒系统时，这一点尤其重要，因为已经证明粒子的穿透深度可能受其尺寸的影响，从而有可能靶向特定囊泡结构(Patzelt et al.，2011)。

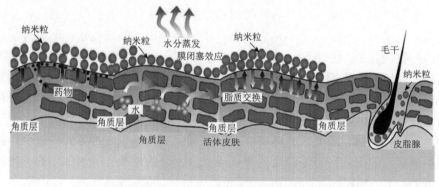

图2.3　纳米结构脂质载体增强药物皮肤渗透性的可能机制

2.7.2　增强药物的口服生物利用度

口服药物递送系统是体内给药较佳且简便的方法。目前，研究者们在不断研究更新颖和更先进的技术以避免诸如药物溶解度差、吸收窗窄、代谢速度快、血浆药物浓度波动较大及食物效应变异等风险因素。上述这些因素可能造成不期望的体内结果，从而导致口服递送系统的失败(Mehnert and Mäder，2001)。胶体药物载体如纳米乳剂、纳米混悬液、胶束、脂质体和聚合物纳米粒已经克服了上述许多问题。但是较差的物理稳定性、粒子聚集、储存期药物泄漏、产率较低、终产物中有机溶剂残留、细胞毒性等问题也与这些载体有关(Iqbal et al.，2012)。

NLCs 是有效递送较低生物利用度的水溶性较差的药物的载体之一。NLCs 具有高度分散性，当经肠脂肪酶酶解时具有较高的比表面积，因此，成为有前景的口服药物载体。NLCs 口服给药的其他优点包括增加载药量、改善药物包封、增加患者顺应性、高颗粒浓度和载体的乳膏样稠度(Jaiswal et al.，2016)。

NLCs 在提高药物的口服生物利用度方面具有重要意义。目前，研究者已提出几种通过 NLCs 实现提高药物口服生物利用度的可能机制。其中重要的一种是具有特定脂质组成的载药 NLCs 制剂，它们能够调节 P-gp 介导的外排，并且有可能在很大程度上改变所用化合物的药代动力学。最近，已经发现 NLCs 中使用的某些脂质和表面活性剂能够抑制 P-gp 介导的药物外排。包括如 Cremophor EL 和 Solutol HS 15 表面活性剂可以调节外排泵活性。类似地，pluronic P85 嵌段共聚物、Peceol 和 Gelucire 44/14 也可以抑制 P-gp。然而，这些辅料抑制 P-gp 活性的机制尚不清楚。另外也有研究认为，改变细胞膜完整性、竞争性地和非竞争性地或变构调控阻断结合位点、干扰 ATP 水解并产生 ATP 水解的无效循环可能是抑制 P-gp 外排的机制(Batrakova et al.，1999；Khan et al.，2015)。

将药物包封于 NLCs 还可保护药物不受不良生物环境的影响，因此，它适用于湿敏和光降解的药物。提高 NLCs 递送药物的生物利用度的另一种可能机制是基于粒子的纳米尺寸。对于 120~200 nm 的纳米粒而言，RES 摄取量降低，因此增强了药物的口服生物利用度。药物物理结晶状态从晶型转变为无定型而增强其溶解性是提高生物利用度的其他机制之一(Tiwari and Pathak，2011；Das and Chaudhury，2011；Poonia et al.，2016)。从肠道吸收的 NLCs 的其他机制包括通过胃肠道直接吸收，利用表面活性剂增加渗透性与降低降解和清除。除此之外，NLCs 还可以黏附在肠壁上，延长滞留时间，从而延长吸收时间(Jaiswal et al.，2016)。同样地，NLCs 也通过避免 RES 识别和最终清除来实现长循环，从而增加药物吸收和提高生物利用度。利用聚乙二醇(PEG)等聚合物进行 NLCs 表面修饰是最突出和最常用的方法。

2.7.3 脑靶向药物递送

脑靶向对于产生更好的药物治疗临床结果至关重要。它不仅可以增强药物的脑脊液浓度，还可以降低给药频率和副作用。与口服给药相比，药物脑靶向的主要优点是避免首过代谢并且能快速起效。但脑靶向药物递送可能是最具挑战性的给药途径，因为高于98%的新化学实体无法穿越 BBB(Gastaldi et al.，2014)。BBB 的生理特征为向脑递送药物带来了巨大的屏障。研究者提出几种策略来克服这种屏障，从而增加中枢神经系统的药物递送(Lockman et al.，2002)。 NLCs 是没有对药物分子进行任何修饰的药物递送的主要策略之一，它们能被大脑快速摄取并且具有生物相容性和生物降解性。此外，无突释作用也使它们成为更具发展潜力的药物递送载体(Jaiswal et al., 2016)。 最近，有研究者结合"差异蛋白质吸附"(Pathfinder 技术)的新靶向原理，通过 NLCs 将药物递送到大脑。Pathfinder 技术中，可以将血液中的蛋白吸附到静脉注射的 NLCs 载体表面，用于靶向大脑。已有研究发现载脂蛋白 E 是将纳米粒药物载体递送至 BBB 内皮的靶向配体(Müller and Keck, 2004)。

大脑中足够高浓度的药物蓄积对于药物递送科学家来说是一项具有挑战性的任务。这方面的创新是科学家关注的焦点。对 NLCs 进行修饰并通过静脉注射可增强在脑部位的蓄积。然而，迫切需要增加到达大脑的药物量。从鼻腔至脑转运途径似乎是尝试增加脑部药物递送的选择途径，因为它避免了 BBB 并增加了药物在大脑中的蓄积(Kozlovskaya et al., 2014)。 因此，目前的趋势是修饰 NLCs 经鼻腔递送以实现纳米粒在脑部位的蓄积，从而增强脑药物递送效果。阴离子 NLCs 原位凝胶比阳离子 NLCs 原位凝胶高近 1.2 倍地显示出脑中较高的药物浓度(Gabal et al., 2014)。类似地，当通过鼻内途径递送时，黏膜黏附的 NLCs 实现较高的药物脑靶向(Devkar et al., 2014)。尽管文献中很少有关于通过鼻腔-脑途径将 NLCs 有效递送到大脑的研究，但它们在避免静脉途径并在大脑中实现提高药物累积方面迈出了非常有前景的一步。

2.7.4　基因递送方面的应用

实现治疗基因的有效细胞递送是最具挑战性的任务之一。将基因递送至所需位点的两种递送系统分别是病毒载体和非病毒载体。病毒载体由于其较高转染效率而被广泛研究，而非病毒载体则具有较低免疫原性和易于制备的优点。然而，它们的表现并不十分令人满意(Jaiswal et al., 2016)。 NLCs 基因传递和治疗方面的应用引起了广泛的学术关注。最近，通过考察在人肺腺癌中载三油酸甘油酯的聚阳离子纳米结构脂质载体(PNLC)的体外基因转染情况，证实了 NLCs 对基因递送的贡献(Zhang et al., 2008)。PNLC 表现出增强的转染效率，因此，它们是有效的非病毒基因递送载体。类似地，NLCs 还用作靶向递送 siRNA 和抗癌药物的多功能载体。最近有研究报道了高效地用于肿瘤靶向局部递送的 NLCs，通过吸入用于治疗肺癌的抗癌药物和 siRNA 混合物实现有效抑制肿瘤生长并避免对正常器官的副作用(Taratula et al., 2013)。

2.7.5　抗癌药物的靶向

研究抗癌药物新载体仍然是提高药物包封和肿瘤靶向的非常重要的方法。NLCs 是抗癌药物纳米载体的选择之一。NLCs 可以维持抗癌药物的释放，改善其化学稳定性并降低其细胞毒性。人们普遍认为 PEG 是避免被 RES 细胞识别从而增加循环时间的材料。肿瘤细胞中叶酸受体的过表达为叶酸作为靶向配体提供了独特的机会。因此,有研究者制备与两亲共聚物(叶酸-聚乙二醇-聚胆固醇氰基丙烯酸酯)偶联的新型 NLCs,以实现延长血液循环效应和有效的肿瘤靶向作用(Zhao et al.,2011)。据报道,透明质酸包被的 NLCs 可以有效地延长抗癌药物在血液中的循环时间,并增加它们在肿瘤部位的蓄积,同时降低药物的副作用(Yang et al.,2013)。

2.7.6 肺癌药物的递送

肺癌是全球癌症死亡的最主要原因。化疗一直是主要的肺癌治疗方法。但化疗药物由于它们的非特异性定位会产生癌细胞的多药耐药性和全身性副作用。由于抗癌药物的口服生物利用度差,或由于对正常器官产生高剂量毒性相关的副作用,局部肺部药物递送比口服药物递送和静脉药物递送更理想(Taratula et al.,2013)。

通过肺部途径递送药物用于治疗肺病的 NLCs 具有优于普通制剂的特点,如非侵入性、避免首过代谢和全身毒性、通过直接到达肺上皮细胞从而增加局部药物浓度,从而降低给药次数,增强位点特异性。在肺部递送系统中,表面活性剂和助溶剂也经常用于制备载亲脂性活性成分的稳定 NLCs(Jaiswal et al.,2016)。

NLCs 具有肺部药物递送的几个优点。NLCs 粒径较小,具有亲脂特性,具有生物黏附性,从而使其能在肺中停留较长时间。由于扩散迁移率增加,粒径小于500 nm 的微粒可能使得肺上皮细胞沉积增加(Jaques and Kim,2000)。此外,药物的控释行为可以延长治疗效果和吸入间隔。NLCs 是抗癌药物的有效药物递送载体,目前,已有关于用于肺癌治疗的有效共递送化疗药物和核酸或塞来考昔的NLCs 的研究(Hida et al.,2000;Taratula et al.,2013)。

▶▶▶ 2.8 纳米结构脂质载体的靶向策略

药物靶向不仅有助于药物在靶部位定位,而且还有助于减少药物对正常组织和器官的副作用。就癌症化疗而言,药物靶向是非常必要的。多种技术被用于将药物靶向特定位点,包括利用配体将载体系统功能化,通过内源性刺激促进药物载体释放,基于表面电荷和粒径的策略等。通过 NLCs 进行药物靶向的图示说明如图 2.4 所示。研究表明,黏液层动态更新不利于生物黏附过程(Muheem et al.,2014)。因此,在药学领域中,通过将中性电荷聚合物涂覆/结合到 NLCs 表面制备穿透黏液层纳米粒。中性电荷可防止 NLCs 和黏蛋白之间的静电结合,并克服黏液屏障性，有助于 NLCs 跨膜转运到达体循环[图 2.4(A)](Cone，2009)。另有不同的研究报道，NLCs 在体内的行为已经通过避免其被黏膜黏附而改善其体内行为，增加药物口服生物利用度并且降低给药次数(Poonia et al.，2016)。其亲水部分，如 PEG，也具有穿透胃肠道(GIT)的含水黏液层的能力[图 2.4(B)]。纳米粒子表面的 PEG 化使其具有亲水性，并且还通过阻碍其表面上的调理素吸附来避免纳米粒子被 RES 摄取，这是向肝脏和脾脏以外的部位递送药物的主要障碍之一(Jokerst et al.，2011；Knop et al.，2010)。此外，PEG 化还降低细胞的跨内皮电阻值，从而提高细胞旁途径纳米粒的转运(Sezgin et al.，2007)。

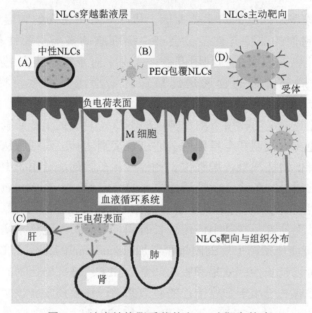

图 2.4　纳米结构脂质载体(NLCs)靶向策略

(A)中性 NLCs 穿透黏液层；(B)PEG 化的 NLCs 穿透黏液层；(C)正电荷 NLCs 的靶向和生物分布；(D)与配体偶联的 NLCs 与受体结合

Zeta 电位是评价胶体稳定性的基本参数之一，即大于±30 mV 的 Zeta 电位值是由于粒子间的排斥导致静电稳定的首要条件(How et al.，2013)。此外，纳米粒的表面电荷对组织渗透性和细胞摄取影响较大，因为具有较高的正或负 Zeta 电位的 NLCs 细胞吞噬作用更强(Poonia et al.，2016)。阳离子纳米粒已经在口服药物递送中被广泛研究，以增加纳米粒在 GIT 中的滞留时间(Plapied et al.，2011)。正电荷纳米粒与肠表面(带负电)细胞可发生相互作用，增强纳米粒子在肠道中的吸收 (Kuo and Wang，2013)。此外，纳米粒的表面电荷也影响其体内细胞摄取和生物分布[图 2.4(C)]。因此，NLCs 作为药物递送载体将药物靶向到特定组织，如肺、肾和肝，同时改善其药代动力学特征。

各种纳米系统通过配体修饰使其对肠内受体、转运体或特异性细胞产生特异性来增加它们的 GIT 吸收[图 2.4（D）]（Zhang and Wu，2014）。其中结合配体的受体（维生素、转铁蛋白、激素等）或转运体通过肠细胞摄取吸收，也可结合特异性肠细胞如 M 细胞和杯装细胞。采用肽配体通过主动转运促进 NLCs 吸收的新型策略目前正受到极大关注。细胞穿膜肽（CPPs）可识别 GIT 细胞特异性受体，因此，科学家们将它们作为口服递送各种药物的有效工具。尽管 CPPs 附着/包被的脂质纳米粒的确切机制尚不清楚，但已有研究认为 CPPs 或通过受体介导途径，从而通过内吞作用和附着的纳米粒的易位促进内化过程进入或通过干扰肠膜屏障作用而进入。与无 CPPs 修饰 NLCs 相比，CPPs 修饰 NLCs 能显著增加十二指肠和空肠中雷公藤的吸收（Chen et al.，2012）。此外，由于空肠中存在大量生物素受体，生物素修饰的 NLCs 渗透系数在空肠中要更高（比十二指肠中高 3 倍）（Zhou et al.，2015）。因此，这些新策略可以有效地促进 NLCs 穿过肠膜。

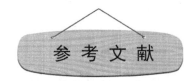

参 考 文 献

Baroli, B., 2010. Penetration of nanoparticles and nanomaterials in the skin: fiction or reality? J. Pharm. Sci. 99, 21-50.

Batrakova, E.V., Li, S., Miller, D.W., Kabanov, A.V., 1999. Pluronic P85 increases permeability of a broad spectrum of drugs in polarized BBMEC and Caco-2 cell monolayers. Pharm. Res. 16, 1366-1372.

Beloqui, A., Solinís, M.Á., Rodríguez-Gascón, A., Almeida, A.J., Préat, V., 2016. Nanostructured lipid carriers: promising drug delivery systems for future clinics. Nanomedicine 12, 143-161.

Castelli, F., Puglia, C., Sarpietro, M.G., Rizza, L., Bonina, F., 2005. Characterization of indomethacin-loaded lipid nanoparticles by differential scanning calorimetry. Int. J. Pharm. 304, 231-238.

Chen, Y., Yuan, L., Zhou, L., Zhang, Z.H., Cao, W., Wu, Q., 2012. Effect of cell-penetrating peptide-coated nanostructured lipid carriers on the oral absorption of tripterine. Int. J. Nanomedicine 7, 4581.

Cone, R.A., 2009. Barrier properties of mucus. Adv. Drug Deliv. Rev. 61, 75-85.

Cork, M.J., Danby, S.G., Vasilopoulos, Y., Hadgraft, J., Lane, M.E., Moustafa, M., et al., 2009. Epidermal barrier dysfunction in atopic dermatitis. J. Invest. Dermatol. 129, 1892-1908.

Das, S., Chaudhury, A., 2011. Recent advances in lipid nanoparticle formulations with solid matrix for oral drug delivery. AAPS PharmSciTech 12, 62-76.

Devkar, T.B., Tekade, A.R., Khandelwal, K.R., 2014. Surface engineered nanostructured lipid carriers for efficient nose to brain delivery of ondansetron HCl using Delonix regia gum as a natural mucoadhesive polymer. Colloids Surf. B Biointerfaces 122, 143-150.

Dingler, A., Gohla, S., 2002. Production of solid lipid nanoparticles（SLN）: scaling up feasibilities. J.

Microencapsul. 19, 11-16.

Fang, C.L., Al-Suwayeh, S.A., Fang, J.-Y., 2013. Nanostructured lipid carriers (NLCs) for drug delivery and targeting. Recent Pat. Nanotechnol. 7, 41-55.

Gabal, Y.M., Kamel, A.O., Sammour, O.A., Elshafeey, A.H., 2014. Effect of surface charge on the brain delivery of nanostructured lipid carriers in situ gels via the nasal route. Int. J. Pharm. 473, 442-457.

Gastaldi, L., Battaglia, L., Peira, E., Chirio, D., Muntoni, E., Solazzi, I., et al., 2014. Solid lipid nanoparticles as vehicles of drugs to the brain: current state of the art. Eur. J. Pharm. Biopharm. 87, 433-444.

Guimarães, K.L., Ré, M.I., 2011. Lipid nanoparticles as carriers for cosmetic ingredients: The first (SLN) and the second generation (NLC). Nanocosmetics and nanomedicines. Springer, Berlin.

Helgason, T., Awad, T.S., Kristbergsson, K., Decker, E.A., Mcclements, D.J., Weiss, J., 2009. Impact of surfactant properties on oxidative stability of β-carotene encapsulated within solid lipid nanoparticles. J. Agric. Food Chem. 57, 8033-8040.

Hida, T., Kozaki, K.I., Muramatsu, H., Masuda, A., Shimizu, S., Mitsudomi, T., et al., 2000. Cyclooxygenase-2 inhibitor induces apoptosis and enhances cytotoxicity of various anticancer agents in non-small cell lung cancer cell lines. Clin. Cancer Res. 6, 2006-2011.

How, C.W., Rasedee, A., Manickam, S., Rosli, R., 2013. Tamoxifen-loaded nanostructured lipid carrier as a drug delivery system: characterization, stability assessment and cytotoxicity. Colloids Surf. B Biointerfaces 112, 393-399.

Hu, F.Q., Jiang, S.P., Du, Y.Z., Yuan, H., Ye, Y.Q., Zeng, S., 2005. Preparation and characterization of stearic acid nanostructured lipid carriers by solvent diffusion method in an aqueous system. Colloids Surf. B Biointerfaces 45, 167-173.

Hu, F.Q., Jiang, S.P., Du, Y.Z., Yuan, H., Ye, Y.Q., Zeng, S., 2006. Preparation and characteristics of monostearin nanostructured lipid carriers. Int. J. Pharm. 314, 83-89.

Iqbal, M.A., Md, S., Sahni, J.K., Baboota, S., Dang, S., Ali, J., 2012. Nanostructured lipid carriers system: recent advances in drug delivery. J. Drug Target. 20, 813-830.

Jain, S., Bhadra, D., Jain, N., 2001. Transfersomes-a novel carrier for effective transdermal drug delivery. Advances in Controlled and Novel Drug Delivery. CBS Publisher and Distributor, New Delhi, pp. 426-451.

Jaiswal, P., Gidwani, B., Vyas, A., 2016. Nanostructured lipid carriers and their current application in targeted drug delivery. Artif. Cells Nanomed. Biotechnol. 44, 27-40.

Jaques, P.A., Kim, C.S., 2000. Measurement of total lung deposition of inhaled ultrafine particles in healthy men and women. Inhal. Toxicol. 12, 715-731.

Jenning, V., Thünemann, A.F., Gohla, S.H., 2000. Characterisation of a novel solid lipid nanoparticle carrier system based on binary mixtures of liquid and solid lipids. Int. J. Pharm. 199, 167-177.

Jokerst, J.V., Lobovkina, T., Zare, R.N., Gambhir, S.S., 2011. Nanoparticle PEGylation for imaging and therapy. Nanomedicine. 6, 715-728.

Jores, K., Mehnert, W., Mäder, K., 2003. Physicochemical investigations on solid lipid nanoparticles and on oil-loaded solid lipid nanoparticles: a nuclear magnetic resonance and electron spin resonance study. Pharm. Res. 20, 1274-1283.

Joshi, M., Patravale, V., 2008. Nanostructured lipid carrier (NLC) based gel of celecoxib. Int. J. Pharm. 346, 124-132.

Khan, S., Baboota, S., Ali, J., Khan, S., Narang, R.S., Narang, J.K., 2015. Nanostructured lipid carriers: an emerging platform for improving oral bioavailability of lipophilic drugs. Int. J. Pharm. Investig. 5, 182.

Khurana, S., Utreja, P., Tiwary, A., Jain, N., Jain, S., 2009. Nanostructured lipid carriers and their application in drug delivery. Int. J. Biomed. Eng. Technol. 2, 152-171.

Knop, K., Hoogenboom, R., Fischer, D., Schubert, U.S., 2010. Poly (ethylene glycol) in drug delivery: pros and cons as well as potential alternatives. Angew. Chem. Int. Ed. 49, 6288-6308.

Kozlovskaya, L., Abou-Kaoud, M., Stepensky, D., 2014. Quantitative analysis of drug delivery to the brain via nasal route. J. Control. Release 189, 133-140.

Kuntsche, J., Horst, J.C., Bunjes, H., 2011. Cryogenic transmission electron microscopy (cryo-TEM) for studying the morphology of colloidal drug delivery systems. Int. J. Pharm. 417, 120-137.

Kuo, Y.C., Wang, C.C., 2013. Cationic solid lipid nanoparticles with primary and quaternary amines for release of saquinavir and biocompatibility with endothelia. Colloids Surf. B Biointerfaces 101, 101-105.

Liedtke, S., Wissing, S., Müller, R., Mäder, K., 2000. Influence of high pressure homogenization equipment on nanodispersions characteristics. Int. J. Pharm. 196, 183-185.

Lippacher, A., Müller, R., Mäder, K., 2004. Liquid and semisolid SLN^{TM} dispersions for topical application: rheological characterization. Eur. J. Pharm. Biopharm. 58, 561-567.

Lockman, P., Mumper, R., Khan, M., Allen, D., 2002. Nanoparticle technology for drug delivery across the blood-brain barrier. Drug Dev. Ind. Pharm. 28, 1-13.

Lucks, J., Müller, R., 1991. Medication Vehicles Made of Solid Lipid Particles (Solid Lipid Nanospheres SLN). EP0000605497.

Mehnert, W., Mäder, K., 2001. Solid lipid nanoparticles: production, characterization and applications. Adv. Drug Deliv. Rev. 47, 165-196.

Mittal, V., Matsko, N.B., 2012. Analytical Imaging Techniques for Soft Matter Characterization. Springer Science & Business Media, New York, NY.

Muchow, M., Maincent, P., Müller, R.H., 2008. Lipid nanoparticles with a solid matrix (SLN®, NLC®, LDC®) for oral drug delivery. Drug Dev. Ind. Pharm. 34, 1394-1405.

Muèller, R.H., Maèder, K., Gohla, S., 2000. Solid lipid nanoparticles (SLN) for controlled drug delivery-a review of the state of the art. Eur. J. Pharm. Biopharm. 50, 161-177.

Muheem, A., Shakeel, F., Jahangir, M.A., Anwar, M., Mallick, N., Jain, G.K., et al., 2014. A review on the strategies for oral delivery of proteins and peptides and their clinical perspectives. Saudi Pharm. J. 24 (4), 413-428.

Müller, R., Dingler, A., 1998. The next generation after the liposomes: solid lipid nanoparticles (SLN, Lipopearls) as dermal carrier in cosmetics. Eurocosmetics 7, 19-26.

Müller, R., Mäder, K., Lippacher, A., Jenning, V., 2000. Solid-Liquid (Semi-Solid) Liquid Particles and Method of Producing Highly Concentrated Lipid Particle Dispersions. German Patent Application, 199.

Müller, R., Radtke, M., Wissing, S., 2002. Nanostructured lipid matrices for improved microencapsulation of drugs. Int. J. Pharm. 242, 121-128.

Müller, R., Petersen, R., Hommoss, A., Pardeike, J., 2007. Nanostructured lipid carriers (NLC) in cosmetic dermal products. Adv. Drug Deliv. Rev. 59, 522-530.

Müller, R.H., Keck, C.M., 2004. Drug delivery to the brain-realization by novel drug carriers. J. Nanosci. Nanotechnol. 4, 471-483.

Nanjwade, B.K., Patel, D.J., Udhani, R.A., Manvi, F.V., 2011. Functions of lipids for enhancement of oral bioavailability of poorly water-soluble drugs. Sci. Pharm. 79, 705-727.

Ochekpe, N.A., Olorunfemi, P.O., Ngwuluka, N.C., 2009. Nanotechnology and drug delivery part 2: nanostructures for drug delivery. Trop. J. Pharm. Res. 8, 275-287.

Pardeike, J., Hommoss, A., Müller, R.H., 2009. Lipid nanoparticles (SLN, NLC) in cosmetic and pharmaceutical dermal products. Int. J. Pharm. 366, 170-184.

Parveen, S., Sahoo, S.K., 2008. Polymeric nanoparticles for cancer therapy. J. Drug Target. 16, 108-123.

Patzelt, A., Richter, H., Knorr, F., Schäfer, U., Lehr, C.-M., Dähne, L., et al., 2011. Selective follicular targeting by modification of the particle sizes. J. Control. Release 150, 45-48.

Plapied, L., Duhem, N., Des Rieux, A., Préat, V., 2011. Fate of polymeric nanocarriers for oral drug delivery. Curr. Opin. Colloid Interface Sci. 16, 228-237.

Poonia, N., Kharb, R., Lather, V., Pandita, D., 2016. Nanostructured lipid carriers: versatile oral delivery vehicle. Future Sci. OA 2, FSO135.

Radomska-Soukharev, A., Müller, R., 2006. Chemical stability of lipid excipients in SLN-production of test formulations, characterisation and short-term stability. Pharmazie 61, 425-430.

Ranpise, N.S., Korabu, S.S., Ghodake, V.N., 2014. Second generation lipid nanoparticles (NLC) as an oral drug carrier for delivery of lercanidipine hydrochloride. Colloids Surf. B Biointerfaces 116, 81-87.

Raposo, S.C., Simões, S.D., Almeida, A.J., Ribeiro, H.M., 2013. Advanced systems for glucocorticoids' dermal delivery. Expert Opin. Drug Deliv. 10, 857-877.

Sato, K., 2001. Crystallization behaviour of fats and lipids—a review. Chem. Eng. Sci. 56, 2255-2265.

Saupe, A., Gordon, K.C., Rades, T., 2006. Structural investigations on nanoemulsions, solid lipid nanoparticles and nanostructured lipid carriers by cryo-field emission scanning electron microscopy and Raman spectroscopy. Int. J. Pharm. 314, 56-62.

Sawant, K.K., Dodiya, S.S., 2008. Recent advances and patents on solid lipid nanoparticles. Recent Pat. Drug Deliv. Formul. 2, 120-135.

Sezgin, Z., Yuksel, N., Baykara, T., 2007. Investigation of pluronic and PEG-PE micelles as carriers of meso-tetraphenyl porphine for oral administration. Int. J. Pharm. 332, 161-167.

Shidhaye, S., Vaidya, R., Sutar, S., Patwardhan, A., Kadam, V., 2008. Solid lipid nanoparticles and nanostructured lipid carriers-innovative generations of solid lipid carriers. Curr. Drug Deliv. 5, 324-331.

Siekmann, B., Westesen, K., 1992. Submicron-sized parenteral carrier systems based on solid lipids. Pharm. Pharmacol. Lett. 1, 123-126.

Sinha, V.R., Srivastava, S., Goel, H., Jindal, V., 2010. Solid lipid nanoparticles (SLN'S)-trends and implications in drug targeting. Int. J. Adv. Pharm. Sci 1, 212-238.

Souto, E., Almeida, A., Müller, R., 2007. Lipid nanoparticles (SLN®, NLC®) for cutaneous drug delivery: structure, protection and skin effects. J. Biomed. Nanotechnol. 3, 317-331.

Strickley, R.G., 2004. Solubilizing excipients in oral and injectable formulations. Pharm. Res. 21, 201-230.

Tamjidi, F., Shahedi, M., Varshosaz, J., Nasirpour, A., 2013. Nanostructured lipid carriers (NLC): a potential delivery system for bioactive food molecules. Innov. Food Sci. Emerg. Technol. 19, 29-43.

Tan, S., Billa, N., Roberts, C., Burley, J., 2010. Surfactant effects on the physical characteristics of Amphotericin B-containing nanostructured lipid carriers. Colloids Surf. A Physicochem. Eng. Aspects 372, 73-79.

Taratula, O., Kuzmov, A., Shah, M., Garbuzenko, O.B., Minko, T., 2013. Nanostructured lipid carriers as multifunctional nanomedicine platform for pulmonary co-delivery of anticancer drugs and siRNA. J. Control. Release 171, 349-357.

Teeranachaideekul, V., Müller, R.H., Junyaprasert, V.B., 2007. Encapsulation of ascorbyl palmitate in nanostructured lipid carriers (NLC)—effects of formulation parameters on physicochemical stability. Int. J. Pharm. 340, 198-206.

Thassu, D., Deleers, M., Pathak, Y.V., 2007. Nanoparticulate Drug Delivery Systems. CRC Press, Boca Raton, FL.

Tiwari, R., Pathak, K., 2011. Nanostructured lipid carrier versus solid lipid nanoparticles of simvastatin: comparative analysis of characteristics, pharmacokinetics and tissue uptake. Int. J. Pharm. 415, 232-243.

Triplett Ii, M.D., Rathman, J.F., 2009. Optimization of β-carotene loaded solid lipid nanoparticles preparation using a high shear homogenization technique. J. Nanopart. Res. 11, 601-614.

Trotta, M., Debernardi, F., Caputo, O., 2003. Preparation of solid lipid nanoparticles by a solvent emulsification-diffusion technique. Int. J. Pharm. 257, 153-160.

Üner, M., 2006. Preparation, characterization and physico-chemical properties of solid lipid nanoparticles (SLN) and nanostructured lipid carriers (NLC): their benefits as colloidal drug carrier systems. Pharmazie 61, 375-386.

Velmurugan, R., Selvamuthukumar, S., 2016. Development and optimization of ifosfamide nanostructured lipid carriers for oral delivery using response surface methodology. Appl. Nanosci. 6, 159-173.

Yang, X.Y., Li, Y.X., Li,M., Zhang, L., Feng, L.X., Zhang, N., 2013. Hyaluronic acidcoated nanostructured lipid carriers for targeting paclitaxel to cancer. Cancer Lett. 334, 338-345.

Yuan, H., Wang, L.L., Du,Y. Z., You, J., Hu, F.Q., Zeng, S., 2007. Preparation and nocharacteristics of nanostructured lipid carriers for control-releasing progesterone by melt-emulsification. Colloids Surf. B Biointerfaces 60, 174-179.

Zhang, T., Chen, J., Zhang, Y., Shen, Q., Pan, W., 2011. Characterization and evaluation of nanostructured lipid carrier as a vehicle for oral delivery of etoposide. Eur. J. Pharm. Sci. 43, 174-179.

Zhang, X., Wu, W., 2014. Ligand-mediated active targeting for enhanced oral absorption. Drug Discov. Today 19, 898-904.

Zhang, Z., Sha, X., Shen, A., Wang, Y., Sun, Z., Gu, Z., et al., 2008. Polycation nanostructured lipid carrier, a novel nonviral vector constructed with triolein for efficient gene delivery. Biochem. Biophys. Res. Commun. 370, 478-482.

Zhao, X., Zhao, Y., Geng, L., Li, X., Wang, X., Liu, Z., et al., 2011. Pharmacokinetics and tissue distribution of docetaxel by liquid chromatography-mass spectrometry: evaluation of folate receptor-targeting amphiphilic copolymer modified nanostructured lipid carrier. J. Chromatogr. B 879, 3721-3727.

Zhou, X., Zhang, X., Ye, Y., Zhang, T., Wang, H., Ma, Z., et al., 2015. Nanostructured lipid carriers used for oral delivery of oridonin: an effect of ligand modification on absorption. Int. J. Pharm. 479, 391-398.

Zhuang, C.Y., Li, N., Wang, M., Zhang, X.N., Pan, W.S., Peng, J.J., et al., 2010. Preparation and characterization of vinpocetine loaded nanostructured lipid carriers（NLC）for improved oral bioavailability. Int. J. Pharm. 394, 179-185.

Zur Mühlen, A., Mehnert, W., 1998. Drug release and release mechanism of prednisolone loaded solid lipid nanoparticles. Pharmazie 53, 552-555.

Zur Mühlen, A., Zur Mühlen, E., Niehus, H., Mehnert, W., 1996. Atomic force microscopy studies of solid lipid nanoparticles. Pharm. Res. 13, 1411-1416.

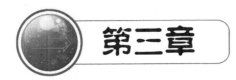

第三章

脂 质 体

>>> 3.1 简介

    胶体粒子体系中的药物运载方式是影响药物药代动力学和最终临床疗效的重要因素之一。这些体系包括多种分散体，如亚微乳和胶体粒子、聚合物和脂质纳米粒、胶束和脂质体。它们能保护药物不被降解，确保药物能持续释放及缓释，通过减少多剂量治疗次数和降低药物的副作用来提高患者顺应性（Vrignaud et al., 2011; Patel and Velikov, 2011）。纳米载体系统对于递送抗癌药物是有利的，纳米载体在肿瘤的渗漏脉管系统中能增强渗透和滞留（EPR）效应，因此它们可被被动积聚在肿瘤中。此外，可以通过表面修饰来实现多种目的。例如，聚乙二醇化可被用于形成"隐形"纳米粒，免于被单核-吞噬细胞系统（MPS）快速摄取，使得纳米载体在血液中的循环时间增加（Eloy et al., 2014）。

    因为具备将药物递送到目标部位的显著特性，脂质体（以磷脂为主要成分）比其他体系受到更多的关注（Garg and Goyal, 2014）。脂质体最初被称为近晶型中间相，是单层或多层球形囊泡，主要采用来自于植物或动物的磷脂。它们是由 A.D. Bangham 及其同事发现的。当磷脂分散在水性介质中时，会自发形成封闭囊泡，其具有同心脂质双层膜和亲水性内核。他们以脂质体结构为模型，研究麻醉剂对脂质双层膜的影响。后来，Allison 和 Gregoriadis 使用了类似的脂质体系统作为免疫佐剂（Kong et al., 2014; Tila et al., 2015）。脂质体具有自发形成的闭合球形结构，由一个或多个同心弯曲脂质双层膜和胆固醇组成，如图 3.1 所示。它们的尺寸

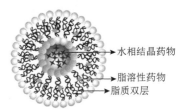

图 3.1　脂质体的结构

范围从 20 nm 到几微米。由于脂质体中脂质具有两亲性质，因此，它们可作为递送药物的候选载体。当遇到水性环境时，两亲物首先分散，当超过一定浓度时通过增加系统的熵而发生聚集（Garg and Goyal，2014；Swaminathan and Ehrhardt，2012）。

作为药物递送载体，由于脂质体具有低毒性和免疫原性，组成部分（磷脂）的高度生物相容性和生物可降解性，可增加药物（在体内）的浓度及保护药物不被降解。此外，它们容易与各种配体和功能分子进行修饰，可用于靶向递送药物和基因物质（Tila et al.，2015；Egbaria and Weiner，1990；Bochot and Fattal，2012）。与其他载体系统一样，脂质体也存在某些缺点。在设计用于增强药物疗效的药物递送制剂时，必须考虑生产成本和其他方面的影响。由于昂贵的辅料及制备所需设备的相关成本，剂型的成本相应增加。因此，脂质体价格较高（Allen and Cullis，2013；Kaneda，2000）。此外，当治疗需要高剂量时，阳离子脂质体可能会产生高毒性。含有抗癌药物的脂质体制剂的另一个缺点是当它通过静脉给药时缺乏靶向性，这会导致手足综合征等不良反应。不同批次间的差异、灭菌需要、提高包封率需要、粒径控制、保质期及有机溶剂残留等问题都备受关注（Allen and Cullis，2013；Chen et al.，2010；Sharma and Sharma，1997；Toh and Chiu，2013）。

⯈⯈⯈ 3.2 脂质体的分类

根据脂质体的制备方法，囊泡中存在的脂质双层数量及其大小进行分类。以下部分将详细描述脂质体的分类：

3.2.1 单层脂质体

当脂质体含有单层双层脂质膜时，它们被称为单层脂质体，如图 3.2 所示。尺寸小于 100 nm 的单层脂质体被称为小单层，尺寸大于 100 nm 的单层脂质体被称为大层室脂质体（LUVs；Taylor et al.，2005）。

3.2.2 多层脂质体

当脂质体含有许多同心双层脂质膜时，它们被称为多层脂质体，如图 3.2 所示。当脂质体包含封装在单个双层脂质膜内的几个非同心脂质体时，它被称为多囊脂质体。

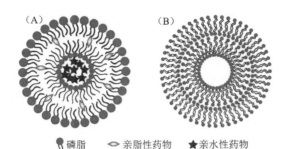

图 3.2　(A)单层和(B)多层脂质体囊泡的示意图

3.2.3　免疫脂质体

免疫脂质体是主要用于体内主动靶向药物的脂质体(Mozafari，2005b)。

3.2.4　隐形脂质体

在过去几年中，研究人员制备了能够避免吞噬作用并在体循环中循环较长时间的载体。由此，产生了隐形脂质体。通过用亲水链如聚乙二醇(PEG)覆盖载体表面来制备隐形脂质体(Gref et al.，1994；Metselaar et al.，2003)。

3.2.5　脂质囊泡凝胶

当磷脂以较高浓度分散在水性介质中时，它们形成半固体囊泡，被称为脂质囊泡凝胶。脂质囊泡凝胶通常采用高压均质法制备，含有较高浓度的磷脂。脂质囊泡凝胶主要用作非肠胃道储库制剂。它们还可用作脂质体分散体的中间体，以防止药物渗漏并提高储存稳定性(Tardi et al.，2001)。

3.2.6　脂质卷

脂质卷是稳定的小型脂质载体，主要由带负电荷的脂质如磷脂酰丝氨酸和二价阳离子如 Ca^{2+} 组成。通常，它们的形态类似于多层的雪茄。Cochleates 用于递送两亲、疏水、带负电或带正电的分子。它们独特的形态和结构使其成为口服和全身递送抗氧化剂和其他敏感药物的较佳候选载体(Zarif et al.，2000；Zarif，2002；Maherani et al.，2011)。

3.2.7　纳米脂质体

纳米脂质体是近些年研究的纳米级形式脂质体。相较于微米级载体，它们具有许多优点：能够避免被小吞噬细胞识别，从而在血液中循环时间更长；能够通过毛细血管和生物膜深入组织。此外，它们容易被细胞吸收，从而提高靶位点的治疗效果，在所需区域延长药效作用时间，甚至多达数周。在很大程度上改善了控释包封药物和实现精确靶向。

目前，已发现纳米脂质体能通过增加药物的溶解度、生物利用度、体外和体内稳定性及防止其副作用而使药物药效提高数倍。纳米脂质体被广泛用于包封和递送敏感的生物材料如抗氧化剂、维生素 C 和维生素 E 至氧化位点（Maherani et al.，2011；Mozafari，2007）。

≫≫≫ 3.3　脂质体形成动力学

磷脂是含有亲水性头基和两条长亲脂性尾端的两亲性分子。它们的两亲性导致其水溶性较差，除非它们自组装形成双层。磷脂双层的有限片段具有与其边缘相关的能量，其中疏水性尾基暴露于水中，并且该能量与片段周长成正比。如果双分子层片段闭合形成球形囊泡，则可以通过消除边缘使能量最低化。但是，将双层弯曲成球体也存在能量损失，与球半径的平方的倒数成比例。当双分子层从平面重新排列成球体时，系统的总能量首先由于双分子层的弯曲而增加。随后，总能量随着边缘相遇和消失而形成。在双分子层弯曲成球形囊泡的过程中，由于磷脂分子的添加和其他双分子层片段，囊泡双层片段可能会增大。流体动力和其他不稳定力的作用也可能导致双层破碎，形成较小的脂质体。当蒸发除去有机溶剂时，磷脂分子会自组装形成双层堆叠层。在水化时，双层堆叠层分离非常缓慢，如果双分子层边缘以更快的速率融合，就能形成多层囊泡。如果通过施加电场来增加双层分离的速率或通过抑制流体动力来降低双层融合的速率，则可以获得单层脂质体（Patil and Jadhav，2014；Lasic，1993）。

≫≫≫ 3.4　脂质体双层膜的性质

脂质体在液体中的行为类似胶体溶液中的带电粒子。带有相反电荷的脂质体倾向于聚集。聚集速率类似于由粒子之间的静电吸引力而引起的聚集速率。脂质体聚集和融合的程度可通过向制剂中加入少量酸性或碱性脂质来控制。由带电脂质体产生的静电力的大小可以通过胶体的"双电层"理论来计算和控制。

由于脂质体在热力学上是不稳定的，因此，制备方法将影响它们的物理结构。去污剂的表面化学提供了关于单层膜的信息，可用于了解磷脂双层膜。例如，去污剂的表面化学性质表明，用磷脂制备的脂质体的性质可以通过①增加磷脂的脂肪酸部分的烃链长度来控制，形成更紧密的薄膜堆积；②增加磷脂链烃链的不饱和度，使得薄膜堆积更松散；③增加磷脂烃链的支化度，使得薄膜堆积更松散；④提高系统温度，使得薄膜堆积更松散；⑤通过向磷脂膜中加入胆固醇，形成更紧密的薄膜堆积。

随着水-磷脂比的变化，产生了许多不同形式的磷脂分散体。这些形式可能是漂浮在水中的简单脂质分子；可漂浮在水面上的脂质聚集体；可能在水中形成的脂质溶液；形成的胶束或乳液；可能在界面处形成的脂质双层；可能在水面形成的脂质双层；和(或)产生髓鞘形式或其他形式的磷脂分散体。生物细胞膜是在水面的脂质双层的形式。脂质体由这些磷脂形成双层结构(Vemuri and Rhodes，1995)。

⟫⟫⟫ 3.5 脂质体的制备

3.5.1 脂质体的组成

组成和制备方法都极大地影响脂质体的基本性质，如多分散系数、平均大小、载药效率、Zeta 电位、药物释放行为和细胞内摄取。脂质体的化学组成包含具有不同头部基团的磷脂分子和(或)脂质。不同的脂质组成可以影响胶体囊泡的制备技术和生物药剂学参数，从而影响脂质体的应用。为了制备具有预期物理化学特征的脂质体，首先考虑磷脂的各种化学和物理参数，以确保达到预期的最佳脂质体制剂(Grazia Calvagno et al.，2007；Maherani et al.，2011)。这里详细表述了脂质体的所有组分。

3.5.1.1 磷脂

磷脂是具有疏水尾部基团和亲水性头部基团的两亲性分子。磷脂分子的头部基团是亲水的，而它们的脂肪酸尾部通常是酰基链并且是疏水的(Mozafari，2005b)。通常磷脂的化学结构中具有甘油骨架，甘油分子的 3 位羟基被酯化成磷酸，而甘油的 1 位和 2 位的羟基通常用长链脂肪酸酯化。长链脂肪酸赋予磷脂分子脂质特征。剩余的部分磷酸氧基团可以进一步酯化成各种有机分子，包括甘油、胆碱、乙醇胺、丝氨酸和肌醇。磷酸盐部分与连接的醇共同作为磷脂的头部基团(Vemuri and Rhodes，1995)。

各种磷脂被广泛用于制备脂质体。这些磷脂可以来自天然来源、半合成或全合成。从天然来源或使用天然头部基团修饰的磷脂也广泛用于脂质体制剂中。二月桂基磷脂酰胆碱(DLPC)、二硬脂酰磷脂酰胆碱(DSPC)、二油基磷脂酰胆碱(DOPC)、二肉豆蔻酰基磷脂酰胆碱(DMPC)、二肉豆蔻酰基磷脂酰乙醇胺

（DMPE）、二月桂磷脂酰乙醇胺（DLPE）、二棕榈酰磷脂酰胆碱（DPPC）、二油酰基磷脂酰乙醇胺（DOPE）、二月桂磷脂酰甘油（DLPG）、二硬脂酰磷脂酰丝氨酸（DSPS）和二硬脂酰磷脂酰乙醇胺（DSPE）是脂质体制备中使用最广泛的磷脂。一些常用磷脂的结构如图 3.3 所示（Samad et al.，2007）。

DSPC

DSPE

DOPE

DOPC

DPPC

DMPE

DLPG

DLPE

DLPC

图 3.3　脂质体制备中常用的磷脂

　　用于制备脂质体的磷脂其化学性质极大地影响着脂质体特征。脂质体制剂的生物分布、清除率、药物释放及透过性和表面电荷取决于构成它们的磷脂的化学性质。同样地，脂质体的包封率、毒性和稳定性也受其制备中使用的磷脂类型的影响。亲水亲油平衡值已成为预测两亲物的脂质体囊泡形成能力的有效指标。具有单尾的两亲物可以在胆固醇存在下自组装形成囊泡，但药物包封率低于双尾两亲物（Mozafari，2007；Uchegbu and Florence，1995）。磷脂的组成和表面电荷也决定了载药脂质体的组织分布和清除动力学（Juliano and Stamp，1975）。神经节苷脂是一类鞘脂，有时应用在脂质体制剂中，以提供一层表面带电基团，生成具有更长血液循环时间的脂质体。

3.5.1.2 甾醇

甾醇已成为细胞膜的组成部分。甾醇使得细胞膜产生了双层流动性、透过性和稳定性。许多甾醇附加剂被添加到脂质体结构中以增强囊泡的稳定性。这些附加剂还能通过其阻碍效应来改善脂质体的稳定性。同样地，还能添加带电分子来产生静电排斥以实现更高的制剂稳定性。胆固醇由于其可调节双层膜流动性的能力，是改善脂质体稳定性的最广泛使用的分子之一。它还能通过空间排斥性和静电效应防止聚集从而稳定制剂（Mozafari，2007）。胆固醇降低了带负电、中性及带正电荷膜对 Cl^-、K^+、Na^+ 和葡萄糖的透过系数。胆固醇也可以使膜稳定，避免膜随温度的变化，导致升高温度时透过性降低（Papahadjopoulos et al.，1972）。脂质体制剂预期的应用决定了制剂中使用的胆固醇的量。胆固醇也会改变双层中磷脂排序和流动性，从而影响双层流动性（Nagimo et al.，1991；Coderch et al.，2000）。胆固醇还能调节膜蛋白的相互作用。

3.5.1.3 其他附加剂

在所有其他附加剂中，PEG 发挥重要作用。它存在脂质体表面，增加了脂质体在体循环中的循环时间，还保护药物免于代谢失活和降解，增加脂质体囊泡的细胞内摄取。为了产生带电脂质体囊泡，可将脂质体加入到带电荷的磷脂中，如硬脂胺（SA）和磷酸二乙酯（DCP）。同样地，向脂质体中加入鞘磷脂可降低其渗透性并增加膜对质子的通透性（Maruyama et al.，2004；Gensure et al.，2006）。

3.5.2 制备技术

脂质体可通过多种常规方法和新技术进行制备。磷脂与水性介质的水合作用是脂质体制备方法的基本要求。在这里详细说明一下这些制备方法。

3.5.2.1 常规方法

脂质体制备有多种常规方法。各种方法之间的区别在于脂质从有机溶剂中干燥然后再分散在水性介质中的方式。虽然常规方法易于实施，但是使用这一技术需要大量有机溶剂，这些有机溶剂对环境和人类健康都有害，所以需要完全除去残留的有机溶剂。此外，常规方法中涉及许多用于均质化的步骤，需要消耗大量能量，并不适合大规模生产(Laouini et al.，2012)。在这里详细给出了脂质体制备的常规方法。

3.5.2.1.1　机械搅拌

在机械搅拌方法中，通过使用较强的机械搅拌作用将磷脂直接溶解在水中。这种机械搅拌通常通过使用探头超声来实现。该方法简单易行，但产生的较小粒径脂质体并不稳定。由于它们与探头接触而导致的脂质降解是另一个不能完全避免的缺点。在探头超声处理的过程中，也会使得脂质体被探头中的钛污染。虽然，这一方法在避免使用有毒有机溶剂方面更有优势，但药物渗漏和制剂的不稳定性限制了使用该方法制备的脂质体在药物递送中的应用(Dua et al.，2012)。

3.5.2.1.2　薄膜水化法

薄膜水化法也称为Bangham方法。它是被广泛使用的制备脂质体的方法之一。该方法涉及磷脂在有机溶剂或有机溶剂的混合溶剂系统中的溶解过程。通常通过蒸发除去有机溶剂，形成脂质薄膜。在薄膜水化方法中，除去溶剂是一个耗时的过程。之后，借助于搅拌进行脂质薄膜与水性介质的水化，使得溶胀的片晶与容器表面分离并形成封闭的球形结构(Bangham et al.，1965；Maherani et al.，2011)。

该方法应用广泛且易于操作，但分散的磷脂会在水性缓冲液中产生形状和尺寸较大(直径为1~5 μm)的多层脂质体。因此，需要使用降低脂质体尺寸的技术，如形成小单层脂质体(SUV)的超声处理或通过聚碳酸酯滤器形成LUV(Olson et al.，1979；Mui et al.，2002)，这样操作能产生尺寸更小、更均匀的脂质体。这是较佳的方法，因为脂溶性化合物表现出100%的包封率，但前提是它们有足够的量。同样地，脂质体不会改变膜的结构组成。它的缺点是大多数水溶性化合物在溶胀过程中会被洗除，因此，只有总体积10%~15%的水溶性物质可被包封(Andhale et al.，2016)。

3.5.2.1.3　逆向蒸发法

Szoka 和 Papahadjopoulos(1978)首次描述了逆向蒸发的方法。将磷脂与有机溶剂一起加入圆底烧瓶中。使用旋转蒸发仪在减压和控制温度条件下，通过蒸发除去溶剂。用氮气吹扫，并将脂质重新溶解在有机相中，所述有机相是形成反相囊泡的相。异丙醚和二乙醚是这种脂质体制备方法的首选溶剂。在重新溶解脂质后，获得乳液。在减压下从乳液中除去有机溶剂后形成半固体凝胶。除去游离的或未包封的药物，获得的脂质体称为逆向蒸发脂质体。通常使用该方法制备单层和低聚脂质体囊泡。通过该方法制备的脂质体可增加药物的包封率(Papahadjopoulos et al.，1975；Samad et al.，2007)。

3.5.2.1.4　溶剂注入法

在溶剂注入法中，首先将磷脂溶解在有机溶剂中，并将溶液与含有待包封在脂质体中的药物的水性介质充分混合。脂质在有机相和水相之间的界面处排列成单层，这是形成脂质体双层的重要步骤。该方法中使用的有机溶剂可与水相混溶或不混溶（Çağdaş et al.，2014）。溶剂注入方法以两种不同的方式进行，这取决于有机溶剂的性质。这一点将详细说明。

3.5.2.1.4.1　乙醇注入法

在乙醇注入法中，将磷脂乙醇溶液通过细针快速注入过量的盐水或其他水性介质中（Batzri and Korn，1973）。注入力基本上须足以使物质完全混合。乙醇在水性介质中被稀释，使得磷脂在水性介质中完全均匀分散。通过该方法能制备小单层脂质体囊泡。此外，该方法简单易行，适用于敏感脂质，因为它可以防止其降解。磷脂在乙醇中溶解度有限是该方法的主要缺点，因此，需要增加乙醇的体积，但这又限制了分散的脂质的量，并且使最终的制剂变得极度稀释。最终结果是药物在脂质体中的包封率降低。需要将脂质膜中乙醇完全除去是该方法的另一个缺点。

3.5.2.1.4.2　醚注入法

醚注入法使用与水不混溶的有机溶剂如醚。在该方法中，通过细针将与磷脂不相混溶的有机溶剂缓慢注入水相中，该操作在有机溶剂蒸发所需温度下进行（Deamer and Bangham，1976；Deamer，1978）。使用醚注入法能产生大的脂质体囊泡。这是由于有机溶剂的缓慢蒸发，导致醚∶水的梯度延伸到界面脂质单层膜的两侧，形成了双层膜，该双层膜折叠形成封闭的囊泡。醚注入法是较好的方法，因为它避免了敏感的磷脂被氧化降解。当溶剂以与其引入的相同的速率蒸发，则对于脂质的最终浓度不受影响，因此该过程可以连续运行比较长的一段时间，从而可将更多的水性介质包封在脂质体内。该方法的主要缺点包括制备单批脂质体所需的时间较长及需要小心控制脂质溶液的加入（Çağdaş et al.，2014）。

醚注入法优于乙醇注入法。它产生浓缩的脂质体产物，其中包封的药物浓度相应增加。另一方面，乙醇注入方法简单，快速，并且在生产即用型脂质体混悬剂方面结果具有可重现性。总的来说，脂质体囊泡的平均直径与磷脂的性质、脂质与药物的比例，以及水相和有机溶剂组成有关。最近，关于乙醇注入，产生了称为"inkjet"的新方法。该方法易于规模化生产，目前已有用于制备大小可控的脂质体的研究报道（Hauschild et al.，2005）。

3.5.2.1.5　去污剂清除法

去污剂清除法用于制备各种类型的脂质体，这些脂质体具有几乎均一的尺寸大小。该方法利用了去污剂-脂质胶束体形成的原理。当去污剂从去污剂-脂质胶束体中除去时，形成脂质体[88 R-4]。从胶束体中除去去污剂的速率和去污剂与脂质之比决定了脂质体的形状和大小。这种方法有几个缺点：①分散液中脂质体的最终浓度降低；②药物包封率也降低；③去污剂不能从最终制剂中完全除去。这一操作的过程耗时长，并且在去除去污剂时，有可能从制剂中除去其他小的亲水性化合物(Meure et al.，2008；Maherani et al.，2011)。

3.5.2.1.6　钙融合法

在使用钙融合法制备脂质体的过程中，先将钙添加到 SUV 中，融合形成多层脂质体。将乙二胺四乙酸加入到制剂中时，会产生大单层脂质体。大单层脂质体的制备仅可以从酸性磷脂中获得(Nidhal and Athmar，2012；Mulye and Mishra，2013)。

3.5.2.2　大规模制备方法

脂质体已实现工业化生产，其制备方法也有多种技术，如超临界逆相蒸发法(SCRPE)、冷冻干燥、加热方法、喷雾干燥和其他几种改进的乙醇注入技术受到越来越多的关注(Laouini et al.，2012)。在这里详细说明一下这些制备方法。

3.5.2.2.1　加热方法

加热方法由 Mozafari 发明，用于制备脂质体(Mortazavi et al.，2007)。该方法利用磷脂与含有甘油(3%)水溶液的水合作用，根据胆固醇是否存在，将温度升高至 60℃或 120℃。甘油具有等渗作用，能够防止沉淀和凝结，增加了脂质体囊泡的稳定性。此外，由于其水溶性和生理学特点，甘油是可接受的化学物质。这是较好的方法，因为脂质不会降解(Mozafari et al.，2002)。该制备方法一旦使用了高温(120℃)，就不需要灭菌。最近，该方法已被改进，被称为 Mozafari 方法，用于食品级抗微生物乳链菌肽的包封和靶向递送。该改进方法可用于大规模单步制备脂质体，且无须预先对成分材料进行水化，还避免了使用有毒去污剂和有机溶剂(Mozafari，2005a，b；Colas et al.，2007)。

3.5.2.2.2　冷冻干燥

基于脂质体在水溶性载体材料中形成脂质均匀分散体，冷冻干燥的方法可用于制备无菌和无热原的亚微米小尺寸脂质体。将脂质体形成的脂质和水溶性载体材料，如蔗糖，以适当的比例溶解在叔丁醇/水共溶剂系统中形成透明的各向同性单相溶液，然后将单相溶液过滤灭菌并装入冷冻干燥小瓶中，通过冷冻干燥过程形成固体脂质体制剂。加入水后，冻干产物自发形成均匀的脂质体制剂。在研究与该方法相关的各种参数后，发现脂质/载体之比是影响脂质体制剂的尺寸大小和多分散性的关键因素。因此，使用叔丁醇/水共溶剂体系来降低制备成本(Laouini et al.，2012；Li and Deng，2004)。

3.5.2.2.3　超临界流体法

超临界流体是指临界点区域的物质。这些气体性质独特，表现得像液体和溶剂，可以像气体一样输送物质，这些特性使它们成为有毒有机溶剂的最佳替代品。现在被广泛用于提升制备技术、降低粒径，并且还用于纯化。二氧化碳是最广泛使用的超临界流体之一。它无毒、不易燃、廉价、无腐蚀性、环保且易于获取关键参数（73.8 bar 和 31.1℃）。通过将条件恢复到大气压力，因此容易回收。使用超临界流体法来减小脂质体的大小和灭菌是一种简便的方法。脂质体的灭菌和制备所有过程通过一步即可完成（Anton et al.，1994；Otake et al.，2001）。

3.5.2.2.4　超临界流体逆向蒸发法

Otake 等（2001）首次提出了超临界流体逆向蒸发（SCRPE）方法。将压缩气体、有机助溶剂和脂质放入温度高于脂质转变温度的搅拌反应釜中，然后缓缓注入水相。当释放压缩气体降低压力时，形成脂质体。SCRPE 方法系利用减压方法的原理来制备脂质体。该方法很好，但药物包封率较低（Frederiksen et al.，1994，1997）。最近，通过避免使用有毒有机溶剂，进一步改进了该方法，称为改良的超临界流体逆向蒸发技术。这项新技术还提高了载药效率和脂质体的稳定性（Otake et al.，2006）。

3.5.2.2.5　微射流法

微射流法的方法基于微乳化，并且可用于大规模生产脂质体。在微射流器设备中，脂质可以大型多层脂质体的分散体形式加入，或作为未水化脂质分散在有机介质，如磷酸盐缓冲液或挥发性溶剂中。收集的流体可以在整个处理器中再循环，直到获得球形的脂质体。微射流设备用狭窄的孔口以非常高的压力泵输送流体。然后，它沿着确定的微通道，引导两股流体在高速下以直角碰撞，从而影响能量的有效传递。微射流法的过程是可重复的，可制备包封水溶性药物的脂质体。

3.5.2.2.6　膜接触器法

最近，在使用膜接触器的情况下应用乙醇注入技术用于大规模脂质体生产。在该方法中，将脂质相（乙醇、磷脂和胆固醇）挤压经过具有特定孔径的膜。压力低于 5 bar 的氮气足以使有机相通过膜。同时，水相切向膜表面并移除膜装置内形成的脂质体。新的技术优势是设计简单，调整工艺参数可控制脂质体大小，以及可增强大规模生产的能力（Laouini et al.，2012）。

3.5.2.2.7　挤出法

挤出法用于生产具有明确大小的单层脂质体。当多层脂质体在压力下被迫通过狭窄孔隙的过滤器时，会发生膜破裂和释放，并且造成被包封的物质渗漏。因此，挤出过程应在含有最终负载浓度的介质下进行。在脂质体形成完成后再去除外部溶质（Berger et al.，2001；Mui et al.，2002）。水化脂质体囊泡反复通过冻融程序循环，然后在升高的温度下，强制通过孔径逐渐降低的双层堆叠的聚碳酸酯膜(顺序依次为 200 nm，100 nm 和 50 nm)。为了获得所需大小的囊泡，每个双层膜挤压 5~10 次。近年来通过在表面孔片上挤出微米大小的囊泡和特殊长度的脂管已有报道(Dittrich et al.，2006)。

3.5.2.2.8 高压均质法

高压均质机由于具有破坏囊泡的能力，所以适用于制备脂质分散体和脂质体。在恒定高压下，将样品注入均质机的特殊设计部分。湍流、剪切或空化作用导致脂质体的形成。施加的压力和循环次数决定了通过高压均质机制备的脂质体的性质。高压均质法会使得制备的脂质体的尺寸非常小，因此，它适用于制备静脉注射用脂质体(Barnadas-RodrıGuez and Sabés，2001；Meure et al.，2008)。

3.5.2.2.9 电形成法

在该方法中，将磷脂膜沉积在电极上，随后在电场作用下，水化几个小时。尽管通过施加交流电和直流电能形成巨大的单层脂质体，但直流电场有一定的不足，由于水电解而发生起泡。电形成法制备出的脂质体 80%是较完美的单层脂质体(Patil and Jadhav，2014)。

▶▶▶ 3.6 脂质体载药

药物包封率、无菌性、药物保留性、制备方法和可否规模化生产，脂质体稳定性和成本及有效性都取决于脂质体中载药方法的选择。将药物加入脂质体有两种不同的方法，即被动和主动载药方法。在被动载药方法中，药物在制备过程中被包封在脂质体中。在主动载药方法中，药物被装载到完整的脂质体中(主动负载)(Maherani et al.，2011)。关于这两种方法都有详细讨论。

3.6.1 被动载药技术

是否采用被动载药技术，取决于脂质体在形成期间包封特定体积水相的能力，水相中含有溶解的药物或溶质(Maherani et al.，2011)。对于亲水性药物，经被动载药脂质体包封率与脂质体所在的水相体积有关，脂质体本身性质取决于分散体系的磷脂浓度、层室数和脂质体形态。亲脂性药物的情况则不同。亲脂性药物与磷脂双层相互作用，因此，包封率取决于磷脂类别及其浓度。形态学参数不影响药物包封率(Lasic and Papahadjopoulos，1998)。使用被动载药技术，水溶性药物被包裹在脂质体的水相内，而脂溶性药物被包裹在脂质体的双层(脂质相)中。药物或生物活性物质脂溶性部分将嵌入脂质体磷脂之间，而它们的水溶性部分位于脂质体水相中，从而被包封(Mozafari，2005b)。

3.6.2　主动载药技术

对于活性药物的包封，将已经制备的空白脂质体与药物浓溶液混合，孵育一段时间后，药物通过扩散过程均匀分布在脂质体中。该方法较佳，因为磷脂双层对药物扩散具有高度渗透性，因此，在适宜的时间内可达到较高包封率。由于浓度梯度，药物可通过脂质双层渗透到脂质体中，直到周围介质和脂质体内部之间达到平衡(Maherani et al.，2011)。在主动负载时，水溶性药物与磷脂的极性头部基团相互作用而无法进入脂质体内部。能够进入脂质体的疏水性药物的量，取决于脂质双层的空间限制程度。对于两亲性药物的情况，它们难以保留在脂质体内，因为它们可以快速渗透脂质双层。该方法具有许多优点，如在脂质体的制备过程中并不加入活性成分，因此处理毒性药物时必须采取的安全预防措施可以降至最低。这种方法的缺点在于它仅限于一小部分表现为两性弱碱性或酸性的药物，只能在不带电的情况下渗透双层，而不能在带电的情况下渗透(Mayer et al.，1986b；Maherani et al.，2011)。

▶▶▶ 3.7　脂质体的表征

为了对脂质体制剂进行适当的质量控制，需要在制备和储存后对其进行充分的表征。在分析和生物分析领域中应用的脂质体，主要特征包括平均粒径和多分散系数、包封率和层状度测定。其他常用的检测参数包括通过 Zeta 电位测量表面电荷、通过差示扫描量热法(DSC)测定相转变等。这里详细给出了这些参数的表征方法。

3.7.1　脂双层测定

脂双层测定可以定义为测量包围脂质体囊泡的内部水性核心的磷脂双层的数量。脂质体中脂质双分子层的数量影响包封率及药物释放动力学。此外，当脂质体被细胞摄取时，其在细胞内的命运受其层数的影响。用不同脂质或制备方法制成的脂质体层数差异较大。所以脂质体的脂双层测定是一个值得考虑的重要参数。

通过不同的分析技术如电子显微镜(EM)可以观察到脂质体(Johnson et al.，1971)。直接使用显微镜观察是首选方法，因为它提供了关于脂质体的脂质层数目及其大小的准确信息(Mozafari，2007)。核磁共振(NMR)也可用于测定脂质体的层数。它利用监测外部单层磷脂磷信号强度与总信号进行比较。同样地，电子顺磁共振(EPR)和核磁共振也可用于研究层数、双层的渗透性及粒径对生物活性分子的脂质体转运的影响(Hope et al.，1985；Mayer et al.，1986a；Yamauchi et al.，2007；Ruozi et al.，2007)。

3.7.2　脂质体粒径大小和粒径分布

脂质体的平均直径及其分布是脂质体制剂的关键参数，尤其是当它们通过非肠胃道给药途径或吸入给药时更为重要。采用不同的方法可考察脂质体的平均大小和粒径分布。这些技术包括显微镜观察、静态或动态光散射、粒径尺寸排阻色谱(SEC)和场流分离技术。

为了得到关于脂质体在粒径大小和分布方面的一些较好和可靠的结果，可使用包括透射电子显微镜(TEM)、冰冻蚀刻透射电镜、负染色和冷冻电子显微镜等方法。这些技术能够为脂质体提供准确的结果，因为用它们可观察脂质体形态并且可以分辨不同大小的粒子。另一方面，样品制备比较复杂。此外，由于使用这些方法会产生伪影，引起收缩和变形，并且获得代表性粒径大小分布耗时较长，因此，不适于常规测量。在样品制备中多加注意可以解决部分问题，获得可重复且准确的结果。最近，原子力显微镜(AFM)技术已被用于研究脂质体形态、大小和稳定性。AFM，为分辨率接近 0.1 nm 的扫描探针显微镜，无须处理样品，也能在自然环境中实现对小脂质体的可视化，可得到脂质体表面的高分辨率三维轮廓。该技术可在不改变其原始存在形式的前提下，实现脂质体可视化；必要的表面固定不会对样品产生不利影响，而且探针本身也不会对脂质体产生不良影响。AFM分析是一种相对无创的技术，功能强大，速度快。它可以提供有关形态、大小及脂质体储存期间可能发生聚集过程的信息(Laouini et al.，2012)。

3.7.3　转变温度

磷脂如两亲性分子具有在低于其熔点的温度下经历热致转变的独特特征。烃链的化学性质极大地影响着转变温度。酰基链的长度、烃链中不饱和度、分子的极性区域、烃链上甲基支链及悬浮介质的性质和离子强度对转变温度具有重要影响。当链长减小时，转变温度较低。同样地，支链和庞大侧基的存在及酰基链的不饱和度也降低了转变温度。与反式-不饱和烃尾基相比，顺式-不饱和烃尾基的转变温度较低(Reza Mozafari et al.，2008；Taylor and Morris，1995)。脂质体的制备和应用受磷脂膜的转变和流动性的影响较大。脂质体囊泡的特性如聚集行为、蛋白质结合模式和融合与渗透性由磷脂的转变温度决定(Mozafari，2005b)。

较低的转变温度对脂质体是有利的。与具有较低转变温度的脂质体相比，具有较高转变温度的脂质体释药更慢。因此，脂质体转变温度的测定对于具有所需性质的制剂是至关重要的（Betz et al.，2005）。为了测定磷脂的转变温度，广泛使用 DSC 方法（Saroglou et al.，2006；Sot et al.，2005）。

3.7.4　表面电荷

脂质体可以是中性的、带正电的或带负电的。通过使用磷脂如磷脂酰乙醇胺或磷脂酰胆碱获得中性表面囊泡。具有带负电荷表面的脂质体可以用酸性磷脂如磷脂酸、磷脂酰丝氨酸、磷脂酰甘油或十六烷基磷酸酯获得。磷脂如二油酰基三甲基铵丙烷或硬脂酰胺，用于制备带正电荷表面的脂质体。表面电荷是一个重要参数，因为它决定了脂质体的包封率和稳定性。当脂质体和带电药物之间存在静电吸引力时，药物包封率增加。脂质体表面的电荷密度和各种离子与脂质体的结合亲和力可通过测量 Zeta 电位这一参数来确定（Nagahiro et al.，2000；Filion and Phillips，1997）。

3.7.5　Zeta 电位

粒子的 Zeta 电位是粒子在特定介质中获得的总电荷。它是混悬状态的粒子所表现出的物理性质。人们早已认识到，Zeta 电位是衡量胶体粒子之间相互作用强度的非常好的指标。Zeta 电位的测量通常用于预测胶体系统的稳定性。如果混悬液中的所有粒子都具有较大的负或正 Zeta 电位，那么它们将倾向于相互排斥并且不会聚集。但是，如果粒子具有较低的 Zeta 电位值，那么斥力不足以防止粒子絮凝。

对于 Zeta 电位测定，使用激光来作为照射样品内的粒子的光源。入射激光束穿过样品池的中心，并检测到约 13°角的散射光。当向池内施加电场时，任何移动通过测量容积的粒子将产生光的波动信号，其频率与粒子速度成比例。将该信息传递给数字信号处理器，然后经计算机计算，从而得到 Zeta 电位数值。

3.7.6　脂双层流动性

脂双层流动性研究是考察磷脂分子链在双层中的动力学行为和有序性。脂质体的组成影响脂双层的流动性，这方面研究较广泛（Coderch et al.，2000）。向磷脂膜中添加胆固醇能降低脂肪酸烃链之间的范德华相互作用，从而防止脂质体结晶，对脂双层流动性产生重要影响（Sułkowski et al.，2005）。同样地，将一些流体脂质添加到脂质体双层中时，它们会干扰屏障功能，从而增加其流动性并降低其转变温度（Ogiso et al.，1996）。脂质体的药物释放行为由脂双层的数量、流动性和渗透性决定(Shimanouchi et al.，2009；Grazia Calvagno et al.，2007)。关于脂双层流动性的研究使用了多种技术手段，包括 H-NMR 光谱、EPR 和去极化荧光(Sułkowski et al.，2005)。其中，EPR 是确定脂双层流动性和结构变化的一种有效方法(Coderch et al.，2000)。

3.7.7　体外药物释放

可以使用透析法进行体外药物释放。透析袋膜应在经过各种筛选后再选择，不应发生药物吸附，并且膜应该可以自由渗透活性成分(截留分子量不应该是扩散过程中的限制步骤)。将几毫升适量的脂质体分散液置于透析袋中，密封并置入含有释放介质的容器中。在持续磁力搅拌下将整个系统保持在 37℃，封闭释放介质以避免溶解介质蒸发。在漏槽条件下进行动力学实验。在不同的时间间隔取样品，并通过高效液相色谱(HPLC)、分光光度计或任何其他简便的方法测定药物。用新鲜的溶出介质替换样品同体积的释放介质，以使受体隔室的体积保持恒定。每个动力学实验平行进行 3 次，取平均值以确定药物从脂质体中的释放曲线(Laouini et al.，2012)。

3.7.8　包封率

根据药物的极性和溶解度，药物可以多种方式与脂质体相互作用。药物或生物活性物质可以包封在脂双层中，插入极性头部基团，吸附在膜表面上，通过疏水尾部锚定，或包封在内部水性核心中(Grabielle-Madelmont et al.，2003)。需要对脂质体性质进行广泛研究，以实现药物的最大包封并能预期实现控制其释放。磷脂的制备和组成都影响脂质体制剂的包封率。胆固醇在药物包封中的作用也很重要，因为将它加入磷脂膜可以提高包封率(Mozafari，2007)。

由于部分药物仍保持游离状态，并未被包封，在确定包封率之前，必须从脂质体制剂中除去游离药物。可以通过 SEC、柱层析、超速离心、超滤和平衡透析除去游离药物。通过 HPLC、荧光分光光度法和 UV / VIS 光谱法等分析技术对脂质体中包封的药物进行定量测定，还可以使用荧光染料钙黄绿素测定脂质体的包封率。该方法通过添加钴阳离子对未包裹的钙黄绿素进行荧光猝灭，简单易行，在测定前不需要去除游离染料(Maherani et al.，2011)。

电子自旋共振光谱法也可用于确定脂质体的包封率，加入顺磁性试剂如铁氰化物可使外部自旋标记的标记物显著变宽(Anzai et al.，1990)。还可以利用二维扩散排序核磁共振光谱法考察包封率(Hinton and Johnson，1994)，测量原理基于包封和游离标记物质如蔗糖之间的扩散系数差异。Zhang 等(2004)提出了一种快速简单的实验方法，使用 ^{1}H-NMR 结合 pH 敏感标记化合物(高聚肌氨酸)来确定脂质体的包封率，而无须物理分离游离包封标记物。

>>> 3.8　脂质体稳定性

在整个脂质体药物产品的改进过程中，制剂的稳定性是主要关注的问题。药物的治疗活性取决于脂质体从制备步骤到储存再到递送整个过程的稳定性。脂质体的稳定性有许多方面需要特别考虑。

目前，有研究表明某些物理过程会影响脂质体的保质期。包括与脂质体相关药物的损失、脂质体大小的变化、融合和聚集。聚集是指囊泡形成大体积脂质体，它们也是脂质体。聚集形成的过程是可逆的，并且可以通过施加剪切力、改变温度或通过结合最初诱导聚集的金属离子再分散回小的脂质体。融合不像聚集那样，相反，它是形成新的胶体结构。融合过程是一个不可逆转的过程，在这个过程中，它们不能恢复为最初形成的脂质体。药物的性质和脂质体组合物的物理和化学性质决定了药物从脂质体中渗漏速率。处于液态的双层膜失去药物更快，在储存期间稳定性较差。当双层膜处于凝胶状态或含有大量胆固醇时，药物损失较慢。双层渗透率不一定是常数。化学降解过程会使双层渗透性发生变化(Fei，2013)。

化学稳定性是指脂质体通过溶液化学(如 pH、电解质、氧化剂)和表面活性化合物(如脂质、胆固醇、胆汁盐)的变化来维持包封率的能力。化学降解以各种方式影响脂质体。它降低了脂质体的物理和生物稳定性。由于聚集或药物渗漏导致的物理稳定性降低，而降低了脂质体的效用。酰基酯键水解和氧化破坏伯氨基、多不饱和酰基链和胆固醇是导致脂质体化学不稳定性的主要原因(Maherani et al.，2011)。磷脂酰胆碱中存在各种酯键。这些酰基酯键中的两个最易于水解。甘油磷酸酯键和磷酸胆碱酯键更稳定。1-酰基-溶血磷脂酰胆碱(LPC)和 2-酰基-LPC 形成速率基本相同。磷脂的多不饱和酰基链通过自由基反应对氧化敏感。环状过氧化物、氢过氧化物、丙二醛和烷烃是主要的降解产物。低氧压、不含重金属、添加抗氧化剂、络合剂(EDTA 等)和光氧化反应的猝灭剂(β-胡萝卜素)提高了抗脂质过氧化的能力。

>>> 3.9　脂质体灭菌

制药行业通常采用两种方法来确保产品的无菌性。这些方法包括无菌制备和最终产品在特定容器中进行灭菌。终端灭菌较佳，因为与无菌制备方法相比，它确保了高度的无菌性。但是，终端灭菌并不适用于所有脂质体制剂。

目前，对脂质体制剂进行灭菌的方法包括蒸汽灭菌、γ射线辐射灭菌、过滤灭菌、环氧乙烷灭菌、干热灭菌和紫外线灭菌。选择合适的方法对脂质体制剂进行灭菌是一项具有挑战性的任务，因为脂质体易受多种化学和物理降解机制的影响，需要操作者善于分析并能进行熟练操作。否则，使用热、辐射和有毒化学物质可能改变脂质体制剂成分的理化性质，并导致最终产物的毒性增强。

过滤过程对脂质体进行灭菌是有利的。它最适用于不耐热脂质体的灭菌，因为它不使用热或其他极端条件，因此不存在包封药物降解或渗漏的可能性，但仍存在一些限制其应用的缺点。它仅适用于直径小于 200 nm 的囊泡的脂质体的灭菌，并且需要使用能在高压(25 kg/cm^2 及以上)下工作的设备，这也提高了应用成本。对无菌空间和其他的条件要求也使其难以用于大批量生产(Lukyanov and Torchilin，1994)。此外，过滤灭菌耗时，且不能有效地去除细菌和病毒等物质。在过滤过程中可利用具有不同化学性质和孔径的滤膜对脂质体进行灭菌。醋酸纤维素/无脂质膜过滤装置和疏水性氟孔膜比聚碳酸酯膜具有更好的过滤效果(Meure et al.，2008)。

3.10 脂质体冻干

冷冻干燥或冻干是在低压下从冷冻产品中除去水的过程，可干燥热敏产品。冷冻干燥过程通常用于脂质体，以使它们在较长时间内保持稳定。但是，在冷冻干燥过程中及脂质体制剂复溶时，可能发生包封物的渗漏。海藻糖是生物体内普遍存在的高浓度碳水化合物，是脂质体的优良冻干保护剂，可有效防止包封药物在冷冻干燥过程中渗漏(Dua et al.，2012)。

3.11 应用

3.11.1 在药物递送系统中的应用

在过去的 30 年中，脂质体领域的研究取得长足进展。各种类型的脂质体，如不同粒径大小、磷脂类物质组成、适宜添加剂以满足临床需求、独特的表面形态，在各种治疗中已有应用(Mayer et al.，1998)。

3.11.1.1 保护药物免受降解

脂质体用于保护被包封的药物在循环中免于酶促降解(Bangham et al.，1965)。

归功于基质的作用，制剂中使用的脂质足够耐受酶促降解，从而使脂质体在体循环或细胞外液中循环期间能够保护包封的药物。当脂质体进入细胞时，包封的药物通过膜扩散或溶酶体酶降解脂膜而释放。它们能保护 β-内酰胺酶敏感的抗生素如头孢菌素和青霉素，避免 β-内酰胺酶的降解作用，从而增强药效。同样地，脂质体还能在胃肠道环境中保护其包封的药物(Rowland and Woodley，1980)并促进多种物质的胃肠转运(Uhumwangho and Okor，2005)。包封在脂质体中的药物在口服给药时可引起体液免疫和细胞介导的免疫。由于脂质体生物可降解性和无毒性的优点，它们可作为疫苗递送载体。作为疫苗应用的蛋白质和胰岛素在口服时会被降解。而对负载内容物的保护作用使脂质体成为口服蛋白质和胰岛素的良好候选载体(Kersten and Crommelin，1995)。现在脂质体作为口服疫苗载体，可利于多种疫苗接种，如甲型肝炎疫苗(Wholrab et al.，1989；Uhumwangho and Okor，2005)。

3.11.1.2 口服给药

用于口服的脂质体药物递送研究较广泛，研究报道较多。已有研究报道显示影响口服药物稳定性的主要因素包括胃肠道中的胆汁盐、pH 和胰酶。为了保护脂质体及其负载的药物免受胃肠道环境的影响，人们研究了几种膜表面聚合化学方法。但无法完全去除有毒试剂及其衍生物，从而阻碍了这些技术的充分利用。这个问题可以通过使用脂质体作为高不溶性或亲脂性药物的混悬液或增溶剂制备微乳，进一步制成软胶囊进行口服递送。利用该方法包封环孢素的研究结果表明该制剂可提高重现性和药物口服生物利用度。至于刺激黏膜的免疫应答，口服脂质体-抗原制剂也可增强抗原向抗原呈递细胞的递送，抗原呈递细胞能主动摄取胃肠道中的粒子。此外，生物相容性、设计的灵活性、抗原至抗原呈递细胞的靶向性、抗原保护及口服递送可溶性抗原对免疫应答的无效刺激也可以通过应用脂质体来实现(James and Anderson，1998；Lian and Ho，2001)。

3.11.1.3 局部给药

作为独特的应用，脂质体可促进药物经皮渗透。脂质体能够降低局部应用药物的副作用，因为在脂质体作为局部制剂使用时，它们只需要小剂量。此外，它们增加了皮肤对负载药物的渗透性。在皮肤护理和化妆品应用中脂质体也非常重要。因此，脂质体常制备成化妆品分散液或水凝胶(Gabrijelčič，1995)。亲水性聚合物是凝胶的合适增稠剂。然而，脂质体在某些情况下可能被包覆在水凝胶的聚合物网状结构中，因此，降低了经皮给药的生物利用度(Cevc and Blume，1992；Cevc et al.，1995)。然而 Gabrijelčič 等(1990)发现由黄原胶制备的水凝胶能增强脂质体包封物质向皮肤的转运。增强药物皮肤转运归功于作为药物载体的囊泡的脂质性质(Uhumwangho and Okor，2005)。

3.11.1.4　艾滋病治疗

许多抗逆转录病毒核苷酸类似物被用于治疗患有获得性免疫缺陷综合征(艾滋病)的患者。反义寡核苷酸是重要的抗病毒药物之一，在人免疫缺陷病毒-1(HIV-1)的治疗中表现出较强的临床效果(Lavigne et al.，2001)。抗病毒药物通过抑制逆转录酶及抑制病毒 DNA 的合成来抑制 HIV 的复制。这些抗病毒药物的剂量相关毒性一直是 HIV 治疗的主要安全问题。将有效剂量药物包封在脂质体中可以最大限度地降低这些药物的毒性。由于与宿主组织相比脂质体更容易被病毒摄取，因此，将抗病毒药物包封于脂质体中具有更好的治疗效果(Oussoren et al.，1999；Uhumwangho and Okor，2005)。

3.11.1.5　增强抗生素药效和安全性

多种因素阻碍了抗生素的有效治疗作用。基于酶促作用的抗生素降解是其中的一个重要因素。头孢菌素和青霉素对 β-内酰胺酶的降解作用高度敏感，能使其完全失活，从而导致较差的临床结果。脂质体包封抗生素是避免这种降解的关键方法。同样，脂质体递送抗生素增加了药物的细胞摄取量，减少了它们所需的有效剂量，以及降低发生剂量依赖性毒性。目前已知，两性霉素 B 的脂质体递送具有这些优点(Uhumwangho and Okor，2005)。

3.11.1.6　癌症治疗

几乎所有的抗癌药物在体外都表现出对癌细胞较强的细胞毒作用，但体内药效下降。另一个问题是它们的治疗指数较低。由于它们无法以治疗浓度到达特定靶位点，药物在达到对癌细胞产生抗肿瘤作用所需的剂量时对正常组织也有细胞毒性作用(Sharma and Sharma，1997)。

递送抗癌药物的脂质体制剂倍受关注。我们希望负载抗癌药物的脂质体能够将药物从血循环递送至肿瘤部位。研究表明，脂质体递送药物可降低心脏毒性和皮肤毒性。在动物实验中，与游离抗癌药物组相比，脂质体递药组动物存活率更高。类似的研究也发现载药脂质体可增加肿瘤组织中的药物量。与游离药物溶液相比，脂质体递送药物对实体肿瘤具有更优的抗肿瘤作用。通过靶向针对恶性细胞上表达的抗原的特异性配体进行选择性递送，可以进一步改善抗癌药物的脂质体靶向性。该方法不仅提高了治疗效果，还降低了与化疗相关的副作用。作为领域发展新趋势，长循环免疫脂质体已表现出更好的治疗效果。在新系统中，PEG 修饰脂质体在 PEG 的远端附着抗体，因此具备更好的靶向性和选择性。使用高毒性抗癌药物进行免疫脂质体癌症化疗已经取得较好的主动靶向效果。这种类型的主动靶向包含融合基因分子，促进脂质体与靶向位点和细胞结合或通过胞吞作用过程内化。与放射疗法和化学疗法相比，光动力疗法(PDT)具有较低的副作用。含有光敏剂的长循环脂质体可通过 PDT 在化学疗法中发挥重要作用(Daraee et al.，2016)。

3.11.1.7 肺部给药应用

肺部给药途径，已成为药物实现各种治疗和预防目的的理想靶向方式。与其他途径相比，肺部给药具有若干优势，在过去 20 年中，研究者对该途径在药物局部和全身治疗及诊断方面的应用进行了广泛研究。许多药物如肽和蛋白质在不良的胃肠环境中高度不稳定，并且会降解。而肺部给药则是这类敏感药物的理想和适宜的给药途径。

为了实现药物的局部和全身治疗效果，经肺靶向递送已经成为研究最广泛的方法之一。药物递送体由于在肺部局部治疗的潜力，在肺部感染和疾病的治疗中尤为重要。与常规治疗相比，通过载体向肺部输送药物可使得药物在肺部的沉积更具部位特异性，从而降低药物治疗剂量及副作用。科学家们正在进一步寻找可能的方法来解决肺部给药所面临的挑战，并利用这一途径的其他优势。他们对用于肺部给药的药物递送载体如脂质体、胶束和其他胶体系统产生了兴趣。

作为肺部药物递送体，与非包封药物的气溶胶相比，脂质体制剂具有优势。载药脂质体经肺给药能够延长药物的局部和全身治疗效果。同样，脂质体药物递送能促进药物在细胞内递送，尤其是上皮细胞、肺泡巨噬细胞和肿瘤细胞。这种药物递送还可以防止对肺组织的局部刺激并降低药物毒性。利用表面结合的配体或抗体，脂质体药物递送至肺部的最显著优势是"特定细胞群目标"。被上皮细胞吸收并完整地到达体循环(Gaspar et al.，2008)。

⟫⟫⟫ 3.12　靶向给药脂质体

脂质体作为一种重要药物候选载体而得到广泛认可。尽管它们具有多种增强治疗效率的功能特征，但是普通的脂质体无法实现针对药物作用位点特异性递送。此外，非特异性或普通脂质体的细胞摄取也是有限的。利用含有大分子如寡核苷酸适配体、反义寡核苷酸和基因的功能性脂质体药物递送系统能解决普通脂质体的这些局限性。利用碳水化合物、功能性聚合物抗体、配体和肽将脂质体的功能化，通过增加细胞摄取、转运和递送、内吞作用或其他过程实现将负载内容物或药物递送至靶位点(Allon et al.，2012；Buyens et al.，2012；Kunisawa et al.，2005；Yang et al.，2011)。设计有特定释放和靶向机制的脂质体药物递送系统能够在指定的位点达到所需药物浓度并保持较低的全身浓度。脂质体通过以下方式实现靶向药物递送。

3.12.1　脂质体的被动靶向

为了使纳米药物递送系统正常有效地发挥作用，它们必须避免被 MPS 摄取。因此，它们必须能够长时间滞留在体循环中。普通脂质体通过 MPS 时迅速地被清除。10 年来，脂质体功能化的研究促进了长循环脂质体的发展。研究者发现在纳米范围内的粒子能优先通过 EPR 效应沉积在靶位点上（Maeda et al.，2000）。由于存在渗漏的脉管系统而增强大分子外渗到梗死、炎症区域和肿瘤组织中，这与 EPR 效应有关。这种类型的脂质体制剂已成为开发被动靶向策略的基础。可以通过以下几种方法实现脂质体被动靶向药物。

3.12.1.1　常规和阳离子脂质体

普通的脂质体制剂长期以来一直是优良的药物载体，其成功地提高了治疗效果，具有极大的科学价值，目前已被广泛用于从抗生素到抗癌药等各种药物的递送，也被广泛用于通过口服、局部、吸入和静脉途径递送药物。但是这些脂质体很容易从血流中被快速清除。当通过静脉给药时，它们会被网状内皮系统（MPS）迅速摄取，并从全身循环中清除。MPS 在肝脏和脾脏中的快速摄取，降低了它们在身体其他组织的分布量，并可能对 MPS 器官造成毒性。最近在脂质体领域有许多新的研究。

阳离子脂质体带有正电荷，并且它们优于递送基因的普通脂质体。基因与阳离子载体系统结合，进一步保护它们免受酶降解作用。目前这种阳离子型脂质体也具有某些缺点。与普通脂质体相比，它们的稳定性较差。MPS 摄取通常是由于它们与血液中带负电的蛋白的结合。由于它们的非特异性结合方式，还会对细胞产生毒性。尽管如此，仍有许多阳离子脂质体制剂用于递送短发夹状 RNA（shRNA）、siRNA、DNA 和其他寡核苷酸的研究报道（Sriraman and Torchilin，2014；Wang et al.，2016）。

3.12.1.2　隐形脂质体

如前文所述，因为肝脏和 MPS 的作用，普通脂质体易从身体中被清除。它们的表面包被可以防止它们被快速清除，从而增加它们的循环时间，并增加它们在目标部位的浓度。将 PEG 附着到脂质体的表面称为脂质体的 PEG 化，是最广泛的方式之一（图 3.4）。PEG 化过程中，在空间上稳定脂质体，防止它们与血液蛋白质结合的物质称为调理素，这也阻止了 MPS 对脂质体的摄取，从而使它们在血液中长期循环。此外，脂质体表面 PEG 功能化改变了脂质体的药物释放动力学，从而实现了较慢的释放速率（Torchilinl and Papisov，1994；Er et al.，2009）。

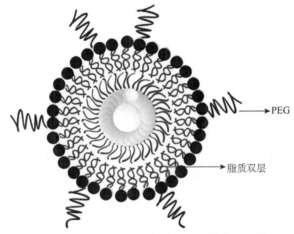

图 3.4 用 PEG 功能化的隐形脂质体的示意图

PEG化是最常用且被广泛使用的实现脂质体制剂体内长循环的方法。其他聚合物材料也具备这种作用（Romberg et al.，2007b）。丝素蛋白被用作脂质体的涂层，涂覆于脂质体酪氨酸激酶抑制剂大黄素（Cheema et al.，2007）。这种丝素蛋白以不同方式增强脂质体的治疗效果。它保护药物不受代谢酶的影响，并可控制脂质体的药物释放。目前还有使用壳聚糖来涂覆脂质体的研究报道（Liu and Park，2009）。使用壳聚糖涂覆的载药脂质体为眼部药物递送开辟了新的途径。脂质体用于眼部药物递送主要是由于其较强的生物相容性和黏膜黏附性（Diebold et al.，2007；Li et al.，2009）。使用葡萄糖、羟基芘三磺酸和阿仑膦酸盐制备L-b-L脂质体是获得这种特性的另一种方法（Fukui and Fujimoto，2009）。当脂质体用白蛋白包被时，得到了有趣的结果。脂质体的白蛋白涂层使其与血清蛋白的结合减少，因此，脂质体在血液中的循环时间增加（Furumoto et al.，2007）。同样地，用聚乙烯醇和PEG联合包覆的脂质体也显示出更好的长循环功能（Shehata et al.，2008）。在另一项研究中，PEG和白蛋白的联合应用提高了脂质体多柔比星对荷瘤大鼠的疗效（Yokoe et al.，2008）。

3.12.1.3 刺激响应型脂质体

采用各种方式来增强脂质体介导的药物递送。包括增强脂质体制剂的稳定性及其在体循环中的循环时间，靶向特定细胞和组织，以及促进胞质内递送。在临床上，普通脂质体作为局部化疗的首选纳米载体。第二代脂质体，即所谓的刺激响应型脂质体，在提供位点特异性化疗方面获得了更广泛的认可。此类刺激响应型脂质体能实现触发释药，增加治疗在空间和时间方面可控性(Félix et al.，2002；Jhaveri et al.，2014；Ta and Porter，2013；Wang and Kim，2014)。这种智能结构设计的脂质体对于递送化学治疗药物十分重要，因为它们能在患病部位提供较高浓度的诊疗药物或治疗药物。

当某些外部或内部信号发生时，刺激响应型脂质体在特定位点释放其负载的内容物。到目前为止，已有各种刺激响应型脂质体的研究报道。在某些来自内部或外部刺激作用下，脂质体膜不稳定，刺激响应型脂质体将保护其负载药物，避免其降解，在特定区域中以爆炸式释放药物。这种刺激包括组织特异性酶、生理 pH 的改变、电解质浓度或生理温度的改变等。物理、化学和生物化学刺激能够改变脂质体的结构组成或构象，从而诱导其负载内容物在特定靶组织或生理环境中释放。这种体系最突出的优点是它们能够减少负载药物对正常组织的副作用，因为它们的大部分药物都累积在目标区域(Tila et al.，2015)。关于不同的刺激响应型脂质体的讨论如下：

3.12.1.3.1 热敏脂质体

目前，热敏脂质体药物递送在制药科学领域特别是在肿瘤化疗方面倍受关注。在许多疾病中对高热的探索促进热敏脂质体药物递送的研究不断发展。此外，还有其他简单的对靶部位进行加热的方法。通过在高温下分解制剂，触发释放和肿瘤内的受体靶向，也可以改善脂质体中包封药物的疗效。因此，联合靶向热敏脂质体已经成为药物特异性递送的备选载体(Tila et al.，2015)。

Yatvin 等首次提出热敏感脂质体，使用磷脂制备热敏脂质体，磷脂具有比生理温度高几度的凝胶-液晶相变温度(Yatvin et al.，1978；Park et al.，2013；Pradhan et al.，2010)。最常见的是，采用相变温度在 41~42℃的磷脂制备热敏脂质体。它们在高于生理温度几度时发生凝胶-液相相变(图 3.5)。为了制备长循环热敏脂质体，采用 PEG 或低聚甘油对它们进行修饰。最近，已经出现用于热化学疗法的磁性热敏感脂质体，通过磁性和高温触发从脂质体释放药物(Chokshi et al.，2011；Kim and Kim，2002；Zhou et al.，2012)。

DPPC 由于其较低的相变温度，即 41℃，被广泛用于热敏脂质体的研究。目前，已有使脂质体具有热敏感性的各种聚合物的研究报道。此类研究有助于实现脂质体的功能化，以温度依赖性方式调节它们的释药行为、改善与细胞表面的亲和力及其表面性质。结合某些聚合物的接枝结构改造也可以使脂质体具有热敏性。它们具有略低于生理温度的较低临界溶解温度。因为这些聚合物在临界溶液温度以下是可溶的，并且当温度升高到临界溶液温度以上时发生沉淀，在沉淀过程中脂质体膜被破坏并导致药物释放。聚[(2-(2-乙氧基)乙氧基乙基乙烯基醚)](EOEOVE)和聚-NIPAM 是最常用的聚合物(Kim and Kim，2002；Cho et al.，2007；Kono et al.，2014；Tila et al.，2015)。热敏聚合物的毒性和生物可降解性问题限制了它们在制备热敏脂质体中的应用。联合热敏脂质体与轻度高热作用(39~42℃)已经成为增加肿瘤内药物浓度从而治疗肿瘤的另一种策略(Park et al.，2013)。

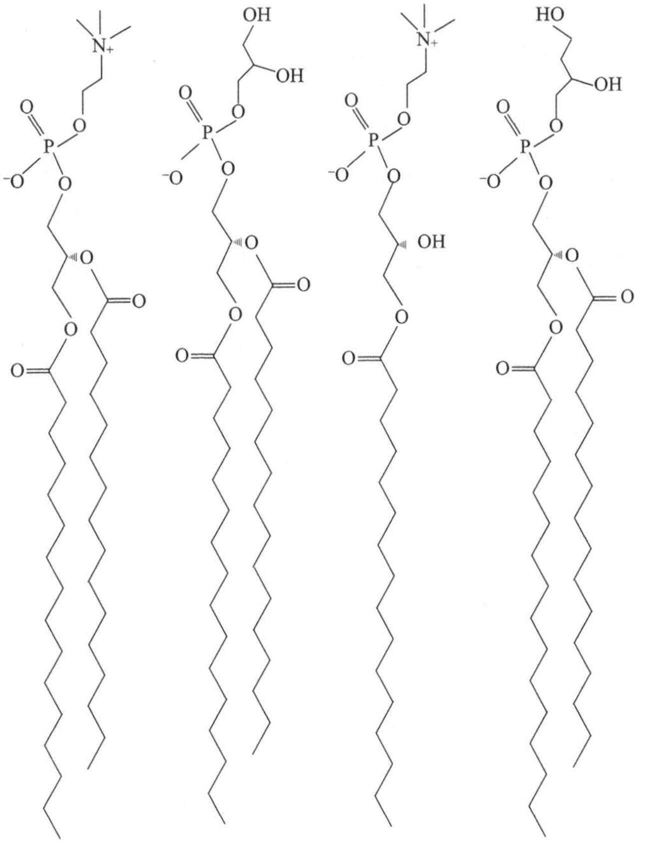

DPPC　　　　DPPG　　　MPPC　　　DPPGOG

图3.5　用于热敏脂质体的一些热敏性脂质的结构

3.12.1.3.2　pH 敏感脂质体

pH 敏感脂质体是所有触发释药系统中较重要的一种，因为它利用了部分组织内部酸性生理条件而触发释药。各种病理部位具有明确的 pH，并且疾病部位和正常组织之间常常存在 pH 差异(Yatvin et al.，1980；Liu and Huang，2013；Simoes et al.，2004)。肿瘤细胞的微环境具有酸性 pH，这一特性被广泛用于 pH 响应体系。肿瘤细胞中的细胞外 pH(5.7~7.0)比正常血液 pH(7.4)低。在细胞外环境和细胞内区室如溶酶体核和内体(pH 4.5~6.5)之间也存在 pH 梯度。该 pH 梯度对于经过内吞作用进入细胞的溶酶体和核内体的药物载体是十分重要的。

pH 敏感脂质体在生理 pH 下是稳定的，但是当进入酸性环境时它们会变得不稳定，从而导致其负载的基因或药物的释放，通过内吞途径有效递送到细胞质中。目前，已知各种 pH 敏感脂质体具有不同的 pH 敏感触发机制。这种 pH 响应系统的最终目的是控制释放，增加药物在目标部位蓄积。

为了构建这样的体系，通常采用的方法是磷脂酰乙醇胺或其衍生物与含有酸性基团的化合物的联用。酸性基团在中性 pH 下起稳定剂的作用。然而，这些基团可以与血浆蛋白相互作用，从而导致脂质体从体循环中消除。利用不带电且可分解的组分的 pH 依赖性水解作用是构建此类体系的另一种机制。通过含有二硫键的膜脂的硫解作用将这些组分加入膜中 (Liu and Huang, 2013; Ducat et al., 2011; Momekova et al., 2007; Sánchez et al., 2011)。二氧化碳前体在药物递送系统中的应用促进 pH 响应体系的新进展。生物相容性碳酸氢盐是最常用的二氧化碳前体。当载体系统与酸性环境接触时，碳酸氢根离子与酸反应，产生二氧化碳气泡 (Chen et al., 2012)。

此外，可以向脂质体分散体中加入 pH 敏感物质或在囊泡制备期间通过加入 pH 敏感聚合物或脂质来制备 pH 敏感脂质体。这些脂质体在生理 pH 下是稳定的，但在酸性环境中变得不稳定并具有融合性质。一旦它们被内吞，pH 响应型脂质体因为内体较低 pH 而与内泡膜发生膜融合，并因为其不稳定性，将其内容物释放到细胞质中 (Tila et al., 2015)。

3.12.1.3.3 酶敏感脂质体

将可降解的细胞外酶包被于脂质体表面是另一种有效药物递送的方法 (Romberg et al., 2007a)。目前，基质金属蛋白酶 (MMPs) 对于脂质体负载内容物的触发释放引起研究者的关注 (Sarkar et al., 2007)。这些 MMPs 可作为辅助纳米载体释放的可行靶标。不同的 MMPs 被广泛用于各种疾病模型。目前，已有使用可切割的 MMP-9 脂肽相关研究 (Banerjee et al., 2009)。MMP-9 通过酶裂解作用破坏脂质体的结构完整性，从而释放出最大量的羧基荧光素染料。关于 siRNA 的递送，也有磷脂酶 2 敏感脂质体制剂研究报道 (Foged et al., 2007)。这种类型递送系统的另一个研究是有关 PEG 修饰的还原型谷胱甘肽脂质体制剂，用于细胞内递送 DNA (Shirazi et al., 2012)。

3.12.1.3.4 超声敏感脂质体

超声敏感脂质体的研发需要脂质体中具有特别的气穴及装载药物。它们被认为是脂质体微泡。在应用外部施加的超声波后，这些脂质体在目标部位累积、破裂并释放其负载的药物。脂质体膜的组成高度影响其对应用超声作用的敏感性 (Klibanov et al., 2010; Shirazi et al., 2012; Evjen et al., 2013)。因此，已有声学脂质体用于递送药物的研究报道，如多柔比星、甲泼尼龙琥珀酸酯 (Ibsen et al., 2011; Schroeder et al., 2007; Tinkov et al., 2010) 和顺铂 (Schroeder et al., 2009)。在基因递送领域，它们已用于递送 DNA (Suzuki et al., 2010)、RNA (Chen et al.,

2009)和其他寡核苷酸(Buchanan et al.，2010)。

3.12.1.3.5 磁性脂质体

通过包封磁赤铁矿(γ-Fe$_2$O$_3$)或磁铁矿(Fe$_3$O$_4$)的纳米氧化铁粒子制备磁性脂质体。当施加外部磁场时，这些类型的脂质体会触发递送。施加外部磁场时作为MRI造影剂和在高热中作为热介质治疗癌症。它们能与触发释放的药物相结合，以实现更有效和更安全的个性化治疗。当用作MRI造影剂时，脂质体包封磁性纳米粒子降低其毒性并且增强其作为MRI造影剂的功效(Eloy et al.，2014)。

3.12.1.3.6 高热敏感脂质体

高热在靶向药物递送中的作用是十分引人关注的。它能增加纳米药物递送系统在靶标组织的血管渗透性(Li et al.，2013b)，并从热敏递送系统中释放药物(Li et al.，2010)。增加渗透性和触发药物释放的组合策略能将药物递送至靶点(Koning et al.，2010)。它也用于影像引导疗法。最近，已有使用磁性脂质体通过磁性流体高热诱导细胞死亡并将其与细胞毒性分子的递送相结合的研究报道(Sriraman and Torchilin，2014；Clares et al.，2013)。

3.12.2 脂质体的主动靶向

主动靶向策略用于通过某些药物递送系统取得快速治疗效果。因此，作为主动靶向载体应能有效地在指定组织内与特定细胞相结合。脂质体制剂研究广泛，其利用对靶组织或细胞独特的配体或受体靶向某些特定细胞或靶点。主动靶向脂质体递药主要利用脂质体膜上存在的化学偶联配体。靶向递送系统的研发需要对目标组织有深入的了解，以克服若干屏障，保证药物在治疗水平上的递送。主动靶向脂质体可以与被动靶向脂质体以相同的方式进入特定靶位点，即 EPR 效应。当配体附着的脂质体进入目标部位时，配体开始发挥作用，结合并随后内化到细胞内，如图3.6所示。在这里，本章对基于各种配体的脂质体的主动靶向药物递送系统进行论述。

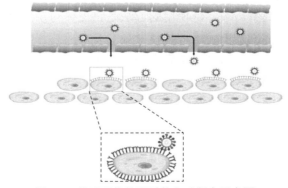

图3.6 基于配体的脂质体主动靶向示意图

3.12.2.1　抗体介导的脂质体主动靶向

该领域的大多数研究涉及利用多种抗体达到肿瘤靶向目的。用抗体靶向的脂质体提高药物治疗功效时需要内化抗体,如 B 淋巴瘤细胞(CD19) (Torchilin,2005；Sapra and Allen，2002)。虽然抗体介导的纳米载体靶向通常对靶组织或器官有较高亲和力，但它们的持续给药可能会导致不良反应。

研究表明曲妥珠单抗和利妥昔单抗脂质体增强了体内和体外活性(Chiu et al.，2007)。milatuzumab，一种 CD74 拮抗单克隆抗体(mAb)，当加入脂质体时，对慢性淋巴细胞白血病细胞具有较高毒性(Hertlein et al.，2010)。利用 mAb 抗体还可实现作为信号传导的抗体和包封药物之间的协同或累加效应。此外，使用这种抗体，可以在一个肿瘤细胞系但不能在其他肿瘤细胞中高效地靶向表达特异性抗原(Sawant et al.，2008)。最近，已有利用特异性受体如转铁蛋白受体(Rivest et al.，2007)、生长因子受体(Van Der Meel et al.，2012)和 Her-2(Shmeeda et al.，2009)受体的免疫脂质体的靶向研究报道。

3.12.2.2　叶酸介导的脂质体靶向

因为叶酸受体(FR)经常在多种肿瘤细胞中过度表达，用叶酸修饰的脂质体进行肿瘤靶向研究广泛。药物的 FR 靶向优势在于其位于上皮的顶侧而不是腔侧，从而降低了药物毒性。此外，叶酸介导的脂质体可用于递送亲水性和疏水性药物(Shmeeda et al.，2010，2013；Sriraman and Torchilin，2014)。

3.12.2.3　转铁蛋白介导的脂质体靶向

转铁蛋白受体在细胞表面上表达，其作用是允许铁的摄取。大多数肿瘤细胞的转铁蛋白受体过度表达。当靶向这些受体时，可增加细胞内递送药物浓度。这种类型的靶向还抑制这些受体的自身功能，即铁的摄取，从而产生双重类型的靶向。转铁蛋白受体也参与铁向脑的转运，因此，转铁蛋白介导的药物也可用于血脑屏障靶向药物。最广泛使用的方法是将配体与功能化的 PEG 链结合，然后将其插入脂质体制剂中。这种配体介导的靶向药物递送能够抑制药物 P-gp 外排，从而促进药物通过内吞作用进入细胞(Soni et al.，2008；Van Rooy et al.，2011；Kobayashi et al.，2007)。

3.12.2.4　多肽介导的脂质体靶向

多肽介导的脂质体由于其具备各种优点而广泛用于递送抗癌药物(Chang et al.，2009)、DNA(Allon et al.，2012)和 siRNA(Tagalakis et al.，2011；Bedi et al.，2011)。它们的结构可修饰且比抗体小，易于化学合成以满足靶向需求。为了更有效地实现靶向纳米载体，最近已有噬菌体展示库的研究，以促进多肽介导的脂质体药物递送(Jayanna et al.，2009)。它们是工程化药物递送系统(Shahin et al.，2013)，并且能够结合存在于细胞表面的特定受体(Shroff and Kokkoli，2012)和具有高亲和力的蛋白质(Li et al.，2013a)。

⨠⨠⨠ 3.13 新一代脂质体

为了解决常规脂质体的常见稳定性问题，科学家一直在寻找可以解决这些脂质体问题的新型药物递送系统。由此，产生了新一代脂质体。

3.13.1 前体脂质体

将脂质和药物与可溶性载体结合形成的自由流动颗粒状物质称为前体脂质体。在再次水化时形成等渗脂质体混悬液。前体脂质体方法用于商业上大规模生产含有亲脂性较强药物的稳定脂质体(Dua et al.，2012)。前体脂质体能赋予制剂较好的长期稳定性。

3.13.2 四醚脂质体

四醚脂质体也属于改良型脂质体。它们用一种或多种脂质制备，主要是从古细菌膜获得的二醚和(或)四醚脂质(Patel et al.，2000)。古细菌脂质在许多条件下非常稳定。与普通脂质体相比，四醚脂质体对酸性介质、高盐度、温度、厌氧环境和高压表现出更高的稳定性(Sprott，1992)。也可以由具有与古细菌醚类脂质相似性质的合成衍生的脂质制备四醚脂质体。这些合成脂质具有在 sn-2，3-甘油碳上通过醚键连接的规则支链的植烷基链。四醚脂质体的稳定性较高归因于古细菌脂质的各种特性。其醚键在较宽的 pH 范围内更稳定。此外，它们的甲基支链有助于降低结晶度和渗透性。古细菌脂质中的完全饱和的烷基链可避免脂质膜的氧化降解，增强稳定性。由于甘油骨架的独特立体化学结构，四醚脂质体膜可抵抗酶的作用(Patel and Sprott，1999；Jacquemet et al.，2009)。

3.13.3 病毒体

病毒体作为一种脂质体制剂中先进的形式，它们的制备旨在增强脂质体的组织靶向能力。它们通过脂质体表面融合病毒膜蛋白而制备(Kaneda，

2000)。病毒体被广泛用于 DNA 和药物的细胞内递送。此外，已有可用于向免疫系统递送蛋白质抗原的新型疫苗的研究，制备了大量用于动物和人类的疫苗。含有流感病毒刺突蛋白的病毒体制剂在递送流感疫苗方面尤为重要 (Çağdaş et al.，2014)。

3.13.4　传递体

这是为透皮给药而设计的新一代脂质体。传递体用于局部递送肽和蛋白质，包括胰岛素、疫苗、血清白蛋白等。传递体具有可塑性和柔软性，并且具有非侵入性。它们用于将药物穿过或深入到皮肤层，进入体循环。可保护药物并增强部位特异性，同时提供更深的皮肤渗透和较强的结构灵活性。由于在自然界中脂质是超分子聚集体，因此，它们在性质上具有广泛的灵活性。因为它们具有柔韧性和极强的穿透能力，所以主要用于局部递送非甾体抗炎药，如布洛芬和双氯芬酸 (Jain et al.，2005a，b)。

3.13.5　醇质体

在脂质体基础上，1998 年 Touitou 等进行了醇质体的研究，醇质体含有相对较高浓度的磷脂、醇(乙醇或异丙醇)和水。这些软囊泡的大小从纳米到微米不等。高浓度的乙醇是醇质体的独特之处。醇质体中的乙醇可改变皮肤脂双层组织排列，因此当其加入囊泡膜时，可增强囊泡穿透角质层的能力。此外，由于高浓度的乙醇，脂质膜的堆积排列不如传统的囊泡紧密，但具有相同的稳定性，结构延展性较强，并能提高药物在角质层脂质中的分布(Patel，2007；Çağdaş et al.，2014)。

3.13.6　类脂囊泡

通过非离子脂质(烷基醚和烷基酯)的自组装制得类脂囊泡。它们还含有胆固醇，并表现出与脂质体相似的行为。类脂囊泡更稳定，能增加包封药物的稳定性。因此，在制备和储存方面它们并不需要进行特殊的处理。作为多功能载体，类脂囊泡可用于改善可溶性药物的口服生物利用度，提高药物通过皮肤的渗透性(Imran et al.，2016；Ullah et al.，2016)。它们的口服吸收优于磷脂的脂质体制剂，它们不易受胆汁盐、肠胃外等因素影响。它们具有高度生物可降解性、生物相容性和较低的非免疫原性。此外，由于它们能够避免在早期清除并能在体内循环更长时间，因此，类脂囊泡优于其他载体系统，提高了药物的治疗效果(Gangwar et al.，2012)。

3.13.7　非磷脂脂质体

通过修饰脂质体或类脂囊泡而形成非磷脂脂质体。它们由聚氧乙烯脂肪酸、胆固醇和游离脂肪酸的单酯组成，直径 0.1~1.0 μm。含有 2~7 个双层壳，壳内是由大量亲水性或疏水性材料组成的无定型核心，产生非结构化空间 (Pinsky，2008)。类脂囊泡的表面可以荷正电、负电或呈电中性，而内部无定型核心可以负载高达 80%~85% 的药物。

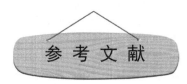

参 考 文 献

Allen, T.M., Cullis, P.R., 2013. Liposomal drug delivery systems: from concept to clinical applications. Adv. Drug Deliv. Rev. 65, 36-48.

Allon, N., Saxena, A., Chambers, C., Doctor, B.P., 2012. A new liposome-based gene delivery system targeting lung epithelial cells using endothelin antagonist. J. Control. Release 160, 217-224.

Andhale, V.A., Patil, P.R., Dhas, A.U., Chauhan, P.D., Desai, S.V. Available Online through Research Article www.ijptonline.com.

Anton, K., Van Hoogevest, P., Frederiksen, L., 1994. Preparation of a Liposome Dispersion Containing an Active Agent by Compression-Decompression. EP616801.

Anzai, K., Yoshida, M., Kirino, Y., 1990. Change in intravesicular volume of liposomes by freeze-thaw treatment as studied by the ESR stopped-flow technique. Biochim. Biophys. Acta 1021, 21-26.

Banerjee, J., Hanson, A.J., Gadam, B., Elegbede, A.I., Tobwala, S., Ganguly, B., et al., 2009. Release of liposomal contents by cell-secreted matrix metalloproteinase-9. Bioconjug. Chem. 20, 1332-1339.

Bangham, A., Standish, M.M., Watkins, J., 1965. Diffusion of univalent ions across the lamellae of swollen phospholipids. J. Mol. Biol. 13, 238-IN27.

Barnadas-RodrıGuez, R., Sabés, M., 2001. Factors involved in the production of liposomes with a high-pressure homogenizer. Int. J. Pharm. 213, 175-186.

Batzri, S., Korn, E.D., 1973. Single bilayer liposomes prepared without sonication. Biochim. Biophys. Acta 298, 1015-1019.

Bedi, D., Musacchio, T., Fagbohun, O.A., Gillespie, J.W., Deinnocentes, P., Bird, R.C., et al., 2011. Delivery of siRNA into breast cancer cells via phage fusion proteintargeted liposomes. Nanomedicine 7, 315-323.

Berger, N., Sachse, A., Bender, J., Schubert, R., Brandl, M., 2001. Filter extrusion of liposomes using different devices: comparison of liposome size, encapsulation efficiency, and process characteristics. Int. J. Pharm. 223, 55-68.

Betz, G., Aeppli, A., Menshutina, N., Leuenberger, H., 2005. In vivo comparison of various liposome formulations for cosmetic application. Int. J. Pharm. 296, 44-54.

Bochot, A., Fattal, E., 2012. Liposomes for intravitreal drug delivery: a state of the art. J. Control.

Release 161, 628-634.

Buchanan, K.D., Huang, S.-L., Kim, H., Mcpherson, D.D., Macdonald, R.C., 2010. Encapsulation of NF-κB decoy oligonucleotides within echogenic liposomes and ultrasound-triggered release. J. Control. Release 141, 193-198.

Buyens, K., De Smedt, S.C., Braeckmans, K., Demeester, J., Peeters, L., Van Grunsven, L.A., et al., 2012. Liposome based systems for systemic siRNA delivery: stability in blood sets the requirements for optimal carrier design. J. Control. Release 158, 362-370.

Çağdaş, M., Sezer, A.D., Bucak, S., 2014. Liposomes as potential drug carrier systems for drug delivery. Application of Nanotechnology in Drug Delivery. InTech, Croatia.

Cevc, G., Blume, G., 1992. Lipid vesicles penetrate into intact skin owing to the transdermal osmotic gradients and hydration force. Biochim. Biophys. Acta 1104, 226-232.

Cevc, G., Schätzlein, A., Blume, G., 1995. Transdermal drug carriers: basic properties, optimization and transfer efficiency in the case of epicutaneously applied peptides. J. Control. Release 36, 3-16.

Chang, D.-K., Lin, C.-T., Wu, C.-H., Wu, H.-C., 2009. A novel peptide enhances therapeutic efficacy of liposomal anti-cancer drugs in mice models of human lung cancer. PLoS One 4, e4171.

Cheema, S.K., Gobin, A.S., Rhea, R., Lopez-Berestein, G., Newman, R.A., Mathur, A.B., 2007. Silk fibroin mediated delivery of liposomal emodin to breast cancer cells. Int. J. Pharm. 341, 221-229.

Chen, C., Han, D., Cai, C., Tang, X., 2010. An overview of liposome lyophilization and its future potential. J. Control. Release 142, 299-311.

Chen, K.-J., Liang, H.-F., Chen, H.-L., Wang, Y., Cheng, P.-Y., Liu, H.-L., et al., 2012. A thermoresponsive bubble-generating liposomal system for triggering localized extracellular drug delivery. ACS Nano 7, 438-446.

Chen, Z., Liang, K., Liu, J., Xie, M., Wang, X., Lü, Q., et al., 2009. Enhancement of survivin gene downregulation and cell apoptosis by a novel combination: liposome microbubbles and ultrasound exposure. Med. Oncol. 26, 491-500.

Chiu, G.N., Edwards, L.A., Kapanen, A.I., Malinen, M.M., Dragowska, W.H., Warburton, C., et al., 2007. Modulation of cancer cell survival pathways using multivalent liposomal therapeutic antibody constructs. Mol. Cancer Ther. 6, 844-855.

Cho, E.C., Lim, H.J., Shim, J., Park, J.Y., Dan, N., Kim, J., et al., 2007. Effect of polymer characteristics on structure of polymer-liposome complexes. J. Colloid. Interface Sci. 311, 243-252.

Chokshi, S., Benjamin, C., Ranjan, A., Chung, P., Negussie, A., Rastinehad, A., et al., 2011. 1624 Low temperature-sensitive liposome encapsulated docetaxel and doxorubicin in a xenograft murine model of prostate cancer. J. Urol. 185, e651.

Clares, B., Biedma-Ortiz, R.A., Sáez-Fernández, E., Prados, J.C., Melguizo, C., Cabeza, L., et al., 2013. Nano-engineering of 5-fluorouracil-loaded magnetoliposomes for combined hyperthermia and chemotherapy against colon cancer. Eur. J. Pharm. Biopharm. 85, 329-338.

Coderch, L., Fonollosa, J., De Pera, M., Estelrich, J., De La Maza, A., Parra, J., 2000. Influence of cholesterol on liposome fluidity by EPR: relationship with percutaneous absorption. J. Control. Release 68, 85-95.

Colas, J.-C., Shi, W., Rao, V.M., Omri, A., Mozafari, M.R., Singh, H., 2007. Microscopical investigations of nisin-loaded nanoliposomes prepared by Mozafari method and their bacterial targeting. Micron 38, 841-847.

Daraee, H., Etemadi, A., Kouhi, M., Alimirzalu, S., Akbarzadeh, A., 2016. Application of liposomes in medicine and drug delivery. Artif. Cells Nanomed. Biotechnol. 44, 381-391.

Deamer, D., Bangham, A., 1976. Large volume liposomes by an ether vaporization method. Biochim. Biophys. Acta 443, 629-634.

Deamer, D.W., 1978. Preparation and properties of ether-injection liposomes. Ann. N.Y. Acad. Sci. 308, 250-258.

Diebold, Y., Jarrín, M., Saez, V., Carvalho, E.L., Orea, M., Calonge, M., et al., 2007. Ocular drug delivery by liposome-chitosan nanoparticle complexes (LCS-NP). Biomaterials 28, 1553-1564.

Dittrich, P.S., Heule, M., Renaud, P., Manz, A., 2006. On-chip extrusion of lipid vesicles and tubes through microsized apertures. Lab. Chip 6, 488-493.

Dua, J., Rana, A., Bhandari, A., 2012. Liposome: methods of preparation and applications. Int. J. Pharm. Stud. Res. 3, 14-20.

Ducat, E., Deprez, J., Gillet, A., Noël, A., Evrard, B., Peulen, O., et al., 2011. Nuclear delivery of a therapeutic peptide by long circulating pH-sensitive liposomes: benefits over classical vesicles. Int. J. Pharm. 420, 319-332.

Egbaria, K., Weiner, N., 1990. Liposomes as a topical drug delivery system. Adv. Drug Deliv. Rev. 5, 287-300.

Eloy, J.O., De Souza, M.C., Petrilli, R., Barcellos, J.P.A., Lee, R.J., Marchetti, J.M., 2014. Liposomes as carriers of hydrophilic small molecule drugs: strategies to enhance encapsulation and delivery. Colloids Surf. B Biointerfaces 123, 345-363.

Er, Y., Barnes, T.J., Fornasiero, D., Prestidge, C.A., 2009. The encapsulation and release of guanosine from PEGylated liposomes. J. Liposome Res. 19, 29-36.

Evjen, T.J., Hupfeld, S., Barnert, S., Fossheim, S., Schubert, R., Brandl, M., 2013. Physicochemical characterization of liposomes after ultrasound exposure-mechanisms of drug release. J. Pharm. Biomed. Anal. 78, 118-122.

Fei, W., 2013. Liposomes for targeted drug delivery.

Félix, M.M., Umakoshi, H., Shimanouchi, T., Yoshimoto, M., Kuboi, R., 2002. Characterization and control of stimuli-induced membrane fusion of liposomes in the presence of proteins and stimuli responsive polymers. Biochem. Eng. J. 12, 7-19.

Filion, M.C., Phillips, N.C., 1997. Toxicity and immunomodulatory activity of liposomal vectors formulated with cationic lipids toward immune effector cells. Biochim. Biophys. Acta 1329, 345-356.

Foged, C., Nielsen, H.M., Frokjaer, S., 2007. Phospholipase A2 sensitive liposomes for delivery of small interfering RNA (siRNA). J. Liposome Res. 17, 191-196.

Frederiksen, L., Anton, K., Barratt, B., Van Hoogevest, P., Leuenberger, H., 1994. Use of supercritical carbon dioxide for preparation of pharmaceutical formulations. In: International Symposium on Supercritical Fluids, pp. 235-240.

Frederiksen, L., Anton, K., Hoogevest, P.V., Keller, H.R., Leuenberger, H., 1997. Preparation of liposomes encapsulating water-soluble compounds using supercritical carbon dioxide. J. Pharm. Sci. 86, 921-928.

Fukui, Y., Fujimoto, K., 2009. The preparation of sugar polymer-coated nanocapsules by the layer-by-layer deposition on the liposome. Langmuir 25, 10020-10025.

Furumoto, K., Yokoe, J.-I., Ogawara, K.-I., Amano, S., Takaguchi, M., Higaki, K., et al., 2007. Effect of coupling of albumin onto surface of PEG liposome on its in vivo disposition. Int. J. Pharm. 329, 110-116.

Gabrijelčič, V., 1995. Influence of hydrogels on liposome stability and on the transport of liposome entrapped substances into the skin. Int. J. Pharm. 118, 207-212.

Gabrijelčič, V., Šentjurc, M., Kristl, J., 1990. Evaluation of liposomes as drug carriers into the skin by one-dimensional EPR imaging. Int. J. Pharm. 62, 75-79.

Gangwar, M., Singh, R., Goel, R., Nath, G., 2012. Recent advances in various emerging vescicular systems: an overview. Asian Pac. J. Trop. Biomed. 2, S1176-S1188.

Garg, T.K., Goyal, A., 2014. Liposomes: targeted and controlled delivery system. Drug Deliv. Lett. 4, 62-71.

Gaspar, M.M., Bakowsky, U., Ehrhardt, C., 2008. Inhaled liposomes-current strategies and future challenges. J. Biomed. Nanotechnol. 4, 245-257.

Gensure, R.H., Zeidel, M.L., Hill, W.G., 2006. Lipid raft components cholesterol and sphingomyelin increase H_1/OH_2 permeability of phosphatidylcholine membranes. Biochem. J. 398, 485-495.

Grabielle-Madelmont, C., Lesieur, S., Ollivon, M., 2003. Characterization of loaded liposomes by size exclusion chromatography. J. Biochem. Biophys. Methods 56, 189-217.

Grazia Calvagno, M., Celia, C., Paolino, D., Cosco, D., Iannone, M., Castelli, F., et al., 2007. Effects of lipid composition and preparation conditions on physical-chemical properties, technological parameters and in vitro biological activity of gemcitabineloaded liposomes. Curr. Drug Deliv. 4, 89-101.

Gref, R., Minamitake, Y., Peracchia, M.T., Trubetskoy, V., Torchilin, V., Langer, R., 1994. Biodegradable long-circulating polymeric nanospheres. Science 263, 1600-1603.

Hauschild, S., Lipprandt, U., Rumplecker, A., Borchert, U., Rank, A., Schubert, R., et al., 2005. Direct preparation and loading of lipid and polymer vesicles using inkjets. Small 1, 1177-1180.

Hertlein, E., Triantafillou, G., Sass, E.J., Hessler, J.D., Zhang, X., Jarjoura, D., et al., 2010. Milatuzumab immunoliposomes induce cell death in CLL by promoting accumulation of CD74 on the surface of B cells. Blood 116, 2554-2558.

Hinton, D.P., Johnson, C.S., 1994. Simultaneous measurement of vesicle diffusion coefficients and trapping efficiencies by means of diffusion ordered 2D NMR spectroscopy. Chem. Phys. Lipids 69, 175-178.

Hope, M., Bally, M., Webb, G., Cullis, P., 1985. Production of large unilamellar vesicles by a rapid extrusion procedure. Characterization of size distribution, trapped volume and ability to maintain a membrane potential. Biochim. Biophys. Acta 812, 55-65.

Ibsen, S., Benchimol, M., Simberg, D., Schutt, C., Steiner, J., Esener, S., 2011. A novel nested liposome drug delivery vehicle capable of ultrasound triggered release of its payload. J. Control. Release 155, 358-366.

Imran, M., Shah, M.R., Ullah, F., Ullah, S., Elhissi, A.M., Nawaz, W., et al., 2016. Glycoside-based niosomal nanocarrier for enhanced in-vivo performance of Cefixime. Int. J. Pharm. 505, 122-132.

Jacquemet, A., Barbeau, J., Lemiègre, L., Benvegnu, T., 2009. Archaeal tetraether bipolar lipids: structures, functions and applications. Biochimie 91, 711-717.

Jain, S., Jaio, N., Bhadra, D., Tiwari, A., Jain, N., 2005a. Delivery of non-steroidal anti-inflammatory agents like diclofenac. Curr. Drug Deliv. 2, 223.

Jain, S., Mishra, D., Kuksal, A., Tiwary, A., Jain, N., 2005b. Vesicular approach for drug delivery into or across the skin: current status and future prospects. Curr. Drug Deliv. 2, 222-233.

James, A., R., Anderson, K.E., 1998. The potential of liposomes in oral drug delivery. Crit. Rev. Ther. Drug Carrier Syst. 15 (5), 421-480.

Jayanna, P.K., Torchilin, V.P., Petrenko, V.A., 2009. Liposomes targeted by fusion phage proteins. Nanomedicine 5, 83-89.

Jhaveri, A., Deshpande, P., Torchilin, V., 2014. Stimuli-sensitive nanopreparations for combination cancer therapy. J. Control. Release 190, 352-370.

Johnson, S., Bangham, A., Hill, M., Korn, E., 1971. Single bilayer liposomes. Biochim. Biophys. Acta 233, 820-826.

Juliano, R.L., Stamp, D., 1975. The effect of particle size and charge on the clearance rates of liposomes and liposome encapsulated drugs. Biochem. Biophys. Res. Commun. 63, 651-658.

Kaneda, Y., 2000. Virosomes: evolution of the liposome as a targeted drug delivery system. Adv. Drug Deliv. Rev. 43, 197-205.

Kersten, G.F., Crommelin, D.J., 1995. Liposomes and ISCOMS as vaccine formulations. Biochim. Biophys. Acta 1241, 117-138.

Kim, J.-C., Kim, J.-D., 2002. Release property of temperature-sensitive liposome containing poly (N-isopropylacrylamide). Colloids Surf. B Biointerfaces 24, 45-52.

Klibanov, A.L., Shevchenko, T.I., Raju, B.I., Seip, R., Chin, C.T., 2010. Ultrasoundtriggered release of materials entrapped in microbubble-liposome constructs: a tool for targeted drug delivery. J. Control. Release 148, 13-17.

Kobayashi, T., Ishida, T., Okada, Y., Ise, S., Harashima, H., Kiwada, H., 2007. Effect of transferrin receptor-targeted liposomal doxorubicin in P-glycoprotein-mediated drug resistant tumor cells. Int. J. Pharm. 329, 94-102.

Kong, X., Yu, K., Yu, M., Feng, Y., Wang, J., Li, M., et al., 2014. A novel multifunctional poly (amidoamine) dendrimeric delivery system with superior encapsulation capacity for targeted delivery of the chemotherapy drug 10-hydroxycamptothecin. Int. J. Pharm. 465, 378-387.

Koning, G.A., Eggermont, A.M., Lindner, L.H., Ten Hagen, T.L., 2010. Hyperthermia and thermosensitive liposomes for improved delivery of chemotherapeutic drugs to solid tumors. Pharm. Res. 27, 1750-1754.

Kono, K., Kaiden, T., Yuba, E., Sakanishi, Y., Harada, A., 2014. Synthesis of oligo (ethylene glycol)-modified hyperbranched poly (glycidol) s for dual sensitization of liposomes to pH and temperature. J. Taiwan Inst. Chem. Eng. 45, 3054-3061.

Kunisawa, J., Masuda, T., Katayama, K., Yoshikawa, T., Tsutsumi, Y., Akashi, M., et al., 2005. Fusogenic liposome delivers encapsulated nanoparticles for cytosolic controlled gene release. J. Control. Release 105, 344-353.

Laouini, A., Jaafar-Maalej, C., Limayem-Blouza, I., Sfar, S., Charcosset, C., Fessi, H., 2012.

Preparation, characterization and applications of liposomes: state of the art. J. Colloid Sci. Biotechnol. 1, 147-168.

Lasic, D.D., 1993. Liposomes: From Physics to Applications. Elsevier Science Ltd, Amsterdam.

Lasic, D.D., Papahadjopoulos, D., 1998. Medical Applications of Liposomes. Elsevier, Amsterdam.

Lavigne, C., Yelle, J., Sauvé, G., Thierry, A.R., 2001. Lipid-based delivery of combinations of antisense oligodeoxynucleotides for the in vitro inhibition of HIV-1 replication. AAPS PharmSci. 3, 80-91.

Li, C., Deng, Y., 2004. A novel method for the preparation of liposomes: freeze drying of monophase solutions. J. Pharm. Sci. 93, 1403-1414.

Li, C., Wang, Y., Zhang, X., Deng, L., Zhang, Y., Chen, Z., 2013a. Tumor-targeted liposomal drug delivery mediated by a diseleno bond-stabilized cyclic peptide. Int. J. Nanomedicine 8, 1051.

Li, L., Ten Hagen, T.L., Bolkestein, M., Gasselhuber, A., Yatvin, J., Van Rhoon, G.C., et al., 2013b. Improved intratumoral nanoparticle extravasation and penetration by mild hyperthermia. J. Control. Release 167, 130-137.

Li, L., Ten Hagen, T.L., Schipper, D., Wijnberg, T.M., Van Rhoon, G.C., Eggermont, A.M., et al., 2010. Triggered content release from optimized stealth thermosensitive liposomes using mild hyperthermia. J. Control. Release 143, 274-279.

Li, N., Zhuang, C., Wang, M., Sun, X., Nie, S., Pan, W., 2009. Liposome coated with low molecular weight chitosan and its potential use in ocular drug delivery. Int. J. Pharm. 379, 131-138.

Lian, T., Ho, R.J., 2001. Trends and developments in liposome drug delivery systems. J. Pharm. Sci. 90, 667-680.

Liu, N., Park, H.-J., 2009. Chitosan-coated nanoliposome as vitamin E carrier. J. Microencapsul. 26, 235-242.

Liu, X., Huang, G., 2013. Formation strategies, mechanism of intracellular delivery and potential clinical applications of pH-sensitive liposomes. Asian J. Pharm. Sci. 8, 319-328.

Lukyanov, A., Torchilin, V., 1994. Autoclaving of liposomes. J. Microencapsul. 11, 669-672.

Maeda, H., Wu, J., Sawa, T., Matsumura, Y., Hori, K., 2000. Tumor vascular permeability and the EPR effect in macromolecular therapeutics: a review. J. Control. Release 65, 271-284.

Maherani, B., Arab-Tehrany, E., R Mozafari, M., Gaiani, C., Linder, M., 2011. Liposomes: a review of manufacturing techniques and targeting strategies. Curr. Nanosci. 7, 436-452.

Maruyama, K., Ishida, O., Kasaoka, S., Takizawa, T., Utoguchi, N., Shinohara, A., et al., 2004. Intracellular targeting of sodium mercaptoundecahydrododecaborate (BSH) to solid tumors by transferrin-PEG liposomes, for boron neutron-capture therapy (BNCT). J. Control. Release 98, 195-207.

Mayer, L., Hope, M., Cullis, P., 1986a. Vesicles of variable sizes produced by a rapid extrusion procedure. Biochim. Biophys. Acta 858, 161-168.

Mayer, L.D., Bally, M.B., Hope, M.J., Cullis, P.R., 1986b. Techniques for encapsulating bioactive agents into liposomes. Chem. Phys. Lipids 40, 333-345.

Mayer, L., Cullis, P., Balley, M., 1998. Medical Application of Liposome. Elsevier Science BV, New York, NY.

Metselaar, J.M., Bruin, P., De Boer, L.W., De Vringer, T., Snel, C., Oussoren, C., et al., 2003. A novel family of L-amino acid-based biodegradable polymer-lipid conjugates for the development of long-circulating liposomes with effective drug-targeting capacity. Bioconjug. Chem. 14, 1156-1164.

Meure, L.A., Foster, N.R., Dehghani, F., 2008. Conventional and dense gas techniques for the production of liposomes: a review. AAPS PharmSciTech. 9, 798-809.

Momekova, D., Rangelov, S., Yanev, S., Nikolova, E., Konstantinov, S., Romberg, B., et al., 2007. Long-circulating, pH-sensitive liposomes sterically stabilized by copolymers bearing short blocks of lipid-mimetic units. Eur. J. Pharm. Sci. 32, 308-317.

Mortazavi, S.M., Mohammadabadi, M.R., Khosravi-Darani, K., Mozafari, M.R., 2007. Preparation of liposomal gene therapy vectors by a scalable method without using volatile solvents or detergents. J. Biotechnol. 129, 604-613.

Mozafari, M., Reed, C., Rostron, C., 2002. Development of non-toxic liposomal formulations for gene and drug delivery to the lung. Technol. Health Care 10, 342-344.

Mozafari, M.R., 2005a. Liposomes: an overview of manufacturing techniques. Cell. Mol. Biol. Lett. 10, 711.

Mozafari, M.R., 2005b. Nanoliposomes: From Fundamentals to Recent Developments. Trafford, Oxford.

Mozafari, M.R., 2007. Nanomaterials and Nanosystems for Biomedical Applications. Springer Science & Business Media, Germany.

Mui, B., Chow, L., Hope, M.J., 2002. Extrusion technique to generate liposomes of defined size. Methods Enzymol. 367, 3-14.

Mulye, C., Mishra, R., 2013. Formulation and evaluation of liposome mediated drug delivery. UJP 2, 156-160.

Nagahiro, I., Mora, B.N., Boasquevisque, C.H., Scheule, R.K., Patterson, G.A., 2000. Toxicity of cationic liposome-DNA complex in lung isografts. Transplantation 69, 1802-1805.

Nagimo, A., Sato, Y., Suzuki, Y., 1991. Electron spin resonance studies of phosphatidylcholine interacted with cholesterol and with a hopanoid in liposomal membrane. Chem. Pharm. Bull. (Tokyo) 39, 3071-3074.

Nidhal, K., Athmar, D., 2012. Preparation and evaluation of salbutamol liposomal suspension using chloroform film method. Mustansiriya Med. J. 11, 39-44.

Ogiso, T., Niinaka, N., Iwaki, M., 1996. Mechanism for enhancement effect of lipid disperse system on percutaneous absorption. J. Pharm. Sci. 85, 57-64.

Olson, F., Hunt, C., Szoka, F., Vail, W., Papahadjopoulos, D., 1979. Preparation of liposomes of defined size distribution by extrusion through polycarbonate membranes. Biochim. Biophys. Acta 557, 9-23.

Otake, K., Imura, T., Sakai, H., Abe, M., 2001. Development of a new preparation method of liposomes using supercritical carbon dioxide. Langmuir 17, 3898-3901.

Otake, K., Shimomura, T., Goto, T., Imura, T., Furuya, T., Yoda, S., et al., 2006. Preparation of liposomes using an improved supercritical reverse phase evaporation method. Langmuir 22, 2543-2550.

Oussoren, C., Magnani, M., Fraternale, A., Casabianca, A., Chiarantini, L., Ingebrigsten, R., et al.,

1999. Liposomes as carriers of the antiretroviral agent dideoxycytidine-5o-triphosphate. Int. J. Pharm. 180, 261-270.

Papahadjopoulos, D., Nir, S., Ohki, S., 1972. Permeability properties of phospholipid membranes: effect of cholesterol and temperature. Biochim. Biophys. Acta 266, 561-583.

Papahadjopoulos, D., Vail, W., Jacobson, K., Poste, G., 1975. Cochleate lipid cylinders: formation by fusion of unilamellar lipid vesicles. Biochim. Biophys. Acta 394, 483-491.

Park, S.M., Kim, M.S., Park, S.-J., Park, E.S., Choi, K.-S., Kim, Y.-S., et al., 2013. Novel temperature-triggered liposome with high stability: Formulation, in vitro evaluation, and in vivo study combined with high-intensity focused ultrasound (HIFU). J. Control. Release 170, 373-379.

Patel, A., Velikov, K.P., 2011. Colloidal delivery systems in foods: a general comparison with oral drug delivery. LWT-Food Sci. Technol. 44, 1958-1964.

Patel, G.B., Sprott, G.D., 1999. Archaeobacterial ether lipid liposomes (archaeosomes) as novel vaccine and drug delivery systems. Crit. Rev. Biotechnol. 19, 317-357.

Patel, G.B., Agnew, B.J., Deschatelets, L., Fleming, L.P., Sprott, G.D., 2000. In vitro assessment of archaeosome stability for developing oral delivery systems. Int. J. Pharm. 194, 39-49.

Patel, S., 2007. Ethosomes: a promising tool for transdermal delivery of drug. Pharma Info Net 5, 9.

Patil, Y.P., Jadhav, S., 2014. Novel methods for liposome preparation. Chem. Phys. Lipids 177, 8-18.

Pinsky, M.A., 2008. Materials and Methods for Delivering Antioxidants into the Skin. Google Patents.

Pradhan, P., Giri, J., Rieken, F., Koch, C., Mykhaylyk, O., Döblinger, M., et al., 2010. Targeted temperature sensitive magnetic liposomes for thermo-chemotherapy. J. Control. Release 142, 108-121.

Reza Mozafari, M., Johnson, C., Hatziantoniou, S., Demetzos, C., 2008. Nanoliposomes and their applications in food nanotechnology. J. Liposome Res. 18, 309-327.

Rivest, V., Phivilay, A., Julien, C., Bélanger, S., Tremblay, C., Emond, V., et al., 2007. Novel liposomal formulation for targeted gene delivery. Pharm. Res. 24, 981-990.

Romberg, B., Metselaar, J.M., Baranyi, L., Snel, C.J., Bünger, R., Hennink, W.E., et al., 2007a. Poly (amino acid) s: promising enzymatically degradable stealth coatings for liposomes. Int. J. Pharm. 331, 186-189.

Romberg, B., Oussoren, C., Snel, C.J., Carstens, M.G., Hennink, W.E., Storm, G., 2007b. Pharmacokinetics of poly (hydroxyethyl-l-asparagine)-coated liposomes is superior over that of PEG-coated liposomes at low lipid dose and upon repeated administration. Biochim. Biophys. Acta 1768, 737-743.

Rowland, R.N., Woodley, J.F., 1980. The stability of liposomes in vitro to pH, bile salts and pancreatic lipase. Biochim. Biophys. Acta 620, 400-409.

Ruozi, B., Tosi, G., Leo, E., Vandelli, M.A., 2007. Application of atomic force microscopy to characterize liposomes as drug and gene carriers. Talanta 73, 12-22.

Samad, A., Sultana, Y., Aqil, M., 2007. Liposomal drug delivery systems: an update review. Curr. Drug Deliv. 4, 297-305.

Sánchez, M., Aranda, F. J., Teruel, J. A., Ortiz,A., 2011. NewpH-sensitiveliposomes containingphosphatidy lethanolamine and a bacterial dirhamnolipid. Chem. Phys. Lipids 164, 16-23.

Sapra, P., Allen, T.M., 2002. Internalizing antibodies are necessary for improved therapeutic efficacy of antibody-targeted liposomal drugs. Cancer Res. 62, 7190-7194.

Sarkar, N., Banerjee, J., Hanson, A.J., Elegbede, A.I., Rosendahl, T., Krueger, A.B., et al., 2007. Matrix metalloproteinase-assisted triggered release of liposomal contents. Bioconjug. Chem. 19, 57-64.

Saroglou, V., Hatziantoniou, S., Smyrniotakis, M., Kyrikou, I., Mavromoustakos, T., Zompra, A., et al., 2006. Synthesis, liposomal formulation and thermal effects on phospholipid bilayers of leuprolide. J. Pept. Sci. 12, 43-50.

Sawant, R.M., Cohen, M.B., Torchilin, V.P., Rokhlin, O.W., 2008. Prostate cancer-specific monoclonal antibody 5D4 significantly enhances the cytotoxicity of doxorubicinloaded liposomes against target cells in vitro: short communication. J. Drug Target. 16, 601-604.

Schroeder, A., Avnir, Y., Weisman, S., Najajreh, Y., Gabizon, A., Talmon, Y., et al., 2007. Controlling liposomal drug release with low frequency ultrasound: mechanism and feasibility. Langmuir 23, 4019-4025.

Schroeder, A., Honen, R., Turjeman, K., Gabizon, A., Kost, J., Barenholz, Y., 2009. Ultrasound triggered release of cisplatin from liposomes in murine tumors. J. Control. Release 137, 63-68.

Shahin, M., Soudy, R., Aliabadi, H.M., Kneteman, N., Kaur, K., Lavasanifar, A., 2013. Engineered breast tumor targeting peptide ligand modified liposomal doxorubicin and the effect of peptide density on anticancer activity. Biomaterials 34, 4089-4097.

Sharma, A., Sharma, U.S., 1997. Liposomes in drug delivery: progress and limitations. Int. J. Pharm. 154, 123-140.

Shehata, T., Ogawara, K.-I., Higaki, K., Kimura, T., 2008. Prolongation of residence time of liposome by surface-modification with mixture of hydrophilic polymers. Int. J. Pharm. 359, 272-279.

Shimanouchi, T., Ishii, H., Yoshimoto, N., Umakoshi, H., Kuboi, R., 2009. Calcein permeation across phosphatidylcholine bilayer membrane: effects of membrane fluidity, liposome size, and immobilization. Colloids Surf. B Biointerfaces 73, 156-160.

Shirazi, R.S., Ewert, K.K., Silva, B.F., Leal, C., Li, Y., Safinya, C.R., 2012. Structural evolution of environmentally responsive cationic liposome-DNA complexes with a reducible lipid linker. Langmuir 28, 10495-10503.

Shmeeda, H., Tzemach, D., Mak, L., Gabizon, A., 2009. Her2-targeted pegylated liposomal doxorubicin: retention of target-specific binding and cytotoxicity after in vivo passage. J. Control. Release 136, 155-160.

Shmeeda, H., Amitay, Y., Gorin, J., Tzemach, D., Mak, L., Ogorka, J., et al., 2010. Delivery of zoledronic acid encapsulated in folate-targeted liposome results in potent in vitro cytotoxic activity on tumor cells. J. Control. Release 146, 76-83.

Shmeeda, H., Amitay, Y., Tzemach, D., Gorin, J., Gabizon, A., 2013. Liposome encapsulation of zoledronic acid results in major changes in tissue distribution and increase in toxicity. J. Control. Release 167, 265-275.

Shroff, K., Kokkoli, E., 2012. PEGylated liposomal doxorubicin targeted to α5β1-expressing MDA-MB-231 breast cancer cells. Langmuir 28, 4729-4736.

Simoes, S., Moreira, J.N., Fonseca, C., Düzgüneş, N., De Lima, M.C.P., 2004. On the formulation of pH-sensitive liposomes with long circulation times. Adv. Drug Deliv. Rev. 56, 947-965.

Soni, V., Kohli, D., Jain, S., 2008. Transferrin-conjugated liposomal system for improved delivery of 5-fluorouracil to brain. J. Drug Target. 16, 73-78.

Sot, J., Aranda, F.J., Collado, M.-I., Goñi, F.M., Alonso, A., 2005. Different effects of long-and short-chain ceramides on the gel-fluid and lamellar-hexagonal transitions of phospholipids: a calorimetric, NMR, and x-ray diffraction study. Biophys. J. 88, 3368-3380.

Sprott, G.D., 1992. Structures of archaebacterial membrane lipids. J. Bioenerg. Biomembr. 24, 555-566.

Sriraman, S.K., Torchilin, V.P., 2014. Recent advances with liposomes as drug carriers. Advanced Biomaterials and Biodevices. John Wiley & Sons, USA.

Sułkowski, W., Pentak, D., Nowak, K., Sułkowska, A., 2005. The influence of temperature, cholesterol content and pH on liposome stability. J. Mol. Struct. 744, 737-747.

Suzuki, R., Namai, E., Oda, Y., Nishiie, N., Otake, S., Koshima, R., et al., 2010. Cancer gene therapy by IL-12 gene delivery using liposomal bubbles and tumoral ultrasound exposure. J. Control. Release 142, 245-250.

Swaminathan, J., Ehrhardt, C., 2012. Liposomal delivery of proteins and peptides. Expert Opin. Drug Deliv. 9, 1489-1503.

Szoka, F., Papahadjopoulos, D., 1978. Procedure for preparation of liposomes with large internal aqueous space and high capture by reverse-phase evaporation. Proc. Natl. Acad. Sci. 75, 4194-4198.

Ta, T., Porter, T.M., 2013. Thermosensitive liposomes for localized delivery and triggered release of chemotherapy. J. Control. Release 169, 112-125.

Tagalakis, A.D., He, L., Saraiva, L., Gustafsson, K.T., Hart, S.L., 2011. Receptor-targeted liposome-peptide nanocomplexes for siRNA delivery. Biomaterials 32, 6302-6315.

Tardi, C., Drechsler, M., Bauer, K., Brandl, M., 2001. Steam sterilisation of vesicular phospholipid gels. Int. J. Pharm. 217, 161-172.

Taylor, K.M., Morris, R.M., 1995. Thermal analysis of phase transition behaviour in liposomes. Thermochim. Acta 248, 289-301.

Taylor, T.M., Weiss, J., Davidson, P.M., Bruce, B.D., 2005. Liposomal nanocapsules in food science and agriculture. Crit. Rev. Food. Sci. Nutr. 45, 587-605.

Tila, D., Ghasemi, S., Yazdani-Arazi, S.N., Ghanbarzadeh, S., 2015. Functional liposomes in the cancer-targeted drug delivery. J. Biomater. Appl. 30, 3-16.

Tinkov, S., Coester, C., Serba, S., Geis, N.A., Katus, H.A., Winter, G., et al., 2010. New doxorubicin-loaded phospholipid microbubbles for targeted tumor therapy: in-vivo characterization. J. Control. Release 148, 368-372.

Toh, M.-R., Chiu, G.N., 2013. Liposomes as sterile preparations and limitations of sterilization techniques in liposomal manufacturing. Asian J. Pharm. Sci. 8, 88-95.

Torchilin, V.P., 2005. Recent advances with liposomes as pharmaceutical carriers. Nat. Rev. Drug Discov. 4, 145-160.

Torchilinl, V., Papisov, M., 1994. Why do polyethylene glycol-coated liposomes circulate so long?: Molecular mechanism of liposome steric protection with polyethylene glycol: Role of polymer chain flexibility. J. Liposome Res. 4, 725-739.

Touitou, E., 1998. Composition of Applying Active Substance to or Through the Skin. US patent US patent, 5, 638.

Uchegbu, I.F., Florence, A.T., 1995. Non-ionic surfactant vesicles (niosomes): physical and pharmaceutical chemistry. Adv. Colloid. Interface Sci. 58, 1-55.

Uhumwangho, M., Okor, R., 2005. Current trends in the production and biomedical applications of liposomes: a review. J. Med. Biomed. Res. 4 (1), 9-21.

Ullah, S., Shah, M.R., Shoaib, M., Imran, M., Elhissi, A.M., Ahmad, F., et al., 2016. Development of a biocompatible creatinine-based niosomal delivery system for enhanced oral bioavailability of clarithromycin. Drug Deliv. 1-41.

Van Der Meel, R., Oliveira, S., Altintas, I., Haselberg, R., Van Der Veeken, J., Roovers, R.C., et al., 2012. Tumor-targeted nanobullets: anti-EGFR nanobody-liposomes loaded with anti-IGF-1R kinase inhibitor for cancer treatment. J. Control. Release 159, 281-289.

Van Rooy, I., Mastrobattista, E., Storm, G., Hennink, W.E., Schiffelers, R.M., 2011. Comparison of five different targeting ligands to enhance accumulation of liposomes into the brain. J. Control. Release 150, 30-36.

Vemuri, S., Rhodes, C., 1995. Preparation and characterization of liposomes as therapeutic delivery systems: a review. Pharm. Acta Helv. 70, 95-111.

Vrignaud, S., Benoit, J.-P., Saulnier, P., 2011. Strategies for the nanoencapsulation of hydrophilic molecules in polymer-based nanoparticles. Biomaterials 32, 8593-8604.

Wang, B., Hu, L., Siahaan, T.J., 2016. Drug Delivery: Principles and Applications. John Wiley & Sons, USA.

Wang, M., Kim, J.-C., 2014. Light-and temperature-responsive liposomes incorporating cinnamoyl Pluronic F127. Int. J. Pharm. 468, 243-249.

Wholrab, W., Lasch, J., Taube, K., Woznak, K., 1989. Hautpermeation von liposomal incorporirtem hydrocortisone. Pharmazie 44, 333-335.

Yamauchi, M., Tsutsumi, K., Abe, M., Uosaki, Y., Nakakura, M., Aoki, N., 2007. Release of drugs from liposomes varies with particle size. Biol. Pharm. Bull. 30, 963-966.

Yang, F., Jin, C., Jiang, Y., Li, J., Di, Y., Ni, Q., et al., 2011. Liposome based delivery systems in pancreatic cancer treatment: from bench to bedside. Cancer Treat. Rev. 37, 633-642.

Yatvin, M.B., Weinstein, J.N., Dennis, W.H., Blumenthal, R., 1978. Design of liposomes for enhanced local release of drugs by hyperthermia. Science 202, 1290-1293.

Yatvin, M.B., Kreutz, W., Horwitz, B., Shinitzky, M., 1980. pH-sensitive liposomes: possible clinical implications. Science 210, 1253-1255.

Yokoe, J.-I., Sakuragi, S., Yamamoto, K., Teragaki, T., Ogawara, K.-I., Higaki, K., et al., 2008. Albumin-conjugated PEG liposome enhances tumor distribution of liposomal doxorubicin in rats. Int. J. Pharm. 353, 28-34.

Zarif, L., 2002. Elongated supramolecular assemblies in drug delivery. J. Control. Release 81, 7-23.

Zarif, L., Graybill, J.R., Perlin, D., Mannino, R.J., 2000. Cochleates: new lipid-based drug elivery system. J. Liposome Res. 10, 523-538.

Zhang, X.-M., Patel, A.B., De Graaf, R.A., Behar, K.L., 2004. Determination of liposomal encapsulation efficiency using proton NMR spectroscopy. Chem. Phys. Lipids 127, 113-120.

Zhou, W., An, X., Wang, J., Shen, W., Chen, Z., Wang, X., 2012. Characteristics, phase behavior and control release for copolymer-liposome with both pH and temperature sensitivities. Colloids Surf. A Physicochem. Eng. Aspects 395, 225-232.

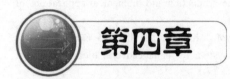

第四章

纳 米 乳

>>> 4.1 简介

给药系统的设计是为了使药物达到其最佳治疗效果，同时降低其毒性。该领域经长期研究产生了现代药物剂型。运用先进的技术，探索拥有优良理化特性的辅料，从简单的药丸及其混合物到现代新型给药系统，药物剂型得到了长足发展（Chime et al.，2014）。乳剂是两相体系，其中一相以直径在 0.1~100 μm 范围内的液滴的形式分散在另一相中。在热力学上，它们的性质是不稳定的，但通过使用乳化剂可以提高其稳定性。在液滴外侧的相被称为外相、连续相或是分散相。在内部被分散的相被称为不连续相或内相。同理，用作乳化剂的表面活性剂则称为中间相或中间体（Jaiswal et al.，2015）。

"纳米乳"是指两种互不相溶的液体如水和油，通过表面活性剂分子界面膜形成的热力学稳定、各向同性、透明的分散体系。它们是新型的给药系统，其中油以平均直径为 100~500 nm 的液滴形式乳化在水相体系中。在分别以水或油作为内相的情况下，纳米乳可以分为油包水型或水包油型。在油包水型乳液中，水以液滴的形式分散在连续的油相里，而在水包油型乳液中则是油分散在连续的水相里。它们也可以形成双连续型纳米乳。纳米乳由于具有较好的相容性、可溶解大量亲脂药物及保护药物避免酶解和水解，已经成为理想的给药载体（Jaiswal et al.，2015；Chime et al.，2014；Thiagarajan，2011）。

纳米乳因其一些显著的特性而作为给药载体受到广泛应用。它们可以轻易且均匀地堆积在作用基质的表面。同样地，它们不仅增强了整个体系的渗透性、湿润性和铺展性（由于整个体系较低的表面张力），也降低了水油两相之间的界面张力。纳米乳液滴尺寸足够小对其稳定性发挥至关重要的作用。纳米乳的布朗运动足以克服系统的重力，这可以避免储存过程中体系的分层和沉淀。液滴的小尺寸也可以避免絮凝的发生，从而使体系稳定且分散均匀。在防止纳米乳液合并方面，液滴的小尺寸也扮演着重要角色。这是因为纳米乳具有表面弹性膜，从而降低了表面流动性。纳米乳也由于其多种给药途径而受到青睐。它们可用于经皮给药，因为可以为药物渗透提供较大的表面积，同时不会对黏膜及皮肤组织产生刺激和毒性作用。纳米乳的流动性和其处方中避免使用增稠剂会使其澄清美观(Chime et al.，2014)。

》》》 4.2 纳米乳在药物递送中的优势

纳米乳是用已经批准用于人体的表面活性剂制备的。与微乳相比，它们需要的表面活性剂的浓度更低。水包油型纳米乳的处方中，5%~10%浓度的表面活性剂足以形成稳定的制剂。它们可作为不稳定脂质体的最佳替代品，纳米乳液滴的周围也可以存在层状液晶相，赋予独特的给药性质。纳米乳在制备如液体制剂、泡沫剂和乳膏等不同剂型方面具有优势。由于其处方组成具有更高的生物相容性，纳米乳已成为良好的给药载体。纳米乳广泛用于溶解亲脂性药物和掩盖药物的不良气味。也可以增强药物吸收，提高药物生物利用度和消除药物吸收差异性。它们适用于多种给药途径，因此，可用于实现药物的速释或延长治疗效果。有趣的是，纳米乳可以增强脂溶性活性物质的细胞摄取。同样地，它们可以保护不稳定的药物分子免受光、氧化(物)和酶降解的影响。控释和靶向递送药物至特定的细胞或组织也可以用纳米乳来实现。纳米乳可包载各种具有不同的化学结构和物理性质的药物(Chime et al.，2014；Rutvij et al.，2011；Lovelyn and Attama，2011)。

》》》 4.3 纳米乳的制备

4.3.1 乳化原理

两种互不相溶的液体，由于吉布斯自由能(ΔG)为正值，是热力学不稳定分散系统(Tadros et al.，2004)。吉布斯自由能公式为：

$$\Delta G = \gamma \Delta A - T \Delta S$$

其中 γ 表示界面张力，ΔA 表示形成的表面面积。当 γ 为正值时，界面扩张所需的能量是较大的正值。当能量项未被体系 $T\Delta S$(正值，但数值小)的熵值补偿时，吉布斯自由能(ΔG)将变为正值。因此，乳剂的形成是一种非自发的过程，使一个相分散到另一个相中需要能量，也需要表面活性剂。与微乳液或粗乳液相比，纳米乳的形成需要更高的能量。液滴界面两侧的压力差被称为拉普拉斯压力，它明示了纳米乳处方需要更多的能量。如果分散相的体积分数较小，则液滴将以半径为 r 的球体存在。

由于分子的弯曲界面而被施加在液滴内部的压力表示如下：

$$p = \frac{2\gamma}{r}$$

对于非球形液滴，拉普拉斯压力值表示如下：

$$p = \gamma\left(\frac{1}{r_1} + \frac{1}{r_2}\right)$$

其中 r_1 和 r_2 分别表示曲面的两个主曲率半径。

由于 p 与 r 成反比，小液滴相比大液滴有更大的内部施加压力。因此，使较小的液滴变形所需的压力远远大于大尺寸液滴，这解释了为什么形成纳米乳需要较大的能量。表面活性剂联合助表面活性剂可降低界面张力，从而降低拉普拉斯压力。因此，表面活性剂的使用降低了纳米乳制备所需的作用力 (Setya et al., 2014)。

4.3.2 成分

纳米乳的制备需要药物、油相和水相、表面活性剂/助表面活性剂和附加剂。这些成分的理化性质对制剂的体内外稳定性及其性能发挥着十分重要的作用。接下来，将对这些成分进行详细论述。

4.3.2.1 油相

油可用于溶解亲脂性药物，并增加药物经肠道淋巴系统转运。油的选择须根据它们溶解药物分子的能力。当纳米乳设计为口服给药时，其油相对药物增溶性显得更为重要。油可以单独或联合使用。不同饱和度的长链和中链甘油三酯可被用作油相，而一般首选后者，较安全。油和甘油三酯的混合物可以用来乳化药物。如今，也可将具有表面活性剂性质的半合成中链衍生物用作油相。纳米乳制备过程中常用的油有大豆油、油酸乙酯、芝麻油、蓖麻油、花生油、玉米油、羊毛脂、荷荷巴油、丙二醇单辛酸酯、三乙酸甘油酯、肉豆蔻酸异丙酯、橄榄油、油酸、棕榈酸异丙酯、油酸聚乙二醇甘油酯、棕榈油酯、玉米油、中链甘油三酯、单亚油酸甘油酯、Captex200、Captex355、Captex8000、Miglyol812、丙二醇辛酸酯、Witepsol、Myritol318 和 CapmulMCM (Setya et al., 2014; Jumaa and Mueller, 2002;

Wehrung et al.，2012）。

4.3.2.2 表面活性剂

油和水的混合物会形成临时的乳液，静置一段时间后又分离成界限分明的两相。这种现象的产生是由于分散的球形液滴的合并。表面活性剂作用于这种体系可确保其稳定性。表面活性剂通过降低两种不互溶液体之间的界面张力并使它们混溶，在纳米乳的形成中具有重要贡献。它们也可以通过降低拉普拉斯压力来降低破坏液滴所需的外力。此外，它们还可以防止新形成的液滴的合并。选择合适的表面活性剂是制备状态稳定的纳米乳的关键步骤。与离子表面活性剂相比，非离子表面活性剂由于其毒性较小和临界胶束浓度较低而备受青睐。不仅如此，非离子表面活性剂也可以增强口服或注射用水包油型纳米乳的体内稳定性。在对表面活性剂的选择上，还必须考虑亲水亲油平衡值（HLB）和临界堆积参数。具有较高 HLB 值（8~18）的表面活性剂适合用来制备水包油型纳米乳，而具有较低 HLB 值（3~6）的表面活性剂适合用于制备油包水型纳米乳。油包水型及水包油型纳米乳中常用的表面活性剂如表 4.1 所示。较低 HLB 值和较高 HLB 值表面活性剂的适当

表 4.1 水包油型及油包水型纳米乳中常用的表面活性剂示例

表面活性剂名称	HLB 值
吐温 80	15
吐温 20	16.7
司盘 20	8.6
聚氧乙烯十二烷基醚	9.7
聚氧乙烯氢化蓖麻油 40	14~16
聚乙二醇 400 单硬脂酸	11.6
泊洛沙姆 407	18
泊洛沙姆 188	29
司盘 60	4.7
司盘 80	4.3
丙二醇辛酸酯	6
甘油单异硬脂酸盐	3.7
丙二醇单月桂酸甘油酯	5

混合有助于在用水稀释的条件下形成稳定的纳米乳。用来制备纳米乳的表面活性剂必须无毒，且其口味、气味和化学稳定性应与产物兼容。它们还需要在体系中产生足够的 Zeta 电位和黏度，以提供最佳的稳定性（Jaiswal et al.，2015）。

4.3.2.3 助表面活性剂

对于纳米乳的形成，有必要添加低浓度助表面活性剂。短链和中链的醇类（C3~C8）是最常用的助表面活性剂。它们可以降低纳米乳体系的界面张力并增加界面的流动性，还有望提高烃尾的流动性，从而增强该部分油的可渗透性。当醇在油相和水相之间分配时，它们也增加了这两相的相容性。最常用的助表面活性剂包括异丙醇、丙二醇、乙醇和丁醇。卡必醇和聚乙二醇 400 也被用作助表面活性剂，可增加制剂的渗透性。

4.3.3　制备方法

纳米乳的制备需要活性药物分子、乳化剂和其他附加剂，可以用低能量法、高能量法和联合的方法。在高能量法中，通过使用诸如超声仪、微射流机和高压均质机之类的机械装置提供的较大的破坏力来形成小液滴。在低能量法中，不提供外力，而是利用系统的内在特性来生成纳米乳。低能量法是基于体系储存的能量，并且通过改变诸如体系的温度和组成等参数来制备纳米乳。高能量法包括高压均质法、超声乳化法、高速剪切搅拌法、微射流法和膜乳化法。低能量法包括相变温度法、乳液转相温度法、溶剂置换法和纳米自乳化法(Shakeel et al., 2008；Jaiswal et al., 2015)。联合法制备纳米乳是将低能量乳化法和高能量乳化法相结合。利用该方法可以在高黏体系中制备反相纳米乳。下面将对这些方法进行详细的论述。

4.3.3.1　高压均质法

利用这种技术，可以制备出液滴粒径小达 1 nm 的纳米乳。这种方法需使用高压均质机。当使用高压均质法时，纳米乳的生成涉及多种力的作用，包括如图 4.1 所示的空腔化、强湍流和液压。为了得到拥有理想液滴粒径和均匀粒径分布的纳米乳，初期制备的纳米乳需要后续进行连续的高压均质循环。

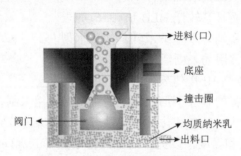

图 4.1　高压均质法制备纳米乳液

这种方法需要利用高能量来生成小尺寸的纳米乳液滴。通过应用不同的方法可增强乳化作用。首先增加分散相的体积制备纳米乳，然后逐渐稀释至所需体积。然而，分散相体积的增加会导致乳化过程中发生合并。而添加更多的表面活性剂可以避免这种情况，因为表面活性剂可以降低表面张力从而减少可能的合并现象发生。与使用单一表面活性剂相比，多种表面活性剂的联合使用在降低表面张力方面更有效。纳米乳中更小尺寸液滴的形成可以通过将表面活性剂溶解在分散相而不是连续相中实现。表面活性剂可通过增加体系的强度，特别是具有高黏分散相的乳液的体系强度来促进乳化(Lovelyn and Attama，2011)。该方法适用于工业和实验室规模生产纳米乳。该方法受到广泛关注，具有更高的效能，然而生产过程中的升温条件会导致更高的能耗(Debnath et al.，2011；Bainun et al.，2015)。

4.3.3.2 超声乳化法

超声作用会导致空泡破裂和局部释放大量能量，从而形成纳米级乳滴。在超声乳化过程中，能量由超声探测器(也称超声探头)提供。它具有随着交流电压的改变而发生振动的压电晶体。当探头与液体表面接触时，会产生机械振动和空穴作用。超声功率增加到一定限度可形成较小内相液滴，功率的进一步增加将使液滴粒径产生微小变化(Jaiswal et al.，2015；Koroleva and Yurtov，2012)。

影响液滴最终尺寸的一个重要因素是表面活性剂的吸附速度，如果它低于合并速度，即使纳米尺寸的液滴已经形成且有足够的表面活性剂，乳液中的液滴也会在分散过程结束后继续变大。这一因素对用脂溶性表面活性剂来使体系稳定的反相乳液尤为重要，因为表面活性剂在有机相中向界面扩散的速率比在水相中低得多(Fainerman，1988)。该方法适用于小批量纳米乳的制备。该方法的优势在于所消耗表面活性剂浓度较小。此外，与其他方法相比，它需要的能量更少，且能生成性质均一的纳米乳(Cucheval and Chow，2008)。

4.3.3.3 高速剪切搅拌法

首先，用高能搅拌器和转子-定子系统制备纳米乳。利用这些装置，增加搅拌强度，可以显著减小内相的液滴粒径，但是制备平均液滴粒径小于 200~300 nm 的乳液是相当困难的。该过程可以在常规搅拌器中间歇式进行。为了实现连续模式并增加分散时的剪应力，需要用到胶体磨。在这些搅拌器中，最受欢迎的是 Silverson 混流器，它的转子和定子有不同的配置，从而实现更有效的乳化(Koroleva and Yurtov，2012)。

在高转子转速下，粉碎头内部高度稀释，乳液成分被吸入转子-定子装置。在离心力的作用下，乳化液被甩到外围区域，在转子和定子内壁的间隙中产生强烈的分散作用。接着，乳液高速通过定子外孔，并离开装置。新式装置的设计使得乳化过程中的透气度非常低。在单通道模式下，通常无法达到系统可能的最大分散度；因此，一般使用多通道模式。当使用黏性介质时，高剪切搅拌的效率显著降低，形成内相含量高且液滴粒径超过 1 μm 的乳液(Grace，1982；Stone et al.，1986)。

4.3.3.4 微射流法

运用微射流装置生产极小流体颗粒。微射流机内装有高压变容真空泵(500~20 000 psi)。它们通过专门设计的由极小"微通道"组成的反应腔以强力泵送流体。液体随后通过微通道进入撞击区域，以形成如图 4.2 所示的纳米范围内的微细粒子。在该方法中，向微射流机中加入已经制备好的乳液，通过微射流机的进一步加工将获得具有所需性能的纳米乳（Lovelyn and Attama，2011；Talegaonkar and Negi，2015）。为了获得所需尺寸的纳米乳液滴，该过程需要重复多次。为了进一步确保去除大液滴并获得均匀液滴粒径的纳米乳，后续需要进行过滤。该方法效能更高，然而生产成本较高及产品和设备易被污染限制了它在生产药用纳米乳制剂中的应用（Kentish et al.，2008）。

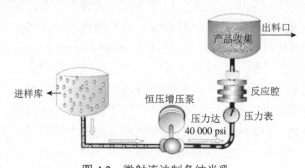

图 4.2　微射流法制备纳米乳

4.3.3.5　膜乳化法

膜乳化法与湍流状态下的乳化不同，属于在液体不连续流动状态下的单液滴形成法。在膜乳化法中，内相液滴是液体从膜上的许多孔或者微通道中挤出形成的（Williams，2001；Koroleva and Yurtov，2012）。

在一步乳化法中，当内相通过膜挤出时，膜/连续相界面处形成液滴。为了制备内相液滴较小的乳液，初步分散之后需要进行膜乳化，换句话说，粗乳液是从孔径比其液滴粒径小的膜中挤压出来的。将原始粗乳液泵送通过亲水性膜可以使液滴的尺寸减小。如果原始粗乳液被泵送通过亲脂性膜，将发生转相，从而形成细小的反相乳液（Suzuki et al.，1996）。

如果膜被固定在装置中，为了使液滴更快地脱离表面，通常对所形成的乳液进行再循环或搅拌。利用旋转或振动膜的装置加速液滴的脱离，然而，这使装置的设计变得非常复杂。采用平面醋酸纤维素膜和聚碳酸酯膜可以制备液滴粒径为200~300 nm 的乳液。据报道，使用由亲水性谢拉苏多孔玻璃膜制成的管状膜可以制备纳米乳。尽管膜的平均孔径为 2.5 mm，Shima 等还是成功地制备了内相液滴直径为 50~70 nm 的纳米乳（Shima et al.，2004；Park et al.，2001；Oh et al.，2011）。

膜乳化法的主要缺陷在于其产率不高，这是由于为了防止从膜孔流出的连续射流的形成，内相的挤出速率需要控制得非常低。一步膜乳化法是制备内相体积高达 30%的乳液最有效的方法。在这种情况下，乳液的液滴粒径分布较窄，液滴的多分散性也随内相含量的增加而增加。

4.3.3.6 相变温度法

通过相变温度法制备纳米乳时，最小液滴粒径与油在微乳液双连续相中的增溶有关。由于液滴粒径小，纳米乳拥有一定的稳定性，防止沉淀和以 Ostwald 为主要机制的乳滴熟化及分层。乳液的相转变分为两种类型：过渡转相和突变转相。过渡转相是由温度、电解质浓度等因素的变化引起的。这些变化影响体系的 HLB 值，继而导致乳液的过渡转相。在恒温使用混合表面活性剂的情况下，改变表面活性剂的 HLB 值也会导致乳液的突变转相(Solans et al.，2005；Wang et al.，2007)。

相变温度法利用非离子表面活性剂的 HLB 值基于温度的变化规律来制备纳米乳。非离子型表面活性剂如聚氧乙烯类表面活性剂的 HLB 值的变化会改变它们的亲水亲油性(Attwood et al.，1992)。当聚氧乙烯类表面活性剂被加热时，由于聚氧乙烯基团的脱水，它们将呈现亲脂性。因此，在室温下它们与水、油混合，将形成水包油型微乳液。此时，微乳液与油共存，表面活性剂单层呈现正曲率。

当微乳液温度逐渐升高，聚氧乙烯类表面活性剂变得亲油。温度的进一步升高会导致聚氧乙烯类表面活性剂最终完全溶解在油相内。温度的变化会使初始的水包油型乳液转变为油包水型乳液。为了降低相变温度，常将水相加至电解质中。为了获得液滴粒径小的纳米乳，需要进行多次变温循环(Lovelyn and Attama，2011)。

4.3.3.7 溶剂置换法

用溶剂置换法制备纳米乳是采用了制备聚合物纳米粒的纳米沉淀法。首先，油相被溶解在水溶性有机溶剂中，如乙醇、乙基甲基酮或丙酮。这一处于水溶性试剂的有机相溶液随后被加入到含有表面活性剂的水相中，由于有机溶剂的快速扩散而自发形成纳米乳。通过减压旋转蒸发去除纳米乳中的有机溶剂。当溶解在有机溶剂中的油被加入到不含表面活性剂的水相中时，也会发生这种类型的乳化。

利用这种方法可以在室温和常规搅拌条件下制备纳米乳。这种方法主要用于制备注射用纳米乳。这种方法的主要缺陷在于它使用了有机溶剂，而去除这些溶剂需要额外操作。此外，为了得到拥有理想液滴粒径的纳米乳，需要增加溶剂与油的比例。这进一步限制了该方法在某些情况下用于生产纳米乳的适用范围。去除有机溶剂在制备小批量、实验室规模的纳米乳时较为容易，但在大批量的工业纳米乳的制备中，该过程较为困难且能耗较大(Lovelyn and Attama，2011)。

4.3.3.8 纳米自乳化法

纳米自乳化法由于不需要任何有机溶剂和热量，已成为制剂学家的首选方法。利用这种方法可以在室温下制备纳米乳。在恒温和连续搅拌的条件下，将水相逐滴加入至含有表面活性剂的油相中可以得到液滴粒径较小(小于 50 nm)的纳米乳。这种自乳化与乳化过程中发生的相转变有关，涉及层状液晶相或 D 型双连续微乳。通过这种方式制备的纳米乳可能拥有更高的动能和更好的胶体稳定性，但在动力学上仍是不稳定的。

▶▶▶ 4.4　纳米乳的表征

为了确保纳米乳的质量，需要对其进行多种参数的表征。所有这些参数将在下面的章节中详细讨论。

4.4.1　黏度

借助黏度计测量黏度。黏度是纳米乳的一个基本特性，与水、油、表面活性剂及其浓度有关。当一份纳米乳的含水量增加时，其黏度降低。另一方面，降低表面活性剂和助表面活性剂浓度将增加水油间的界面张力，从而增加了纳米乳的黏度。黏度是纳米乳的一个重要特性，因为它在纳米乳的稳定性和调节其药物释放方式方面发挥着重要作用。与油包水型纳米乳相比，水包油型纳米乳的油脂含量更少，黏度更低。因此，水包油型纳米乳能更快、更容易地释放包封的药物。此外，当它们用在皮肤上时，也更容易被洗除。评估纳米乳黏度的变化对评价其稳定性具有重要的意义(Chiesa et al.，2008)。

4.4.2　稀释试验

由于连续相可以在不改变纳米乳制剂的稳定性的情况下被进一步稀释，因此纳米乳的类型可以通过用水或油稀释制剂来确定。该试验简单易行。油包水型纳米乳只可在加入油的情况下被稀释。同样地，水包油型纳米乳只能在加入水的情况下被稀释。

4.4.3　形态

扫描电镜(SEM)和透射电镜(TEM)检测是最广泛用于考察纳米乳形态的技术。TEM 检测(分析)得到的纳米乳分散相的图像分辨率更高。SEM 检测技术更加先进，因为它能显示球体液滴的三维图像(Aulton，2002)。因此，SEM 是测定纳米乳制剂表面形态的首选方法。原子力显微技术是一种先进的科学技术，也可以用于研究表面形态。

4.4.4 粒径分析

利用粒径分析计数器和光散射，可以通过扩散法测定纳米乳的粒径。相关光谱法也被用来测定纳米乳粒径。它利用了布朗运动引起的光散射的波动。此外，TEM 也可以用来测定该参数（Bouchemal et al.，2004；Baboota et al.，2007；Akhter et al.，2008）。

4.4.5 多分散系数

多分散系数反映了指定液滴群的尺寸差异。该系数越高，说明纳米乳粒径的差异越大。同理，系数越低表示该纳米乳粒径越均一。光子相关光谱法（PCS）是最常用于测定多分散系数的方法。它可以测量由动态光散射的综合分析得来的粒径分布的宽度。

4.4.6 Zeta 电位

Zeta 电位是决定纳米乳稳定性的一个重要因素，也在纳米乳的体内行为方面发挥着重要作用。它是液滴表面总电荷的量度，常用 Zeta 电位仪测定（Yilmaz and Borchert，2005）。PCS 也可以用来研究纳米乳的 Zeta 电位。

4.4.7 电导测定

电导仪常用来测量纳米乳的电导。测量时，电极与灯连接，电源浸入纳米乳中。在水包油型纳米乳中，水能导电，从而使灯发光。对于油包水型纳米乳，由于外部油相不能导电，灯不会发光。

4.4.8 界面张力

界面张力的测定对于研究纳米乳的形成特性具有重要意义。表面活性剂和助表面活性剂的存在会使纳米乳的界面张力非常低。同样，水相和油相平衡的中相纳米乳也具有超低的界面张力。超低界面张力通常用旋转液滴界面张力仪测量。在充满高密度相液体的样品管中加入低密度相液体，通过测量低密度相液体在高密度相液体中形成的圆柱形液滴的形状，可以测得界面张力。

4.4.9 染料试验

染料试验中根据染料在连续相或分散相中的溶解性来确定纳米乳的类型。水溶性染料只会在水包油型纳米乳的连续相(水)中被溶解，且连续相被均匀染色。对于油包水型纳米乳，水溶性染料只会被溶解在分散相中，并且连续相(油)无法被均匀染色。显微镜下可以呈现出连续相或分散相的染色情况。

4.4.10　滤纸试验

在滤纸试验中，当水包油型纳米乳被滴加在滤纸的表面时，它会快速扩散。而油包水型纳米乳只会在滤纸表面平缓地移动。然而，滤纸试验不适用于高黏度的纳米乳(Jain and Sharma，1998)。

4.4.11　荧光试验

该试验也是用于确定纳米乳的类型，基于纳米乳中用到的油的荧光特性。某些油在紫外灯光照射下呈现荧光。在荧光显微镜下，油包水型纳米乳整体呈现荧光。当观察到点状荧光时，说明是水包油型纳米乳。

4.4.12　药物含量

作为纳米乳，在其液滴中应溶解尽可能多的药物。包封在液滴中的药物含量可以用高效液相色谱仪和紫外分光光度计测定。将适量的纳米乳溶解在合适的有机溶剂中，从液滴中提取药物并对其进行含量测定。

4.4.13　纳米乳稳定性

因为纳米乳具有小粒径和巨大的表面积，所以，纳米乳稳定性的研究非常重要。粒径小的液滴很重要，因为其可克服由于布朗运动而发生的分层或沉降的不稳定性。与重力引起的沉降速率相比，小的液滴的扩散速率更高。分子扩散或奥斯特瓦尔德熟化是造成纳米乳不稳定的主要因素。小液滴和大液滴之间的溶解度差异及纳米乳的多分散性都会导致纳米乳的不稳定。Lifshitz-Slezov 和 Wagner 理论假定了分散相液滴是球形的，且液滴间的距离大于它们的直径。它们的动力学受分散相在连续相中的分子扩散控制。根据该理论，水包油型乳液中奥斯特瓦尔德熟化速率与油在水相中的溶解度成正比(Gadhave，2014；Lifshitz and Slyozov，1961)。

众所周知，随着表面活性剂浓度的增大，奥斯特瓦尔德熟化速率会增大。但有研究发现，奥斯特瓦尔德熟化速率随着表面活性剂浓度的增加反而减小，这是由于连续相中胶束数量的增加阻止了油分子扩散到连续相里。当表面活性剂浓度低于临界胶束浓度时，奥斯特瓦尔德熟化程度由于形成界面张力低的小液滴而减少（Liu et al.，2006）。聚合物表面活性剂可被强力吸附在水包油型纳米乳的界面上，从而改变界面张力并增加界面吉布斯膨胀弹性。因此，它们被用在水包油型纳米乳中，以减少奥斯特瓦尔德熟化程度。同样地，通过在分散相中添加不溶性表面活性剂可以使纳米乳拥有抗奥斯特瓦尔德熟化的稳定性。研究表明，当乙氧基化的非离子型表面活性剂体系被加入到第二种有着和它一样长度的烷基链和比它更高的乙氧基化程度的表面活性剂中时，奥斯特瓦尔德熟化程度降低（Solans et al.，2005；adhave，2014）。

其他机制也是用于抑制奥斯特瓦尔德熟化。例如，纳米乳根据阿伦尼乌斯定律在最佳温度下储存。又例如，往分散相中加入第二种不溶于连续相的组分如角鲨烷也可以抑制奥斯特瓦尔德熟化的发生。纳米乳的制备方法在这方面也发挥着重要作用。与相变温度法制备的纳米乳相比，高压均质法制备的纳米乳具有更好的避免奥斯特瓦尔德熟化的稳定性。油包水型纳米乳的奥斯特瓦尔德熟化速率比用相同碳氢化合物制备的水包油型纳米乳低。组分的物理特性、表面活性剂的浓度和性质、相与相之间的互溶性、纳米乳的制备方法及其储存环境都是影响纳米乳避免奥斯特瓦尔德熟化的稳定性的重要因素（Gadhave，2014）。

4.5 纳米乳常见的不稳定性

纳米乳有一些常见的不稳定性表现。以下对这些不稳定现象的类型进行简要说明。

4.5.1 合并

合并是指两个或多个液滴融合成一个大液滴的现象。当两个液滴之间的黏着力大于产生分散的湍流力时，会导致相邻液滴之间存在的薄膜破裂，较小液滴融合成更大尺寸的液滴，合并由此发生。这种现象可以通过添加具有相同电荷的表面活性剂使两个液滴相互排斥来避免。随着时间的推移，液滴合并可以进一步产生不同的行为。它可能会呈现出均匀增大，其中平均粒径随着时间增加，或者出现更常见的早期相分离（不均匀增大）。微乳中的合并现象比纳米乳更常见。由于纳米乳的粒径非常小，液滴的可逆合并不会发生。在制备纳米乳的过程中使用足量的表面活性剂可以进一步防止合并的产生（Delmas et al.，2011）。

4.5.2 絮凝和分层

絮凝是指单个液滴结合在一起形成大团块或絮凝物。与单个液滴相比，这些絮凝物沉降或上升得更快。液滴的沉降或上升会导致紧密层的形成，也就是分层。因此分层是絮凝的最终表现。

4.5.3　破裂

分散相与连续相的分离称为破裂。纳米乳中的分层现象通常可以通过搅拌或振摇来去除，但破裂情况不同。破裂是一种永久性的不稳定性表现，纳米乳中一旦发生破裂，就无法复原。导致纳米乳破裂的原因包括微生物导致的纳米乳污染、过度加热、加入与水和油都可以混溶的常见溶剂、添加性质相反的乳化剂及乳化剂沉淀或分解。

4.5.4　相转变

纳米乳从一种类型到另一种类型的变化称为相转变。相转变过程是物理现象，由相体积比、温度和电解质添加等因素导致。

4.5.5　酸败

将纳米乳储存在温度特别低或特别高的环境下可能导致它们的酸败。光也可能引起酸败。在适宜的温度下，将纳米乳储存在有色的密封容器中可以避免这种现象的发生。

▶▶▶ 4.6　给药系统中的应用

与普通微乳相比，纳米乳由于内相的粒径小、拥有相对较高的动力学稳定性、外观透明，受到制剂学家越来越多的关注。因为油核中溶解的药物不会过早泄露，所以是首选的给药系统。此外，由于脂滴的作用，它们在某些给药途径中具有较强的靶向性。由于纳米乳通过改变药物的药代动力学和靶标选择性，提高了收益/风险比，因此它们是较佳的候选给药系统。就靶向给药至肿瘤细胞而不影响正常组织而言，纳米乳这一特性对于治疗癌症来说尤为重要。纳米乳在药物传递、靶向给药和生物医学成像方面的应用将在后续章节中进行详细讨论。

4.6.1　口服给药

口服给药是所有给药途径中最简单方便的一种。同时它成本低、收益高，占据了当今药品市场的主导地位(Pinto，2010)。口服给药使患者对治疗方案的依从性提高，从而有可能达到最佳治疗效果(Wening and Breitkreutz，2011)。然而，某些特定的药物由于其各种理化性质，不适合口服给药。水溶性较差的药物在肠道中面临着严峻的问题。此外，据报道，多肽类药物因受到酶解和水解的作用，其肠吸收受到限制。这些药物的吸湿性和较差的膜透过性导致临床效果不理想(Thiagarajan，2011)。

用于口服给药的纳米乳在增加靶部位的药物浓度方面可以带来预期的效果。总的来说，基于纳米乳的口服给药系统有望增加药物的生物利用度、胃肠道黏膜透过性、组织和细胞的靶向性，利于成像和提高疗效(Ganta et al.，2010)。纳米乳的吸收与其在胃肠道黏膜上发生的各种脂吸收机制有关。因此，在纳米乳油滴中载药，尤其是蛋白类药物，可以增强药物在胃肠道的吸收(Ganta et al.，2010；Thiagarajan，2011)。紫杉醇是一种抗肿瘤药物，并已用于治疗多种类型肿瘤。与紫杉醇水溶液相比，以松仁油为油相、卵磷脂为乳化剂的紫杉醇水包油型纳米乳具有更高的生物利用度。被载的药物高度分布于所需部位如肾、肺和肝，表现出良好的靶向作用(Tiwari and Amiji，2006)。

4.6.2 非胃肠道给药

作为最常见和最有效的给药途径，非胃肠道给药常用于递送治疗指数窄和生物利用度低的药物分子。纳米乳有保护药物免受酶解和水解的作用，因此是非肠道给药系统的优良选择。此外，纳米乳的缓释效果可以减少特殊治疗方案中注射的剂量和频率。同样地，纳米乳的较大表面积、小粒径和自由能使它们在非胃肠道给药方面更有吸引力(Thiagarajan，2011)。

载有沙利度胺的非肠道给药纳米乳即使在减少药物剂量的情况下，在血浆中也可达到治疗水平的药物浓度(Araújo et al.，2011)。苯丁酸氮芥是一种不溶于水的抗癌药物，被广泛用于治疗卵巢癌和乳腺癌。已有研究报道通过超声法制备的苯丁酸氮芥非胃肠道纳米乳的抗癌活性和药代动力学。当用于小鼠结肠腺癌时，该药物的非胃肠道纳米乳表现出比其药物溶液更高的抑制活性，证明了该药物基于纳米乳的非胃肠道给药的有效性(Ganta et al.，2010)。卡马西平是被广泛使用的抗惊厥药。由于其低水溶性，还未被用于非胃肠道给药。研究表明，它的非胃肠道纳米乳具有良好的体外药物释放动力学特征(Kelmann et al.，2007)。

4.6.3 经皮给药

经皮给药在临床治疗中发挥着巨大的作用(Müller-Goymann，2004；Lovelyn and

Attama，2011）。这一途径的优点在于可长时间控制药物释放。此外，与非胃肠道给药途径相比，该途径可以实现自我给药，还可根据实际情况和需求随时移除所给的药物。因为纳米乳的流体性质和透明外观，使皮肤感觉舒适。该途径最显著的优点在于可完全避免在口服给药途径中容易产生的胃肠道副作用，如胃肠道刺激性和肠溃疡。已制备出各种透皮药物产品，用于治疗不同疾病如抑郁症、焦虑症、心血管疾病、阿尔茨海默病和帕金森病。但是这些制剂由于皮肤屏障的限制，并不能达到最佳治疗效果。皮肤对药物从制剂中的渗透吸收具有屏障作用。为了实现药物的有效靶向性及增强其药代动力学，必须克服皮肤屏障。此外，局部使用的药物通过淋巴管系统和皮肤血液的再分布也应受到关注并予以调控(Thiagarajan，2011）。

为了在降低副作用的同时提高药物的治疗效果和生物利用度，纳米乳已成为现代经皮给药研究中的焦点。制剂制备成本较低，具有较高的储存和热力学稳定性，可避免处方中使用有毒有机试剂且具有更好的生产可行性，因此，纳米乳在经皮给药方面备受关注。已有研究报道表明，通过透皮纳米乳递送的药物在生物利用度和血药浓度分布方面重现性较好。目前，这些系统可将药物递送到真皮表面并具备深层皮肤渗透作用。许多研究表明，纳米乳拥有较好的体外和体内的皮肤给药和经皮递送特性(Osborne et al.，1991；Thiagarajan，2011；Kemken et al.，1992；Kreilgaard，2001；Lovelyn and Attama，2011）。

4.6.4　抗肿瘤给药

纳米乳给药具有一定的可控性和靶向性，因此，它们可作为抗肿瘤药物递送的多功能载体(Wang et al.，2007)。由于纳米乳是亚微米尺寸的小液滴，它们能够有效地靶向肿瘤区域。最近，它们作为靶向递送各种抗肿瘤药物、光敏剂、中子俘获治疗剂或诊断剂的胶体分散载体已引起了更广泛的关注。例如，近期已有磁性纳米乳的研究报道，它可以作为一种新型肿瘤治疗方法。纳米乳能够将光敏剂如Foscan递送至皮肤更深的组织层中，从而诱导超高温以生成自由基。可以利用该技术，结合光动力学疗法治疗肿瘤(PDT；Primo et al.，2007b；Chime et al.，2014)。

4.6.5　疫苗递送

目前，人们正在广泛研究纳米乳在疫苗递送方面的应用。这一给药系统利用纳米技术接种艾滋病疫苗。近年来，人们发现黏膜免疫系统可被 HIV 感染。因此，在对抗艾滋病病毒方面，使用纳米乳来提高黏膜免疫可能十分重要(Bielinska et al.，2008)。同时，通过鼻腔途径接种纳米乳疫苗也是一种新的方法。研究表明，外阴部黏膜免疫可以通过鼻腔黏膜接种疫苗获得(Berkowitz and Goddard，2009)。

4.6.6 其他给药途径

眼部给药是纳米乳给药的可供选择途径之一。近十年来，水包油型纳米乳被广泛用于提高眼部药物的生物利用度(Tamilvanan and Benita，2004)。由于眼睛特殊的生理构造和药物动力学特点，眼部给药极具挑战性(Koevary，2003；Behar-Cohen，2003)。纳米乳易被稀释，是优良的眼部给药载体，不仅可产生缓释作用，还可以使药物渗透到更深层的部位和房水中(Chime et al.，2014)。纳米乳对于胞内递送系统也十分重要。通过该途径给药纳米乳对于递送通过多药耐药蛋白等转运体发生细胞外排的药物非常重要(Panyam and Labhasetwar，2004)。纳米乳的鼻内给药途径的研究也已经富有成效且值得信赖。鼻黏膜已成为治疗上可行的系统给药的部位，并且似乎也是解决与药物直接到达靶部位有关问题的有效方法之一。已有研究报道含有利培酮的纳米乳通过鼻腔途径递送至大脑(Pires et al.，2009；Csaba et al.，2009)。

▶▶▶ 4.7 靶向给药的应用

纳米乳已成为独特的可以有效用于局部和系统靶向给药的液体制剂。纳米乳的靶向给药的应用将在以下章节中进行详细探讨。

4.7.1 局部药物靶向

4.7.1.1 经皮靶向给药

纳米乳是药物通过皮肤进行局部靶向的极好的载体系统。它们的亲脂性使其利于被修饰，从而利于药物在皮肤部位累积并进一步递送。基于纳米乳的局部给药在治疗感染、皮肤癌和牛皮癣等疾病方面具有极为重要的作用(Alam et al.，2013；Kumar et al.，2012)。纳米乳透过角质层给药有多种机制。纳米乳中的表面活性剂和助表面活性剂由于其固有的增强渗透活性，可以降低角质层的扩散阻滞(Rhee et al.，2001)。同时，纳米乳的低表面张力和小尺寸使它们可以和皮肤表面很好地接触(Peira et al.，2001)。通过设定纳米乳中被包封药物与内相之间的亲和力，可以增强药物在纳米乳中的渗透，促进药物穿透角质层(Kreilgaard，2002)。此外，纳米乳增强药物溶解的能力还可以增强热力学活性(Hua et al.，2004)。

4.7.1.2 肺部靶向给药

在成功地通过鼻腔途径实现大脑靶向之后，人们开始研究基于纳米乳的肺部药物靶向。最近，含两性霉素 B 的纳米乳已用于通过 PariSprint 喷气雾化器进行肺部靶向。作为基于纳米乳的肺部靶向药物的应用，两性霉素 B 脂质纳米乳的制备工艺简单，可通过雾化吸入实现到达肺部的高效递送（Nesamony et al.，2013；Nasr et al.，2012）。

4.7.2　系统药物靶向

4.7.2.1　增强渗透和滞留效应介导的药物靶向

增强渗透和滞留效应（EPR）已成为肿瘤靶向药物的黄金标准之一。由于肿瘤组织特有的高通透性的血管系统，药物载体系统可以利用该效应通过长循环到达肿瘤组织。纳米乳制剂在 EPR 介导的肿瘤组织靶向方面具有较高的潜力。以类脂 Lipoid E80 和 Cremophor EL 为主要乳化剂制备含有 10-甲氧基-9-硝基喜树碱的纳米乳，该制剂不仅表现出增强的体外性能，药物由于 EPR 效应在肿瘤组织部位的累积量也得以增加（Han et al.，2009）。

4.7.2.2　药物脑靶向

中枢神经系统的高效递药已成为当今科技时代的研究热点。由于治疗药物服用后仅有部分可到达中枢神经系统，这一领域已成为关注的焦点。大脑周围起到保护作用的复杂的天然屏障导致作用于该区域的药物生物利用度较低。这一保护屏障被称为血脑屏障（BBB），是一种血管细胞结构系统。内皮细胞之间的紧密连接和一系列转运体、受体、酶和外排泵组成了这一系统，阻止化学物质进入大脑。血脑屏障限制了药物分子通过胞内和细胞间途径进入大脑（Begley and Brightman，2003；Nies，2007；Deeken and Löscher，2007）。纳米乳作为多功能的给药载体，可以提高透过血脑屏障的药物的浓度。为此，常通过体循环或鼻腔给予纳米乳。一些研究表明纳米乳也可以口服，从而使药物累积，增加脑内的药物浓度（Talegaonkar and Mishra，2004；Gaoe et al.，2012；Yao et al.，2007；Bahadur and Pathak，2012；Talegaonkar and Negi，2015）。

4.7.2.3　配体介导的药物靶向

基于配体的药物靶向是一种能使药物富集于特定细胞或组织的精准方法。这些配体本质上是化学物质，能够识别抗原位点，并与那些大多数是受体且在特定组织中特异性表达的抗原位点特异性结合。一个理想的配体需要能够增强细胞表面的受体的亲和力和选择性，并促进后续载体所载药物的内化（Murphy et al.，2008；Das et al.，2009）。抗体、siRNA 和肽等各种配体被广泛用于靶向各自在特定细胞或组织上的受体。当纳米乳被这些配体修饰时，这些治疗策略在特异性和药理活性方面取得了更好的效果 (Ohguchi et al., 2008；Talekar et al., 2012)。

4.7.2.4 刺激响应型药物靶向

纳米乳也可以通过对一些内部或外部的刺激做出反应从而实现药物靶向作用。超声响应纳米载体在应用特定频率的超声波后，能够通过控释作用在特定位点累积释放药物，增加药物浓度。据报道，超声作用可以增强喜树碱纳米乳制剂在作用位点的药物释放。同样地，磁性纳米乳在皮肤癌的光动力治疗法中也有应用 (Primo et al., 2007a；Fang et al., 2009)。

》》》 4.8 诊断应用

成像在诊治某些如癌症疾病方面发挥着重要作用。诊治此类疾病的关键是在对机体的侵袭力和组织破坏效应最小的条件下对其发展情况进行长期监测。生物医学成像被广泛用于筛查、预测、治疗方案的制订、预后和分期。纳米乳可运载超声造影剂，应用于生物医学成像领域。从生物成像目的角度来看，纳米乳是较佳的选择，因为它们结构中的油性核使它们能够溶解更大浓度的疏水性药物分子和超声造影剂。此外，由于纳米乳是由生物相容性材料制成的，它们的无毒性使其在生物医学成像应用方面更具有优势。纳米乳在生物医学成像方面的应用如下：

4.8.1 在 X-射线成像中的应用

诊断解剖学上不规则的部位常用不同的方法。其中，计算机 X 射线断层扫描 (CT 扫描) 是最有效的方法。CT 扫描是首选的工具，因为该法的诊断结果的得出不涉及任何外科手术。它利用计算机处理的 X 射线形成被扫描部位的特定区域的断层图像 (Herman, 2009)。人体中软组织的密度差别很小，因此很难清楚地区分它们，从而成为这种技术需要着重关注的问题。所以，碘或钡等造影剂的应用便显得十分重要。它们可显著增大软组织解剖切片间的差异性。高级诊断大多需要约 10 分钟的时间来完成特定目标区域的扫描，但造影剂在扫描完成之前会发生早期和快速清除。这个问题导致诊断扫描信息不完整 (Bourin et al., 1997)。为了得到有效和完整的扫描结果，应该制备长循环造影剂。使用含有碘油和聚乙二醇修饰的纳米乳是解决上述问题的较佳方法 (Hallouard et al., 2010)。作为造影剂，最广泛使用于 CT 扫描中的纳米乳是 Fenestra VC 和 Fenestra LC，它们能够使造影剂在血液中长时间循环 (Anton et al., 2016)。

4.8.2 在磁共振成像中的应用

全氟化碳、氧化铁纳米粒子和 Gd^{3+} 螯合物等多种物质有利于提高磁共振成像（MRI）模式下诊断的成像性能。载有这些材料的纳米乳在使成像技术更有成效方面发挥重要作用。一种具有生物可降解性和多功能性的水包油型纳米乳的给药系统可在 EPR 效应的介导下发挥肿瘤靶向作用（Jarzyna et al.，2009）。含有氧化铁纳米粒、被疏水涂层覆盖并分散在豆油中的纳米乳可以同时溶解近红外荧光团。含有全氟碳的纳米乳也可用于 MRI。这些类型的纳米乳已被用作追踪 ^{19}F-MRI 细胞的超顺磁性氧化铁剂的较佳替代品（Anton et al.，2016）。

⫸ 4.9 纳米乳面临的挑战

由于纳米乳具有多种多样的性质，它们已成为制剂学家越来越感兴趣的研究对象。然而，纳米乳也面临着一些局限性和挑战。由于降低粒径需要提供能量或使用现代精密仪器，因此纳米乳的制备成本较高。例如，纳米乳的制备要用到均质机器。同样，纳米乳生产中微射流和超声处理所涉及的设备也需要较高的预算。制剂稳定性是纳米乳另一个需要关注的问题。尽管纳米乳被认为在一定时间内可以保持稳定，但由于其粒径小，奥斯特瓦尔德熟化过程将破坏它们的稳定性。因此，稳定性问题是导致纳米乳应用受限的主要因素。该问题最好的解决方法是将纳米乳现配现用。同时，表面活性剂和助表面活性剂在纳米乳处方中的使用也是非常值得关注的问题。对于高熔点药物，纳米乳还容易出现药物溶解能力有限的问题。温度和 pH 等环境参数对纳米乳稳定性的影响也是人们十分关注的问题。缺乏对表面活性剂和助表面活性剂在减小纳米乳粒径方面的作用的理解和认识，也是制剂学家面临的主要挑战（Chime et al.，2014；Rutvij et al.，2010）。

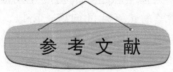

参 考 文 献

Akhter, S., Jain, G.K., Ahmad, F.J., Khar, R.K., Jain, N., Khan, Z.I., et al., 2008. Investigation of nanoemulsion system for transdermal delivery of domperidone: ex-vivo and in vivo studies. Curr. Nanosci. 4, 381-390.

Alam, M.S., Ali, M.S., Alam, N., Siddiqui, M.R., Shamim, M., Safhi, M., 2013. In vivo study of clobetasol propionate loaded nanoemulsion for topical application in psoriasis and atopic dermatitis. Drug Invent Today 5, 8-12.

Anton, N., Hallouard, F., Attia, M.F., Vandamme, T.F., 2016. Nano-emulsions for drug delivery and biomedical imaging. Intracellular Delivery III. Springer, USA.

Araújo, F., Kelmann, R., Araujo, B., Finatto, R., Teixeira, H., Koester, L., 2011. Development and characterization of parenteral nanoemulsions containing thalidomide. Eur. J. Pharm. Sci. 42, 238-245.

Attwood, D., Mallon, C., Taylor, C., 1992. Phase studies on oil-in-water phospholipid microemulsions. Int. J. Pharm. 84, R5-R8.

Aulton, M.E., 2002. Pharmaceutics: The science of dosage form design. Churchill livingstone, New York, NY.

Baboota, S., Shakeel, F., Ahuja, A., Ali, J., Shafiq, S., 2007. Design, development and evaluation of novel nanoemulsion formulations for transdermal potential of celecoxib. Acta Pharm. 57, 315-332.

Bahadur, S., Pathak, K., 2012. Buffered nanoemulsion for nose to brain delivery of ziprasidone hydrochloride: preformulation and pharmacodynamic evaluation. Curr. Drug Deliv. 9, 596-607.

Bainun, I., Hashimah, A.N., Syed-Hassan, S.S.A., 2015. Nanoemulsion: formation, characterization, properties and applications-a review. Adv. Mater. Res. 1113, 147-152.

Begley, D.J., Brightman, M.W., 2003. Structural and functional aspects of the blood-brain barrier. Peptide Transport and Delivery into the Central Nervous System. Springer, USA.

Behar-Cohen, F., 2003. Drug delivery to target the posterior segment of the eye. Med. Sci. 20, 701-706.

Berkowitz, A.C., Goddard, D.M., 2009. Novel drug delivery systems: future directions. J. Neurosci. Nurs. 41, 115-120.

Bielinska, A.U., Janczak, K.W., Landers, J.J., Markovitz, D.M., Montefiori, D.C., Baker Jr, J.R., 2008. Nasal immunization with a recombinant HIV gp120 and nanoemulsion adjuvant produces Th1 polarized responses and neutralizing antibodies to primary HIV type 1 isolates. AIDS Res. Hum. Retroviruses 24, 271-281.

Bouchemal, K., Brianc,on, S., Perrier, E., Fessi, H., 2004. Nano-emulsion formulation using spontaneous emulsification: solvent, oil and surfactant optimisation. Int. J. Pharm. 280, 241-251.

Bourin, M., Jolliet, P., Ballereau, F., 1997. An overview of the clinical pharmacokinetics of x-ray contrast media. Clin. Pharmacokinet. 32, 180-193.

Chiesa, M., Garg, J., Kang, Y.T., Chen, G., 2008. Thermal conductivity and viscosity of water-in-oil nanoemulsions. Colloids Surf. A Physicochem. Eng. Aspects 326, 67-72.

Chime, S., Kenechukwu, F., Attama, A., 2014. Nanoemulsions—advances in formulation, characterization and applications in drug delivery. Ali DS. Application of Nanotechnology in Drug Delivery. In Tech, Croatia, pp. 77-111.

Csaba, N., Garcia-Fuentes, M., Alonso, M.J., 2009. Nanoparticles for nasal vaccination. Adv. Drug Deliv. Rev. 61, 140-157.

Cucheval, A., Chow, R., 2008. A study on the emulsification of oil by power ultrasound. Ultrason. Sonochem. 15, 916-920.

Das, M., Mohanty, C., Sahoo, S.K., 2009. Ligand-based targeted therapy for cancer tissue. Expert Opin. Drug Deliv. 6, 285-304.

Debnath, S., Rayana, S., Vijay Kumar, G., 2011. Nanoemulsion—a method to improve the solubility of lipophilic drugs. Int. J. Adv. Pharm. Sci. 2, 11.

Deeken, J.F., Löscher, W., 2007. The blood-brain barrier and cancer: transporters, treatment, and Trojan horses. Clin. Cancer Res. 13, 1663-1674.

Delmas, T., Piraux, H., Couffin, A.-C., Texier, I., Vinet, F., Poulin, P., et al., 2011. How to prepare and stabilize very small nanoemulsions. Langmuir 27, 1683-1692.

Fainerman, V., 1988. Principles of the formation of adsorption layers of surface-active substances on the widening surface of aqueous-solutions. Zh. Fiz. Khim. 62, 393-400.

Fang, J.-Y., Hung, C.-F., Hua, S.-C., Hwang, T.-L., 2009. Acoustically active perfluorocarbon nanoemulsions as drug delivery carriers for camptothecin: drug release and cytotoxicity against cancer cells. Ultrasonics 49, 39-46.

Gadhave, A.D., 2014. Nanoemulsions: formation, stability and applications. Int. J. Res. Sci. Adv. Technol. 2, 38-43.

Ganta, S., Deshpande, D., Korde, A., Amiji, M., 2010. A review of multifunctional nanoemulsion systems to overcome oral and CNS drug delivery barriers. Mol. Membr. Biol. 27, 260-273.

Gaoe, H., Pang, Z., Pan, S., Cao, S., Yang, Z., Chen, C., et al., 2012. Anti-glioma effect and safety of docetaxel-loaded nanoemulsion. Arch. Pharm. Res. 35, 333-341.

Grace, H.P., 1982. Dispersion phenomena in high viscosity immiscible fluid systems and application of static mixers as dispersion devices in such systems. Chem. Eng. Commun. 14, 225-277.

Hallouard, F., Anton, N., Choquet, P., Constantinesco, A., Vandamme, T., 2010. Iodinated blood pool contrast media for preclinical X-ray imaging applications-a review. Biomaterials 31, 6249-6268.

Han, M., He, C.-X., Fang, Q.-L., Yang, X.-C., Diao, Y.-Y., Xu, D.-H., et al., 2009. A novel camptothecin derivative incorporated in nano-carrier induced distinguished improvement in solubility, stability and anti-tumor activity both in vitro and in vivo. Pharm. Res. 26, 926-935.

Herman, G.T., 2009. Fundamentals of Computerized Tomography: Image Reconstruction from Projections. Springer Science & Business Media, Germany.

Hua, L., Weisan, P., Jiayu, L., Ying, Z., 2004. Preparation, evaluation, and NMR characterization of vinpocetine microemulsion for transdermal delivery. Drug Dev. Ind. Pharm. 30, 657-666.

Jain, N., Sharma, S., 1998. A Textbook of Professional Pharmacy. Vallabh Prakashan, New Delhi, pp. 261-270.

Jaiswal, M., Dudhe, R., Sharma, P., 2015. Nanoemulsion: an advanced mode of drug delivery system. 3 Biotech 5, 123-127.

Jarzyna, P.A., Skajaa, T., Gianella, A., Cormode, D.P., Samber, D.D., Dickson, S.D., et al., 2009. Iron oxide core oil-in-water emulsions as a multifunctional nanoparticle platform for tumor targeting and imaging. Biomaterials 30, 6947-6954.

Jumaa, M., Mueller, B., 2002. Formulating and stability of benzodiazepines in a new lipid emulsion formulation. Pharmazie 57, 740-743.

Kelmann, R.G., Kuminek, G., Teixeira, H.F., Koester, L.S., 2007. Carbamazepine parenteral nanoemulsions prepared by spontaneous emulsification process. Int. J. Pharm. 342, 231-239.

Kemken, J., Ziegler, A., Müller, B.W., 1992. Influence of supersaturation on the pharmacodynamic effect of bupranolol after dermal administration using microemulsions as vehicle. Pharm. Res. 9, 554-558.

Kentish, S., Wooster, T., Ashokkumar, M., Balachandran, S., Mawson, R., Simons, L., 2008. The use of ultrasonics for nanoemulsion preparation. Innov. Food Sci. Emerg. Technol. 9, 170-175.

Koevary, S.B., 2003. Pharmacokinetics of topical ocular drug delivery: potential uses for the treatment of diseases of the posterior segment and beyond. Curr. Drug Metab. 4, 213-222.

Koroleva, M.Y., Yurtov, E.V.E., 2012. Nanoemulsions: the properties, methods of preparation and promising applications. Russ. Chem. Rev. 81, 21-43.

Kreilgaard, M., 2001. Dermal pharmacokinetics of microemulsion formulations determined by in vivo microdialysis. Pharm. Res. 18, 367-373.

Kreilgaard, M., 2002. Influence of microemulsions on cutaneous drug delivery. Adv. Drug Deliv. Rev. 54, S77-S98.

Kumar, S., Talegaonkar, S., Negi, L.M., Khan, Z.I., 2012. Design and development of ciclopirox topical nanoemulsion gel for the treatment of subungual onychomycosis. Ind. J. Pharm. Educ. Res. 46, 303-311.

Lifshitz, I.M., Slyozov, V.V., 1961. The kinetics of precipitation from supersaturated solid solutions. J. Phys. Chem. Solids 19, 35-50.

Liu, W., Sun, D., Li, C., Liu, Q., Xu, J., 2006. Formation and stability of paraffin oil-inwater nano-emulsions prepared by the emulsion inversion point method. J. Colloid. Interface Sci. 303, 557-563.

Lovelyn, C., Attama, A.A., 2011. Current state of nanoemulsions in drug delivery. J. Biomater. Nanobiotechnol. 2, 626.

Müller-Goymann, C., 2004. Physicochemical characterization of colloidal drug delivery systems such as reverse micelles, vesicles, liquid crystals and nanoparticles for topical administration. Eur. J. Pharm. Biopharm. 58, 343-356.

Murphy, E.A., Majeti, B.K., Barnes, L.A., Makale, M., Weis, S.M., Lutu-Fuga, K., et al., 2008. Nanoparticle-mediated drug delivery to tumor vasculature suppresses metastasis. Proc. Natl. Acad. Sci. 105, 9343-9348.

Nasr, M., Nawaz, S., Elhissi, A., 2012. Amphotericin B lipid nanoemulsion aerosols for targeting peripheral respiratory airways via nebulization. Int. J. Pharm. 436, 611-616.

Nesamony, J., Kalra, A., Majrad, M.S., Boddu, S.H.S., Jung, R., Williams, F.E., et al., 2013. Development and characterization of nanostructured mists with potential for actively targeting poorly water-soluble compounds into the lungs. Pharm. Res. 30, 2625-2639.

Nies, A.T., 2007. The role of membrane transporters in drug delivery to brain tumors. Cancer Lett. 254, 11-29.

Oh, D.H., Balakrishnan, P., Oh, Y.-K., Kim, D.-D., Yong, C.S., Choi, H.-G., 2011. Effect of process parameters on nanoemulsion droplet size and distribution in SPG membrane emulsification. Int. J. Pharm. 404, 191-197.

Ohguchi, Y., Kawano, K., Hattori, Y., Maitani, Y., 2008. Selective delivery of folate-PEG-linked, nanoemulsion-loaded aclacinomycin A to KB nasopharyngeal cells and xenograft: Effect of chain length and amount of folate-PEG linker. J. Drug Target. 16, 660-667.

Osborne, D., Ward, A., O'neill, K., 1991. Microemulsions as topical drug delivery vehicles: in-vitro transdermal studies of a model hydrophilic drug. J. Pharm. Pharmacol. 43, 451-454.

Panyam, J., Labhasetwar, V., 2004. Targeting intracellular targets. Curr. Drug Deliv. 1, 235-247.

Park, S.-H., Yamaguchi, T., Nakao, S.-I., 2001. Transport mechanism of deformable droplets in microfiltration of emulsions. Chem. Eng. Sci. 56, 3539-3548.

Peira, E., Scolari, P., Gasco, M.R., 2001. Transdermal permeation of apomorphine through hairless mouse skin from microemulsions. Int. J. Pharm. 226, 47-51.

Pinto, J.F., 2010. Site-specific drug delivery systems within the gastro-intestinal tract: from the mouth to the colon. Int. J. Pharm. 395, 44-52.

Pires, A., Fortuna, A., Alves, G., Falcão, A., 2009. Intranasal drug delivery: how, why and what for? J. Pharm. Pharm. Sci. 12 (3), 288-311.

Primo, F., Macaroff, P., Lacava, Z., Azevedo, R., Morais, P., Tedesco, A., 2007a. Binding and photophysical studies of biocompatible magnetic fluid in biological medium and development of magnetic nanoemulsion: a new candidate for cancer treatment. J. Magn. Magn. Mater. 310, 2838-2840.

Primo, F.L., Michieleto, L., Rodrigues, M.A., Macaroff, P.P., Morais, P.C., Lacava, Z.G., et al., 2007b. Magnetic nanoemulsions as drug delivery system for Foscan®: skin permeation and retention in vitro assays for topical application in photodynamic therapy (PDT) of skin cancer. J. Magn. Magn. Mater. 311, 354-357.

Rhee, Y.-S., Choi, J.-G., Park, E.-S., Chi, S.-C., 2001. Transdermal delivery of ketoprofen using microemulsions. Int. J. Pharm. 228, 161-170.

Rutvij, J., Gunjan, J., Bharadia, P., Pandya, V., Modi, D., 2011. Nanoemulsion: an advanced concept of dosage form. Int. J. Pharm. Cosmetol. 1, 122-133.

Setya, S., Talegonkar, S., Razdan, B., 2014. Nanoemulsions: formulation methods and stability aspects. World J. Pharm. Pharm. Sci. 3, 2214-2228.

Shah, P., Bhalodia, D., Shelat, P., 2010. Nanoemulsion: a pharmaceutical review. Syst. Rev. Pharm. 1, 24.

Shakeel, F., Baboota, S., Ahuja, A., Ali, J., Faisal, M., Shafiq, S., 2008. Stability evaluation of celecoxib nanoemulsion containing Tween 80. Thai J. Pharm. Sci. 32, 4-9.

Shima, M., Kobayashi, Y., Fujii, T., Tanaka, M., Kimura, Y., Adachi, S., et al., 2004. Preparation of fine W/O/W emulsion through membrane filtration of coarse W/O/W emulsion and disappearance of the inclusion of outer phase solution. Food Hydrocolloids 18, 61-70.

Solans, C., Izquierdo, P., Nolla, J., Azemar, N., Garcia-Celma, M., 2005. Nano-emulsions. Curr. Opin. Colloid Interface Sci. 10, 102-110.

Stone, H., Bentley, B., Leal, L., 1986. Experimental study of transient effects in the breakup of viscous drops. J. Fluid Mech. 173, 131.

Suzuki, K., Shuto, I., Hagura, Y., 1996. Characteristics of the membrane emulsification method combined with preliminary emulsification for preparing corn oil-in-water emulsions. Food Sci. Technol. Int. Tokyo 2, 43-47.

Tadros, T., Izquierdo, P., Esquena, J., Solans, C., 2004. Formation and stability of nano-emulsions. Adv. Colloid. Interface Sci. 108, 303-318.

Talegaonkar, S., Mishra, P., 2004. Intranasal delivery: an approach to bypass the blood brain barrier. Ind. J. Pharmacol. 36, 140.

Talegaonkar, S., Negi, L.M., 2015. Nanoemulsion in drug targeting. Targeted Drug Delivery: Concepts and Design. Springer, USA.

Talekar, M., Ganta, S., Singh, A., Amiji, M., Kendall, J., Denny, W.A., et al., 2012. Phosphatidylinositol 3-kinase inhibitor（PIK75）containing surface functionalized nanoemulsion for enhanced drug delivery, cytotoxicity and pro-apoptotic activity in ovarian cancer cells. Pharm. Res. 29, 2874-2886.

Tamilvanan, S., Benita, S., 2004. The potential of lipid emulsion for ocular delivery of lipophilic drugs. Eur. J. Pharm. Biopharm. 58, 357-368.

Thiagarajan, P., 2011. Nanoemulsion for drug delivery through different routes. Res. Biotechnol. 2, 1-13.

Tiwari, S.B., Amiji, M.M., 2006. Improved oral delivery of paclitaxel following administration in nanoemulsion formulations. J. Nanosci. Nanotechnol. 6, 3215-3221.

Wang, L., Li, X., Zhang, G., Dong, J., Eastoe, J., 2007. Oil-in-water nanoemulsions for pesticide formulations. J. Colloid. Interface Sci. 314, 230-235.

Wehrung, D., Geldenhuys, W.J., Oyewumi, M.O., 2012. Effects of gelucire content on stability, macrophage interaction and blood circulation of nanoparticles engineered from nanoemulsions. Colloids Surf. B Biointerfaces 94, 259-265.

Wening, K., Breitkreutz, J., 2011. Oral drug delivery in personalized medicine: unmet needs and novel approaches. Int. J. Pharm. 404, 1-9.

Williams, R., 2001. Making the perfect particle. Ingenia 7, 26-32.

Yao, J., Zhou, J., Ping, Q., 2007. Characteristics of nobiletin-loaded nanoemulsion and its in vivo distribution in mice. Acta Pharm. Sin. 42, 663-668.

Yilmaz, E., Borchert, H.-H., 2005. Design of a phytosphingosine-containing, positivelycharged nanoemulsion as a colloidal carrier system for dermal application of ceramides. Eur. J. Pharm. Biopharm. 60, 91-98.

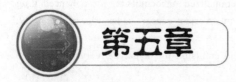

纳米混悬剂

>>> 5.1 简介
>>>>>>>>>>>>>>>>>>>>>>>>>>>>>

约超过 40%的新化学实体药物是疏水性分子。两亲性药物由于其水溶性较差和不尽人意的溶出曲线，表现出非常低的生物利用度。那些真正能到达体循环的药物量是生物可利用的。因此，对制备新的水难溶性分子进行制剂研究，以获得更高的生物利用度，在科学、工业和医学方面已成为一个严峻且具有挑战性的问题(Yadollahi et al.，2015)。已有多种制剂策略来解决药物的较低溶解度和较低生物利用度的问题。微细化、使用渗透促进剂或助溶剂、使用亲脂性溶液、表面活性剂分散技术、成盐、沉淀等是传统的方法。根据报道，这些技术在提高难溶性药物的溶解度方面效果甚微(Patel and Agrawal，2011)。近年来，纳米技术在克服药物较低溶解度和较低生物利用度的问题方面应用广泛，在对于特定病变部位的药物靶向方面也有应用。

Gassmann 等利用沉淀法制备了药物纳米粒。这种方法主要局限性在于它要求药物溶于至少一种溶剂，并且溶剂应与非溶剂混溶(Lee et al.，2006；Peltonen et al.，2010)。为了解决这个问题，Muller 等在 1995 年采用分散法制备了纳米混悬液。他们的成果表明，10~1000 nm 范围内的纯药物粒子在表面活性剂和聚合物的存在下稳定性较好(Bhardwaj and Burgess，2010)。准确来说，纳米混悬液是药物粒子的亚微米胶体分散系统。药用纳米混悬液的定义为以表面活性剂和聚合物为稳定剂，不含有任何基质，将固体药物分散于水中，以合适的方法制备而成的 10~1000 nm 的两相胶体分散液。纳米混悬液非常精细，可通过各种途径给药(Paun and Tank，2012)。纳米混悬剂在解决水溶性较差药物的递送问题方面具有潜力，并且制备简单，相对于其他药物递送方法具有一定的优点，从而具有一定的独特性。

>>> 5.2 纳米混悬剂的潜在优势

纳米混悬剂可以通过增加水不溶性药物的表面积来提高其溶解度，因此，已成为智能和高效的给药平台（Wang et al.，2013）。制备水溶性较差药物的纳米混悬剂，可以获得粒径更小、药物溶解和吸收速率更大、生物利用度更高、变异性和受空腹/餐后状态影响较小的给药体系。由于粒径较小，当局部应用纳米混悬剂时，可以深入渗透(图5.1)。纳米混悬剂中的药物粒子易与胃肠黏膜结合，延长药物的滞留时间，进而增强药物的吸收。纳米混悬剂的一个显著优点是给药途径广泛，如口服、肠外、肺部、皮肤真皮和眼部给药。在眼部给药方面，纳米混悬剂比其他的传统剂型更具优势。它们降低了药物的剂量和给药频率，延长了药物释放时间，降低药物的系统毒性，药物可在角膜表面长时间滞留，从而增强其吸收。同理，当以纳米混悬剂的形式给药时，被感染组织中的药物浓度更高。小颗粒药物比大颗粒药物的患者顺应性更好，因此，基于纳米混悬剂的眼部给药是一种较佳的选择。除了这些(其他)优点，纳米混悬剂的辅料还能够降低潜在的副作用。

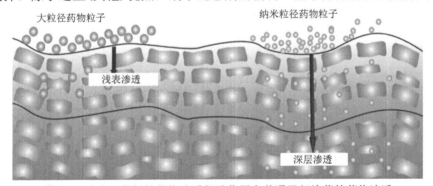

大粒径药物粒子　　　　　　　　　纳米粒径药物粒子

浅表渗透

深层渗透

图 5.1 纳米混悬剂的药物渗透促进作用和普通局部给药的药物渗透

纳米混悬剂能够将药物保持在粒径足够小并适合药用的良好结晶状态，从而解决给药问题。它们具有更高的物理稳定性，可以防止水解和氧化作用，因此成为给药的理想选择。在疾病治疗方面，应用纳米混悬剂可以减少给药量，这在肌肉、皮下(SC)和眼部给药方面是极其重要的。纳米混悬剂中的药物的被动靶向性是其最突出的特点，可应用于特异性部位疾病治疗。

>>> 5.3 纳米混悬剂的制备

5.3.1 制剂理论

在纳米混悬剂的生产中，大量小颗粒的产生使表面积增加。这导致体系的吉布斯自由能显著增加。因此，体系由于高表面张力而变得热力学不稳定。纳米粒往往最终通过结块来减少它们的总能量。自由能的增加值可以由吉布斯自由能方程得出：

$$\Delta G = \gamma \Delta A - T \Delta S$$

其中，ΔA 代表表面积变化量，γ 代表表面张力，T 是绝对温度，ΔS 代表熵的变化。

结块过程取决于活化能，而活化能又受向体系中添加的稳定剂如表面活性剂和聚合物等物质的影响。稳定剂使颗粒和分散介质之间的界面张力减小。为了获得最大程度的稳定性，纳米混悬剂在制备的初期就加入了这些稳定剂。这些稳定剂被用来降低界面张力和作为润湿剂。同时，它们也用于形成药物粒子之间的屏障，以防止颗粒结块。提供屏障的机制可能是静电排斥和空间位阻。颗粒所带电荷导致的静电排斥作用导致它们无法聚结在一起。空间位阻稳定作用是由聚合物附加剂如羟丙基甲基纤维素（HPMC）和聚乙烯吡咯烷酮（PVP）来实现的。在这种方法中，高浓度的聚合物被添加到胶体体系中，它们吸附在药物粒子上，其延伸至水中的长亲水链避免了颗粒的聚结。

5.3.2 制备方法

在工艺方面，相比于其他纳米给药系统，纳米混悬剂更容易制备且成本效益更高。尤其在递送水溶性差的药物时可制备纳米混悬剂，以提高其物理稳定性。纳米混悬剂的制备方法有如图 5.2 所示的"自上而下"法和"自下而上"法。

5.3.2.1　自上而下法

自上而下法基于破坏粒子的整体性，比沉淀法更好。该方法通过使用不同的技术，如高压均质（HPH）和介质研磨，减小粒径，使大颗粒变成小颗粒。这些方法在粒径减小过程中产生热量，因此需要借助辅助的冷却系统，以避免热敏性药物的降解或任何多晶型的变化。自上而下法包含研磨法和 HPH 法。研磨包括介质研磨（纳米晶体）和干法共研磨，HPH 包括水中 HPH（dissocubes）、非水介质中 HPH（nanopure），以及沉淀和 HPH（nanoedge）的结合。下文将对研磨和 HPH 进行详细论述。

5.3.2.1.1　介质研磨（纳米晶体技术）

这是一项受到专利保护的技术，于 1992 年由 Liversidge 等开发。该技术涉及通过高速剪切介质研磨机或其他微粉化设备来生产纳米混悬剂。介质研磨机由研磨杆、研磨室和再循环腔组成。研磨室中加入研磨介质、水、药物和稳定剂。然后，研磨介质或研磨珠在控温条件下做高速剪切运动。

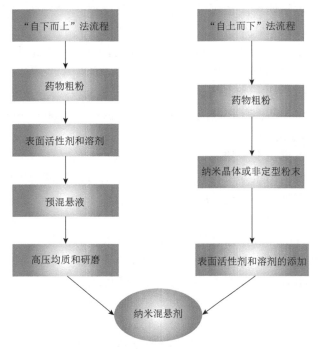

图 5.2 用于生产纳米混悬剂的"自下而上"法、"自上而下"法流程图

该方法基于"碰撞"原理减小粒径。药物从微粒破碎成纳米粒的过程需要输入能量，而能量来自于研磨介质与药物碰撞产生的高能量和高剪切力。研磨介质含玻璃、氧化锆或高度交联的聚苯乙烯。这一过程在批处理模式和再循环模式下都可以进行。在批处理模式下，得到分布均匀且平均直径小于 200 nm 的分散体所需的时间为 30~60 分钟。介质研磨法可以被成功应用于药物晶体的微粒化和非微粒化。一旦处方和工艺得到优化，分散体质量批间差异就会非常小。该过程可在控温条件下进行。

这种方法易于规模化生产，以及过程中批间差异较小使其成为首选。它的缺点在于研磨材料的磨蚀将导致终产物的污染，并最终引发与给药相关的问题（Chingunpituk，2011）。使用基于聚苯乙烯的研磨介质可以很大程度上减少问题的发生。该介质的残余单体通常为 50 ppb，并且研磨过程中形成的残留物在最终产物或最终固体剂型中的含量不超过 0.005%（w/w）（Patravale and Kulkarni，2004）。该方法最大的缺点在于将研磨介质从药物纳米混悬剂中分离的这一过程较耗时、耗资（Lakshmi and Kumar，2010）。

5.3.2.1.2　干法共研磨技术

介质研磨是湿法研磨，也可以用干法研磨制备纳米混悬剂。将难溶性药物与可溶性的聚合物或共聚物共研磨，分散在液体介质中，利用该方法制备稳定的药物纳米混悬剂。干法共研磨技术操作简便、经济，且过程中无须使用有机溶剂。该技术可以将粒径减小至亚微米水平，并得到稳定的无定型固体(Sutradhar et al.，2013)。通过使用干法共研磨技术，以十二烷基硫酸钠和聚乙烯吡咯烷酮为稳定剂可成功制得许多水难溶性药物的胶粒(Wongmekiat et al.，2002；Mura et al.，2002)。

5.3.2.1.3　高压均质法

该技术主要包括三个步骤：首先，药物粉末被分散在稳定剂溶液中以形成预混悬剂；其次，使用高压均质机在较低压条件下将预混悬剂均质化；最后，在较高压条件下将预混悬剂均质化 10~25 个循环，直到形成颗粒大小符合预期的纳米混悬剂(Liversidge and Cundy，1995)。

HPH 的流程如图 5.3 所示。这种纳米混悬剂生产技术操作简单，可被应用的药物范围广。可用于制备高度稀释和高度浓缩的纳米混悬剂。制剂的"无菌生产"既简单又可行。HPH 技术又分为热均质化和冷均质化。使用冷均质化制备纳米混悬剂可通过调控温度避免药物降解。热均质化是制备微乳的常用方法。这些方法的主要弊端在于过程中温度的控制十分严苛，以及为了防止均质过程中出现任何堵塞，需要提前对大颗粒混悬剂进行微粉化处理。HPH 的具体流程如下：

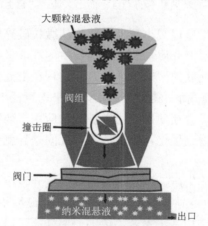

图 5.3　HPH 流程示意图

5.3.2.1.3.1　水性分散液中高压均质法(Dissocubes 法)

水中 HPH 法可使混悬剂在压力下通过具有窄孔径的阀门。Dissocube 技术由 Muller 等于 1999 年开发，在该技术中，药物的混悬液穿过一个小孔，导致静压减小，低于水的沸腾压。

这将导致水沸腾和形成气泡。当混悬液离开这个孔隙而气压因此再次恢复正常时，气泡将收缩，周围含有药物粒子的部分将冲向中心，产生胶体粒子，最终导致粒径减小。根据药物的硬度、所需的平均粒径和均匀性，该过程可能需要混悬液在均质机中进行多次循环。

对于制备高固体含量的纳米混悬剂，非常细小的药物粒子的均质化是首选的，可以通过预研磨实现(Paun and Tank，2012)。药物纳米晶体的大小主要取决于均质化循环次数、均质器的温度和功率密度及均质化压力等因素。相比于介质研磨，HPH 最大的优点在于它既可用于制备稀的混悬剂，也可用于制备浓缩的混悬剂。

同时，也实现了产品的无菌生产。那些在水和有机分散液中溶解度都很差的药物可以用这种方法轻松地制成纳米混悬剂。可规模化生产，批次间差异微小及对于非胃肠道给药的纳米混悬剂可无菌生产等特点使这个方法更具有吸引力。使用这种方法，能使最终产品中的纳米粒子获得较窄的粒径分布。

该方法在处理的药物量上有很大的灵活性(从 1~400 mg/mL)，因此，能够用来制备非常稀的及高度浓缩的纳米混悬剂。它的缺点包括需要进行各种预处理(如药物的微粉化)，且需要使用昂贵的设备，从而增加了该剂型的制备成本。

5.3.2.1.3.2 非水性分散液中均质法(Nanopure 法)

Nanopure 法中，混悬剂在非水介分散液中被均质化。这是一种"冷冻"均质法，药物的混悬液在 0℃或低于冰点的温度下在非水分散液中被均质化。正如前文提到的，空穴作用在 Dissocubes 技术中是一个非常重要的决定性因素。但与水相比，油脂及脂肪酸的蒸气压非常低，而沸点相对较高。因此，对于油脂和脂肪酸，静态压力的下降不足以形成空穴现象。较高的温度(约 80℃)可以导致聚合物材料通过 HPH 分解，但这不适用于不耐高温的化合物。使用 Nanopure 技术时，药物的混悬液在 0℃或低于冰点的温度下在非水分散液中被均质化，因此被称为"低温"均质法。该方法可以有效地用于热敏性药物，所得结果可与 Dissocube 法得到的结果进行比较(Paun and Tank，2012；Patel and Agrawal，2011)。

5.3.2.1.3.3 沉淀法和高压均质法的联合使用(Nanoedge 法)

Nanoedge 法的基本工作原理与沉淀法和均质法相同。当这些技术联用时，可以在较短时间内获得稳定性更好的小颗粒。Nanoedge 技术可以解决沉淀法的主要问题，如晶体生长和长期稳定性。

在该技术中，沉淀的混悬液进一步被均质化，从而减小了粒径并避免了晶体的生长。沉淀过程在水中进行，用到了如甲醇、乙醇和异丙醇等水溶性试剂。图 5.4 为 Nanoedge 法的示意图。虽然这些试剂在某种程度上是药学上可接受的，但它们也可以被完全除去。为了使用 Nanoedge 技术有效地生产纳米混悬剂，可以在 HPH 前增加一个蒸发步骤，以提供一种不含溶剂的改良的起始材料（Vaghela et al.，2012）。

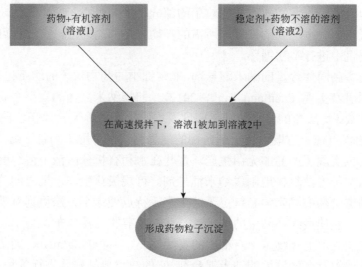

图 5.4　Nanoedge 制备方法

5.3.2.2　自下而上法

术语"自下而上技术"是指物质从分子水平开始，通过分子结合形成固体颗粒。因此，自下而上过程是一种由分子到纳米粒的组装方法（De Waard et al.，2008）。该过程操作简单，所得产品稳定性好。低能耗及低设备费用也降低了该技术的生产成本。利用该过程进行放大生产也很容易。自下而上过程中，为了防止药物晶体的生长，表面活性剂的使用是不可避免的，因此，这是该过程最主要的缺点。应用范围窄，粒径分布广，以及有机试剂的使用带来的潜在毒性也是自下而上过程的不足。以下内容将介绍用于生产纳米混悬剂的自下而上法：

5.3.2.2.1　沉淀法

沉淀法是一种用于制备难溶性药物的亚微米级颗粒的常用方法（Patel and Agrawal，2011）。首先，药物被溶于水溶性有机溶剂中，然后溶液与不良溶剂（通常为水）混合，使得药物在表面活性剂的存在下处于不溶状态。向类似的不良溶剂中快速加入溶液可以使药物在溶液中迅速过饱和，形成超细的无定型或结晶药物。这种方法涉及核形成和晶体生长，而这两者主要取决于温度。高成核速率和低晶体生长速率是制备粒径小又稳定的混悬剂的基本要求（Bodmeier and Mcginity，1988）。随后有人提出名为"蒸发沉淀"的改进方法（Sarkari et al.，2002）。在这一改进方法中，药物-水（不混溶的两相）的温热溶液被雾化至含有稳定剂的水溶液，使纳米粒沉淀。同样，改变温度和 pH 等方法可用于制备药物的干粉纳米粒(Pozarnsky and Matijević，1997)。"奥斯特瓦尔德熟化"现象会导致纳米粒的粒径增加。因此，需要采用多种措施来避免粒径的增加(Gassmann et al.，1994)。同时，也应用聚合物生长抑制剂以维持沉淀颗粒的大小。

5.3.3.2.2 超临界流体法

超临界流体技术应用于将药物溶液制备为纳米粒。图 5.5 展示了超临界流体技术的示意图。采用的方法有超临界流体快速膨胀法(RESS)、超临界反溶剂法和反溶剂沉淀法(PCA)。RESS 涉及通过喷嘴使药液在超临界流体中膨胀。这使超临界流体的溶剂溶解力降低，导致药物以细颗粒形式沉淀。在 PCA 中，药液被雾化后进入含有压缩二氧化碳的反应釜中。当溶剂被除去时，药液达到过饱和状态，从而沉淀形成细微晶体。超临界反溶剂法中用到的超临界流体不能溶解药物，但是需要与溶解药物的溶剂互溶。药液被注射进超临界流体中，后者将药液中的溶剂萃取出来，使药物溶液达到过饱和状态，随后药物沉淀析出结晶。这种方法的主要弊端是需要用到有害的有机试剂和高浓度的表面活性剂及稳定剂。这种方法也可能致使粒子瞬时过饱和引起晶型向非晶型或不定型转变(Kamble et al.，2010)。

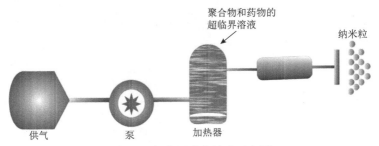

图 5.5　超临界流体技术示意图

5.3.3.2.3 喷雾干燥法

喷雾干燥过程在制药工业中有许多应用，如溶液和乳液的干燥、包衣、纳米粒的制备。当用这种方法生产纳米混悬剂时，含有大颗粒混悬剂的药物受控通过一个雾化器或喷嘴，形成细小的液滴或水雾，接着将这些液滴或水雾在干燥室中干燥便可得到细颗粒(图 5.6)。如果需要，可以通过加水使喷雾干燥得到的粉末重新成为混悬液。与其他方法相比，该方法具有连续性较好、耗时较少、易于规模化生产和成本效益较高等优点。喷雾干燥过程中"一液滴到一颗粒"的机制决定了粒度下限，因此，用该方法难以制得粒径小于 200 nm 的颗粒。

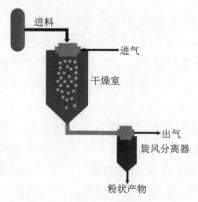

图 5.6　喷雾干燥器示意图

5.3.3.2.4　电喷法

电喷法技术利用微毛细管电喷雾化器和高压来生产大颗粒混悬液/乳液的小液滴(Lee et al.，2006)。应用高压，静电压的聚积使溶液电位增加，从而增强了静电力并最终降低了表面张力对界面液滴的影响。当表面张力和施加的静电力相等时，微毛细管界面将形成"泰勒锥"(图 5.7)。当进一步增大静电压时，它们会干扰锥体，并在锥体的尖端将混悬液分解成较小的液滴。通过控制流量和导电率的比例，可以获得所需尺寸的液滴。

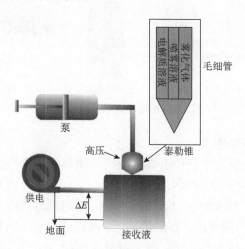

图 5.7　电喷法示意图

当带电小液滴通过电场下的气相进入反电极时，溶剂蒸发，引发进一步的尺寸收缩。与其他方法相比，该方法具有通用、经济和简便等特点。

5.3.2.3　其他方法

5.3.2.3.1　以乳剂为模板制备纳米混悬剂

乳剂不但可以用作药物载体，还可以作为纳米混悬剂的生产模板。这个方法适用于那些可溶于挥发性有机溶剂或部分水溶性溶剂的药物。此类溶剂可用作乳剂的分散相。用这种方法制备药物纳米混悬剂有两种不同方式。在第一种方式中，通过将含有有机相（有机溶剂或溶剂混合物）的药物分散在含有合适表面活性剂的水相中以形成乳液。接着，有机相在低压下被蒸发除去，药物粒子迅速沉淀，表面活性剂稳定粒子，最终形成纳米混悬剂。由于一个乳滴中形成一个药物粒子，可以通过控制乳滴的大小来控制纳米混悬剂的粒径。最初，该方法用到了有机溶剂，如二氯甲烷和氯仿（Bodmeier and Mcginity，1988）。然而，出于对环境危害和人身安全问题的考虑，它们的使用受到了限制。通过这种方法生产药物纳米混悬剂时，可以使用相对安全的溶剂，如乙酸乙酯和甲酸乙酯（Sah，1997）。

第二种方式使用如苯甲醇、乳酸丁酯和三乙酸甘油酯等部分水溶性溶剂，而不是不安全的溶剂作为分散相（Trotta et al.，2001）。首先通过传统方法制得乳剂，然后通过稀释已制得的乳剂得到药物纳米混悬剂。当乳剂被水稀释时，将引起内相到外相的完全扩散，从而导致纳米混悬剂的即刻形成。

为了使混悬剂适合于给药，用双超滤法依次除去其内相和表面活性剂。然而，如果用于生产纳米混悬剂的所有原料都以可接受的浓度存在，那么简单的离心或超速离心便可有效分离纳米混悬剂。

5.3.2.3.2　以微乳为模板制备纳米混悬剂

微乳是两种不混溶的液体（如水和油）在表面活性剂和助表面活性剂的界面膜的稳定作用下形成的热力学和动力学稳定且各向同性透明的分散体系（Swarbrick and Boylan，2000）。微乳对药物增溶效果好，保质期较长且易于生产，这使它们成为理想和高效的药物载体。近年来，微乳被广泛用作固体脂质纳米粒和聚合物纳米粒的生产模板（Gasco，1997；Watnasirichaikul et al.，2002）。利用它们的结构，微乳甚至可以用于生产纳米混悬剂（Trotta et al.，2003）。药物可以被载进内相，也可以通过均匀混合使药物在已制得的微乳中达到饱和。微乳被适当稀释时，会通过前面提到的机制形成药物纳米混悬剂。为了达到理想的载药量和粒径，影响微乳的内相载药量和粒径的表面活性剂与助表面活性剂的用量和比例均需要优化。为了使混悬剂适合于给药，用双超滤法依次除去其内相和表面活性剂。然而，如果用于生产纳米混悬剂的所有原料都以可接受的浓度存在，那么简单的离心或超速离心便可有效分离纳米混悬剂。微乳模板的优缺点与乳剂模板的类似，唯一的另一优势在于以微乳为模板生产纳米混悬剂所需投入的能量更少。

5.3.2.3.3 纳米喷射技术

该技术也被称为反流或纳米喷流技术。它包含一个用于将混悬液流体分成两个或多个部分的室。混悬液流体的各部分在高压下彼此形成胶体。加工过程中产生的高剪切力使混悬剂粒径减小。运用了这个工作原理的设备包括 M110L 和 M110S 高压微射流纳米均质机。这种技术的主要不足在于多个微流化器循环将导致所得的产品含有比例相对较大的微粒。利用该技术可最终获得粒径在 400~2000 nm 范围内的颗粒(Müller et al.，2001；Rabinow，2004)。

5.3.2.3.4 微射流反应技术

微射流反应技术(MRT)是一种连续、可扩展的微反应器系统，它将"bottom-up"法和"bottom-down"法相结合。MRT 中，不良溶剂和加压的药物溶液被泵送通过一个微流化反应室。在反应室中，液体流以高达 300 m/s 的超音速相互碰撞(图 5.8)。在该方法中，颗粒碰撞产生的空穴作用和高剪切力是导致粒径减小的主要因素。

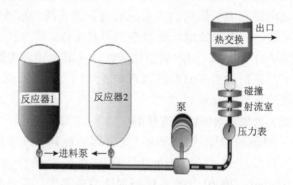

图 5.8　微射流反应技术示意图

5.3.2.3.5 熔融乳化法

熔融乳化法主要用于固体脂质纳米粒的生产。Kipp 和他的合作者利用熔融乳化法制备了布洛芬纳米混悬剂。这是一种简单的方法，包含四个步骤。首先，将药物添加到含有稳定剂的水溶液中。然后在高于药物熔点的温度下加热溶液，接着用高速均质机均质溶液以形成乳液。在这个过程中，温度控制在药物熔点以上。当乳液冷却时，颗粒就会沉淀。药物浓度、所用稳定剂的浓度和种类、冷却温度和均质化过程等参数都会对纳米混悬剂的粒径产生较大影响(Kipp et al.，2003)。

5.4 处方方面的考虑

5.4.1 稳定剂

为了制剂的稳定性，纳米混悬剂处方中需要加入稳定剂。稳定剂可通过完全润湿药物粒子并防止奥斯特瓦尔德熟化和纳米混悬剂的结块发挥稳定制剂功能，从而通过提供空间或离子屏障来生产物理稳定的制剂。稳定剂的种类和浓度对纳米混悬剂的物理稳定性和体内行为有较大影响。不同处方中药物与稳定剂的比例不同，在 1：20~20：1 范围内变化。应针对处方中的特定的和所需的功能对此进行优化。最常用的稳定剂包括纤维素、聚维酮、泊洛沙姆、聚山梨醇酯和卵磷脂。如果拟将纳米混悬剂用于非肠道给药，那么卵磷脂是首选的稳定剂，因为其可以耐受加热灭菌（Nagaraju et al.，2010）。

5.4.2 有机溶剂

当通过乳剂或微乳模板法制备纳米混悬剂时，可能需要用到有机溶剂。在将有机溶剂用于以上述两种方法制备纳米混悬剂之前，必须考虑处方中有机溶剂的可接受性、与其相关的毒性及将其从制剂中去除的难易程度。水溶性溶剂（如乙醇和异丙醇）和部分水溶性溶剂（如乙酸乙酯、甲酸乙酯、乳酸丁酯、三乙酸甘油酯、碳酸丙烯酯和苯甲醇）被认为是药学上可接受的溶剂。它们的危险性较低，在处方中的使用优于传统的危险溶剂，如二氯甲烷。此外，当以微乳为模板制备纳米混悬剂时，部分水溶性有机溶剂可用作微乳剂的内相。

5.4.3 表面活性剂

表面活性剂具有降低界面张力的能力，因此，被用于增强制剂的分散性。在处方中使用表面活性剂也是由于其潜在的润湿和反絮凝能力。最普遍和广泛使用的表面活性剂是吐温和司盘系列。

5.4.4 助表面活性剂

当纳米混悬剂由微乳为模板制成时，助表面活性剂的选择就变得至关重要。由于助表面活性剂对体系的相行为有较大的影响，因此，应优化它对所选的微乳组分的内相吸收和载药的影响。胆盐和甘油酸二钾是普遍使用的助表面活性剂。其他增溶剂，如二乙二醇单乙基醚、四氢呋喃聚乙二醇醚、乙醇和异丙醇也可以安全地用作处方中的助表面活性剂，采用微乳法制备纳米混悬剂（Mudgil et al.，2012）。

5.4.5　其他附加剂

纳米混悬剂中也会添加其他的附加剂，如盐、多元醇、缓冲剂、渗透压调节剂和冻干保护剂。这些附加剂的使用取决于药物的给药途径或药物成分的性质。

5.4.6　温度

维持最佳温度条件在获得具有预期和理想特性的纳米混悬剂方面具有重要作用。一般来说，当通过均质化生产纳米混悬剂时，温度将保持在较低水平。在采用乳化技术制备纳米混悬剂时，当往含有表面活性剂的水相中加入药物有机溶液时，均质化过程需要在冰上进行或是采用其他降温手段。由于有机溶剂在制剂中是不稳定的，在高温下它们会很快蒸发，导致形成形状不规则的颗粒。而当温度保持在较低水平时，溶剂可以慢慢地从系统中扩散出来，从而形成球形的、完整的纳米粒（Chaurasia et al.，2012）。

5.4.7　搅拌速度

搅拌速度是获得高品质纳米混悬剂的重要过程参数。纳米混悬剂的均质化至关重要，因为它可以使颗粒保持在较小的尺寸。均质化可以通过 HPH 或高剪切均质化（HSH）过程来实现。HSH 过程中搅拌速度的增加或 HPH 过程中循环次数的增加将导致粒径的减小。然而，有人指出，在高速条件下操作仪器并不总是最佳的，必须保持一个平均速度。一般来说，HSH 过程中建议采用 20 000 r/min 的速度和 5~6 个的循环。这些参数背后的技术原理在于较高的搅拌速度通常会使混悬剂中形成大量的泡沫，从而引发固体纳米粒从水介质中的过早分离，最终导致粒径缩减失败和纳米粒形成不足。

▶▶▶ 5.5　纳米混悬剂的后期加工过程

一些药物对水解或化学降解非常敏感；因此，对这些药物的纳米混悬剂进行后续处理是必不可少的。当所用的稳定剂不足以使制剂长时间保持稳定或在所需给药途径方面存在特定需求和限制时，药物纳米混悬剂的后期处理也变得十分重要。考虑到这些方面，可以采用冷冻干燥或喷雾干燥等技术来生产具有纳米级尺寸药物颗粒干粉。后期加工过程最重要的一点是不能影响处方的成本效益。一般来说，喷雾干燥法比冷冻干燥法更经济也更方便。

应考虑后期加工对纳米混悬剂的粒径和干燥纳米药物的含水量的影响。使用冷冻干燥法比喷雾干燥法更频繁。冰箱和液氮的使用是冷冻干燥法中用于降温的两种方式。随后的冷冻干燥过程利用冷冻干燥机完成。离心和超滤也可用来浓缩药物纳米粒，以更好地干燥纳米混悬剂(Chen et al.，2011)。干燥前，往混悬剂中加入一些再分散剂或保护剂，它们有助于防止纳米粒结块和保持重新再分散性(Van Eerdenbrugh et al.，2008)。部分糖，如蔗糖、乳糖、海藻糖和甘露醇，也作为保护剂被添加进混悬剂中。甘露醇是其中最受欢迎的保护剂。

⋙ 5.6　纳米混悬剂的表证

纳米混悬剂的表征包括颜色、气味、粒径、粒径分布、Zeta 电位、晶体形态和晶型、溶解行为和体内行为研究。纳米混悬剂的这些参数影响其安全性、有效性、稳定性、溶解性及体内性能。下面将讨论纳米混悬剂的一些重要表征。

5.6.1　颜色和气味

纳米混悬剂需要能够维持其活性药物成分的特性及特有的颜色、气味。当纳米混悬剂需要口服使用时，尤其需要考察这些特性。味道的变化，尤其是活性成分味道的改变，可能是由粒径大小、晶癖的改变及后续的颗粒溶解导致的。化学不稳定性也会引起颜色、气味和味道的变化。

5.6.2　粒径大小和粒径分布

平均粒径大小和粒径分布被称为多分散指数(PI)，是影响纳米混悬剂的饱和溶解度、溶解速度、物理稳定性和生物性能的重要表征参数(Liversidge and Cundy，1995)。研究表明，当药物的粒径发生变化时，其溶解速度和饱和溶解度也有显著的变化(Müller and Peters，1998)。PI 是衡量纳米混悬剂物理稳定性的良好指标。低 PI 值代表纳米混悬剂可能具有长期稳定性。一般来说，PI=0.10~0.25 表示颗粒的粒径分布很窄，PI>0.50 表示粒径分布很广(Chen et al.，2005)。常用光子相关光谱(PCS)、激光衍射(LD)和库尔特计数器(Arunkumar et al.，2009)等来研究粒径分布及其范围(即 PI)。使用 PCS 可以准确、快速地测定纳米混悬剂的平均粒径及粒径分布。PCS 已成为一种较佳的粒径和粒径分布测量技术。它可以测量粒径大小在 3 nm~3 μm 范围内的颗粒。该技术的主要缺点是无法测定纳米混悬液中粒径>3 μm 的物质。因此，在对纳米混悬剂进行 PCS 研究的同时，也应对此进行 LD 分析，以检测和量化可能在生产过程中生成的药物微粒。LD 具有可以检测和量化在生产过程中形成的药物微粒的优点，还可以测量纳米混悬剂的体积分布，以及 0.05~2000 μm 范围内的粒径大小。库尔特计数器可以给出单位体积中不同尺寸等级的颗粒的绝对数量。它的效果比 LD 好得多，也可以用来量化纳米混悬剂的污染程度（Young et al.，2000；Higgins et al.，2003）。值得一提的是，通过 LD 和 PCS 技术获得的纳米混悬剂的粒径数据并不相同，PCS 的平均粒径是光强度加权量，LD 的数据是基于体积的。

5.6.3　Zeta 电位

Zeta 电位，也被称为"电动电位"，是胶体与分散介质之间的电位差。纳米混悬剂的 Zeta 电位的研究和测定是十分重要的，因为 Zeta 电位预示着纳米混悬剂的物理稳定性。纳米混悬剂的 Zeta 电位取决于制剂的组分，因此，它受稳定剂和药物本身的影响。对于静电稳定的纳米混悬剂，其最低 Zeta 电位应为 30 mV。同样，在静电和空间位阻相结合的情况下，理想的最低 Zeta 电位为 20 mV（Jacobs and Müller，2002）。表面电荷通常是由表面活性剂等离子在表面或粒子表面吸附而产生。这种表面电荷通过测定 Zeta 电位来考察。Zeta 电位是流体动力剪切面上的电位，可以通过颗粒在外加电场下的迁移率来确定。迁移率取决于表面的有效电荷。Zeta 电位也受电解质浓度的影响（Hunter，2001；Paun and Tank，2012）。

5.6.4　重新再分散性

纳米混悬剂通常是水性混悬剂或是含有不同辅料的水难溶性药物的制剂。这些制剂通常会产生沉淀。储藏过程中产生的沉淀会导致药物分布不均匀，从而导致无法发挥药效或因过量服用而产生副作用。因此，对纳米混悬剂重新再分散性的研究具有重要意义。光学分析、电离辐射吸收和电传感是考察纳米混悬剂中沉淀现象的常用方法。

5.6.5　密度

密度或比重一直是药物制剂的重要参数。为了获得稳定且药学上可接受的纳米混悬剂，制剂所需和特定的密度应保持不变。当制剂密度减小时，提示制剂中存在残留空气。将制剂混合均匀后应在一定温度下考察其特定密度。

5.6.6　pH

pH 也是纳米混悬剂的一个重要表征，因为它不仅影响制剂的物理稳定性，还确保制剂在体内的控释性能。水性制剂的 pH 应在给定的温度下，且仅在达到沉淀平衡后再测定，以尽量减少"pH 漂移"和电极表面包裹悬浮粒子。不能在制剂的外相中添加电解质以稳定 pH。

5.6.7　体外溶出

纳米混悬剂的溶出速率可以定义为在液/固界面、温度和溶剂组成的标准条件下，单位时间溶液中药物溶出的量。质量转移是溶质分子在固体表面脱离和沉积之间的净效应 (Lakshmi and Kumar，2010)。体外溶出研究是评价纳米制剂的生物药剂学性质的首选表征。由于设计的口服纳米制剂在胃内容物中分散，因此应在人工胃液中进行溶出试验。这有助于得到真实的结果，也有助于评价胃内容物对纳米混悬剂溶出行为的影响。对于溶出主要发生在肠道区域的难溶性化合物，在模拟肠道介质中进行进一步体外溶出试验可以帮助我们对纳米混悬剂的预期生物行为有更多了解。与非纳米级药物相比，纳米级药物的体外溶出率增加。在进行纳米混悬剂体外溶出试验之前，应去除未溶解的药物粒子。使用孔径较小的滤器过滤或将药物粒子超速离心以分离未溶解的药物粒子 (Keck and Müller，2006)。

5.6.8　饱和溶解度

对饱和溶解度的研究也非常重要，因为它可以预测药物的体内行为，如药时曲线、血药浓度峰值和生物利用度。纳米混悬剂可以提高药物的饱和溶解度，饱和溶解度是一个重要的研究参数。在不同的生理缓冲液中及不同的温度下，应根据既定的实验方案研究纳米混悬剂的饱和溶解度和溶解速度。特别是在设计基于纳米粒药物的缓释剂型时，纳米混悬剂溶解速度的研究反映了其与传统处方相比的优势 (Patravale and Kulkarni，2004)。

5.6.9　晶型和粒子形态

当药物以不同固态晶体形式存在时，它们具有不同的物理和化学性质。当使用 HPH 生产纳米混悬剂时，晶体结构或许会改变，可能会变为无定型或其他多晶型。对晶型和粒子形态的研究有助于理解药物在纳米化过程中可能发生的多晶型或形态变化。此外，在纳米混悬剂的生产中，可能会在纳米混悬剂制备完成时形成无定型药物粒子。因此，研究纳米混悬剂生产过程中无定型药物纳米粒子的形成程度十分重要。药物粒子物理状态的变化及无定型情况可以通过 X 射线衍射分析，结合差示扫描量热法来确定。扫描电子显微镜是获得粒子实际形态的首选仪器(Paun and Tank，2012；Müller et al.，2000)。

5.6.10 体内生物学行为

建立纳米混悬剂的体内外相关性一直是其表征的重要部分。这种类型的研究对于确证体外表征和进行体外研究也是必要的。当纳米混悬剂用于静脉注射时，体内行为的研究是必不可少的。药物的体内行为取决于药物在各器官的分布，这反过来又与药物的表面性质有关，如表面亲脂性和与血浆蛋白的相互作用。事实上，静脉注射纳米粒后观察到的蛋白质吸附特点(定性和定量组成)是器官分布的要素(Sutradhar et al.，2013)。因此，为了了解体内行为，必须使用合适的技术来评价药物的表面性质及其与蛋白质的相互作用。

疏水相互作用色谱法等技术可用于测定表面的疏水性(Wallis and Müller，1993)，2D PAGE(Blunk et al.，1993)可用于定量和定性地测量动物体内静脉注射药物纳米混悬剂后的蛋白质吸附(Patravale and Kulkarni，2004)。

⟫⟫⟫ 5.7 纳米混悬剂的不稳定性

对于纳米混悬剂用于给药方面的研究已十分广泛，但它们仍面临着某些由成核和粒子生长引起的不稳定性问题(Dolenc et al.，2009)。纳米混悬剂表面积的增加是它们的特点，使其能够展现其独特的生物药剂学行为。但在另一方面，表面积的增加也导致该制剂热力学不稳定，并促进了结块和晶体生长(Gao et al.，2007)。在没有合适的稳定剂的情况下，纳米晶体的高表面能将导致粒径的增加，这种现象称为奥斯特瓦尔德熟化。同时，纳米混悬剂的生产过程中或保质期内发生的絮凝或晶体生长将使粒子变大，表面积减小，从而直接影响制剂的溶出和体内行为(Ghosh et al.，2012)。在纳米混悬剂的研发过程中往往会出现这些稳定性问题，从而阻碍其在制药工业中的应用。因此，这些问题是该给药系统在研发过程中面临的主要的障碍和局限性(Dodiya et al.，2013；Li et al.，2009)。下文将详细讨论纳米混悬剂所面临的各种不稳定性问题。

5.7.1 聚集

使用不合适的稳定剂会引起纳米混悬剂永久性不稳定，从而在储藏期间或凝固过程中发生聚集。由于奥斯特瓦尔德熟化现象，不合适的稳定剂将导致纳米混悬剂中较小粒子的聚集(Ali et al.，2009)。奥斯特瓦尔德熟化是一种小粒子溶解而大粒子增大的现象(Hu et al.，2011)。更确切地说，小尺寸的纳米晶体比大尺寸的更容易溶解，因此，从小颗粒到大颗粒发生溶质传递(Ghosh et al.，2011)。然而，纳米混悬剂是一种热力学不稳定的胶体分散系统。因此，为了降低吉布斯自由能，纳米混悬剂总会发生由奥斯特瓦尔德熟化和纳米系统自发引起的聚集(Xia et al.，2010)。聚集也可以在纳米混悬剂的制备过程中或存储期间发生。当纳米混悬剂通过自上而下法制备时，由于热力学效应，纳米药物粒子倾向于聚集，最终降低了制备效率(Xia et al.，2012)。因此，防止粒子聚集成为研发稳定有效的药物纳米混悬剂的一个重要问题。选择合适的稳定剂及优化有效浓度是制备稳定纳米混悬剂的第一步。一种特定稳定剂的功效或稳定增强效果取决于其与药物分子的相互作用(Patravale and Kulkarni，2004)。两种常用于制备稳定的纳米混悬剂的稳定方法为空间位阻稳定和离子稳定。两亲性聚合物可以吸附到纳米混悬剂粒子的表面。因此，吸附在表面的链分子可以不间断地进行热运动，最终避免了由排斥熵力引起的聚结。用在混悬剂中的助悬剂，如 HPMC，也能提高纳米混悬剂的黏度，从而降低沉降速率。同时，它也在纳米混悬剂粒子之间形成空间位阻，抑制了粒子间的接触(Wang et al.，2013)。

5.7.2 沉降和絮凝

纳米混悬剂是粒径介于真溶液和粗分散体之间的胶状分散体。当药物粒子的重力大于分散体系的浮力时，纳米混悬剂中会发生沉降。絮凝是胶体纳米混悬剂的一种非平衡现象，由粒子间的相互引力导致。它的动力学与所谓的 DLVO 理论相关。聚合物架桥、聚合物粒子表面络合物形成、电荷中和，或这些作用的结合导致了纳米混悬剂中的絮凝现象的发生(Nasser et al.，2013)。在纳米混悬剂高度稀释的情况下，絮凝物将最终形成具有部分结构的絮状物，可以使用数值模拟法对该絮状物进行模型拟合或使用静态单光散射法对其进行测量。同理，对于体积分数在 0.1%~50%或以上的浓缩混悬剂，絮凝物的生长和渗出将导致凝胶状结构的形成。可以通过优化制备过程参数和选择合适的稳定剂来防止纳米混悬剂中沉淀和絮凝的发生。例如，可以用以聚乙烯醇(PVA)为稳定剂采用介质研磨法制备不会发生乳化或沉降现象的纳米混悬剂。此外，不良溶剂的流速和温度范围也会影响这些现象的发生。沉降和絮凝也可以通过将纳米混悬剂制成干粉(即干纳米混悬剂)来防止。

5.7.3　多晶型和结晶性

纳米晶体药物处于完全或部分无定型状态时，其溶出速率将增加（Kayaert and Van DenMooter，2012）。但是纳米晶体药物分子相较于它们的结晶状态是热力学不稳定的。由于热力学不稳定性，药物的无定型纳米晶体趋向于转变成结晶状态，从而限制了它们的商品化生产（Liu et al.，2010）。纳米晶体从无定型转变为某些特定的晶型是纳米混悬剂在储藏期间不可避免的问题。当晶型转变发生时，纳米混悬剂的一些优良和理想特性，如高（药物）溶解度和高溶出速率会受到较大影响。晶型的转变不只与制剂的物理稳定性有关，还与临床使用的处方药的生物活性变化有关，可能会潜在诱发不良反应。因此稳定剂被广泛使用，它们能够有效地解决这种不稳定性问题。将纳米混悬剂转变为干纳米混悬剂也是预防这一问题的有效方法。对冷冻速率的控制及对水/叔丁醇比例的优化也可以有效防止药物结晶（De Waard et al.，2008）。

▶▶▶ 5.8　纳米混悬剂的应用

5.8.1　在给药方面的应用

5.8.1.1　口服给药

口服途径是安全又方便的给药方式。口服药物的体内表现和疗效取决于其在胃肠道内的溶解和吸收情况。水难溶性药物的血药浓度较低，因此，其临床效果较差。纳米混悬剂作为药物载体已成为此类水难溶性药物的独特制剂策略，因为它们能够有效解决溶解度问题。药物的纳米化可增强药物的口服吸收及后续的生物利用度。当药物以口服纳米混悬剂的形式给药时，其生物利用度的提高与以下因素有关：药物纳米粒对黏膜的黏附性、由饱和溶解度的增加导致的胃肠道肠腔与血液之间浓度梯度的增大及药物溶出速度的增加等。水性纳米混悬剂可以作为一种液体剂型被直接使用，也可以制成其他固体剂型，如片剂或硬胶囊剂（Venkatesh et al.，2011）。

5.8.1.2　肺部给药

肺部疾病是复杂的人体呼吸道疾病，常伴有局部肺部炎症。肺部给药比全身给药、静脉给药或口服给药效果更好。通过吸入给药，可以使较少剂量的药物达到较佳的治疗效果。因此，肺部给药是控制病情、改善肺功能、降低发病率和死亡率的一线治疗策略。纳米混悬剂起效快，并能控制活性物质的释放。这种药物释放模式对于疾病治疗非常有帮助，大多数的肺部疾病都需要用到这种模式。此外，由于纳米混悬剂中微粒药物的含量较低，因此可以防止微粒在口腔和咽喉沉积。所以，纳米混悬剂是可以避免药物的局部和全身副作用的肺部给药的较佳制剂。在普通混悬型气雾剂中，许多液滴不含药物，而其他液滴则载有大量的药物，这导致药物在肺部中输送和分布不均。而在纳米混悬剂中的纳米级药物粒子粒径分布均匀，并且每一滴纳米混悬剂气溶胶中至少含有一个药物纳米粒子。与微粒药物比，纳米混悬剂使药物在肺中分布均匀。纳米混悬剂适用于所有可用类型的雾化器。然而，应注意优化雾化器的类型及喷雾过程对纳米混悬剂粒径的影响。

使用这种剂型进行肺部给药的缺点包括药物在作用部位的有限的扩散和溶出、滞留时间较短、药物在肺中快速清除及药物粒子在口腔和咽喉的沉积。这些问题是由混悬型气雾剂和干粉吸入剂中药物的微粒性质和较宽粒径分布引起的（Jacobs and Müller，2002；Ponchel et al.，1997）。

5.8.1.3　眼部给药

当通过口服或静脉注射给药时，由于血-眼屏障的限制，眼部组织中的药物浓度总是较低。液体外排、流泪、结膜吸收、泪液稀释和眼部转动等因素使普通眼用药物的眼部生物利用度较低。因此，将药物直接递送至眼部组织是一种有效的治疗策略（Wadhwa et al.，2009）。同时，当药物以眼用药液的形式递送时，通常在 5 分钟内就会被清除。研究发现，实际上只有不到 3%的药物到达了眼内组织（Gupta et al.，2010）。此外，更多给予的眼用药液在鼻泪道排液过程中损失，并通过结膜系统被吸收，从而降低了眼用药物的可用性。最终结果是保留在角膜前区的药物浓度降低。药液中的辅料也与目前市场中眼用药物的不良反应有关（Ventura et al.，2006）。为了解决药物的眼部生物利用度较低、作用时间较短和不良反应等问题，在眼部给药方面已研发出许多不同类型的制剂，如黏性溶液、混悬剂、软膏、水凝胶和聚合物纳米粒。

如前所述，粒径的减小将使表面积增大，从而增加了溶解度和溶出速度。纳米混悬剂在提高溶解度和生物黏附性方面都是很好的选择，因此它们可以有效用于眼部给药。纳米混悬剂能够增强药物粒子的生物黏附性，从而延长药物在角膜的滞留时间并增强渗透作用。由纳米混悬剂的特点可以证明其用作眼部给药系统的合理性。眼睑的眨动产生的剪切力将药物与角膜上的泪液混合，因此，眼部给药需要较大的生物黏附力。而在缺失和(或)生物黏附力较弱的情况下，所给药物将被迅速清除。药物具有较高生物黏附性与纳米混悬剂的粒径有关（Gan et al.，2010）。除了粒径，改变纳米晶体的组成也可以增强纳米混悬剂的生物黏附性。

静电相互作用是纳米混悬剂生物黏附性增强的主要原因。结膜表面带负电荷，因此带正电荷的纳米混悬剂使药物与角膜表面的结合力增强，延长了纳米晶体的滞留时间（Lele and Hoffman，2000）。壳聚糖及其衍生物是阳离子聚合物。含有这些聚合物的纳米混悬剂可以有效地提供正电荷，最终增强药物粒子的生物黏附性。制得的纳米混悬剂的 Zeta 电位也受壳聚糖分子量的影响（Du Toit et al.，2011）。具有生物黏附性的聚合物可以延长药物在眼表的接触时间。因此，在眼用纳米混悬剂中添加生物黏附性聚合物是增强其生物黏附性的另一个重要方法。其中一种黏膜黏附剂是原位凝胶。壳聚糖也由于具有令人满意的生物相容性和生物可降解性，是眼用纳米混悬剂处方中一种理想的黏附聚合物（Barbu et al.，2009；Diebold et al.，2007）。图 5.9 说明了纳米混悬剂生物黏附性增强的机制。

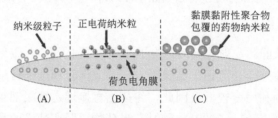

图 5.9 纳米混悬剂的生物黏附机制，其中生物黏附性的增强可以通过以下途径实现：(A)药物粒子纳米化；(B)对纳米混悬剂的修饰；(C)用黏附聚合物来修饰纳米混悬剂

5.8.1.4 静脉注射给药

静脉注射途径将药物直接输送到血液循环中，是紧急情况下的首选给药途径。这种方法的局限性在于，在一般的注射量（1~10 mL）或输液量（如 100 mL）下，水难溶性药物难以达到所需的浓度。这一问题可以通过往制剂中加入表面活性剂来解决。然而，与表面活性剂的使用相关的严重副作用限制了它们在静脉注射制剂中的应用（Shegokar and Müller，2010）。聚乙二醇（PEG）和乙醇等助溶剂混合物的使用是另一种溶解静脉给药药物的方法。然而，这些混合物可能没有足够的能力确保药物在体内递送过程中保持溶解，而不发生沉淀。

纳米混悬剂可作为解决药物溶解度较低和与辅料相关的副作用等问题的替代方法（Sigfridsson et al.，2011）。纳米混悬剂由于载药量较高[高达 100%（w/w）]，且其组分中的辅料具有良好的生物相容性，已成为静脉注射给药领域的热点研究对象。含有相对较大粒子（大于 200 nm）的纳米混悬剂溶出缓慢，因此，在静脉注射后 5 分钟内,将被肝、脾和肺中源自巨噬细胞的吞噬细胞迅速识别和摄取(Müller et al.,2011)。与溶液形式的药物制剂相比,该过程可能导致药物的药代动力学参数的改变,如血药浓度(C_{max})的显著降低及半衰期和平均滞留时间(MRT)的延长(Rabinow et al.,2007)。

5.8.1.5　皮下注射给药

与口服和静脉注射给药相比,皮下注射给药由于避免了首过效应且增加了在系统循环中存在的药物,因此,具有一定优势。该途径的另一个优点在于,作为所输送药物的前体,皮下注射给药能确保药物在血液中缓慢释放,从而使药物在体内停留时间更长,体内血药浓度更加平稳。然而,皮下注射给药途径仍由于药物的吸收、稳定性、溶出速度和溶解度等问题受到限制。在不含有毒辅料的情况下,纳米混悬剂是皮下注射给药的较佳选择。通过皮下注射途径进行纳米混悬剂给药可以减少给药频率和剂量,因此,在治疗慢性疾病及减少人力等方面具有优势(Chiang et al.,2007;Wang et al.,2014)。

5.8.2　药物靶向的应用

纳米混悬剂是靶向或位点特异性给药系统的较佳选择。纳米混悬剂已广泛用于靶向给药中,因为它们的表面性质和体内行为很容易通过改变稳定剂或环境来实现。此外,它们的多功能性和可规模化生产促进了靶向给药纳米混悬剂的研发与应用。

通过在表面修饰来制备“隐形”纳米混悬剂,使其成为可以主动或被动靶向作用部位的合适载体。利用表面修饰的负载布帕伐醌的黏附性纳米混悬剂可以靶向作用于引起隐孢子虫病的小球隐孢子虫。药物的纳米混悬剂还可以通过增强单核/巨噬细胞对其摄取来实现特定区域的给药(Paun and Tank,2012)。以下是纳米混悬剂在针对不同区域以治疗不同疾病的靶向药物中的应用。

5.8.2.1　单核-巨噬细胞系统靶向

当药物纳米晶体通过静脉注射给予时,它们进入体循环,并迅速被单核-巨噬细胞系统(MPS)的吞噬细胞清除。大脑、肝、肺和脾等部分器官和组织富含单核-巨噬细胞系统(Gao et al.,2008;Wang et al.,2012)。调理素、补体和免疫球蛋白可以识别进入体内的异物。被标记的纳米晶体(粒径大于 100 nm)将与巨噬细胞、单核细胞和中性粒细胞表面的受体相结合。该过程激活并引发了药物纳米晶体的内化。随着吞噬溶酶体的 pH 逐渐降低,被吞噬的溶解度具有 pH 依赖性的纳米晶体药物粒子逐渐溶解。根据 pH-溶解度曲线和亲脂性,合适的药物将通过吞噬溶酶体膜逐渐被吸收。因此，药物首先进入细胞质，然后通过药物浓度梯度扩散排出。这产生了缓释释药行为。所以，通过 MPS 靶向，药物纳米混悬剂可以被递送至许多重要的器官，如大脑、肺和脾，同时药物蓄积于这些器官组织中。

5.8.2.2　肿瘤靶向

人们期望负载化疗药物的纳米混悬剂表现出一定的抗肿瘤功效，且对正常组织的细胞毒性较低(Liu et al.，2010；Merisko-Liversidge et al.，2003)。药物纳米混悬剂粒子通过降低粒径(小于 100 nm)和用亲水性稳定剂稳定可以避免被快速清除，从而延长在血液中的循环时间。肿瘤血管渗漏和高渗透长滞留(EPR)效应是由肿瘤血管的缺陷引起的，以肿瘤部位内皮组织紊乱和淋巴引流不良为特征。EPR 效应使长循环药物纳米晶体选择性地在肿瘤部位聚积(Ganem-Quintanar et al.，2006)。通过 EPR 增加化疗纳米混悬剂的累积，导致被动靶向，增强肿瘤的选择性和特异性。经 PEG 修饰的纳米混悬剂可通过避免被血液中的巨噬细胞摄取而达到长循环效果。通常来说，只利用 EPR 效应不足以完全实现肿瘤靶向。通过配体结合的纳米晶体是肿瘤靶向的一种替代方法，不仅在肿瘤靶向的选择性和特异性方面有较好的效果，还具有良好的抗肿瘤活性和较低毒性。

5.8.2.3　跨血脑屏障转运

血脑屏障(BBB)是阻碍药物向脑内递送以治疗脑肿瘤、HIV 脑病、阿尔茨海默病和急性缺血性卒中等疾病的主要屏障之一(Zlokovic，2008)。大多数药物和分子量较高的物质，如单克隆抗体、肽、重组蛋白和小分子干扰 RNA，都不能透过血脑屏障。因此，实现有效的脑靶向给药是药物研发科学家面临的重大挑战(Pardridge，2005)。

将纳米晶体递送至除 MPS 以外的细胞能够避免它们被免疫系统识别，从而得以在血液中循环。接着，用某些物质对纳米晶体进行表面修饰，使它们能附着在细胞的表面上。此外，制得的纳米晶体的递送速率很快，以尽可能减少无关细胞对药物的吸收，从而在到达目标细胞之前，尽量减少药物纳米晶体在循环过程中的药物释放。药物纳米晶体的稳定性在增强其 BBB 靶向能力方面也具有重要意义。载脂蛋白 E(ApoE)的受体大量存在于 BBB 的内皮细胞上。研究发现，吐温80 包被的粒子在其表面更易吸附载脂蛋白 E，因此，它们能通过载脂蛋白 E 受体在大脑中蓄积(Wong et al.，2012)。在递送至 BBB 的过程中，纳米晶体往往会溶解并缩小粒径，因此，当它们到达 BBB 时，仍然有必要保持合适的粒径。这一过程的主要障碍是 MPS 细胞吞噬作用对纳米晶体的竞争性摄取。该问题可以通过以下方法解决：将纳米晶体的粒径保持在小于 100 nm 的范围内，并用适宜的物质对其进行表面修饰以避免 MPS 的识别。

5.8.2.4　抑制 P-糖蛋白(P-gp)外排

多药耐药(MDR)严重降低了化疗的效果。泵外排是 MDR 的主要机制。P-糖蛋白(P-gp)作为一种外排泵，若过度表达将降低药物的细胞内浓度。各种两亲性分子，如非离子表面活性剂，对 P-gp 介导的药物外排有较好的调节效果，因此，它们能够帮助递送药物并增加其细胞内浓度。这些两亲性分子，如维生素 E、D-α-生育酚聚(乙二醇)、多山梨醇酯、聚乙二酸 15-羟基硬脂酸酯、维生素 E 聚乙二醇 1000 琥珀酸酯和聚氧乙烯蓖麻油已被广泛用于增强易受由 P-gp 介导外排影响的药物的细胞累积(Elamanchili et al.，2009)。纳米混悬剂的这种外排抑制或调节是加强细胞给药的策略之一。用这种稳定剂对化疗药物纳米混悬剂进行修饰，可以使制剂在保持低毒性的情况下增强抗癌活性(Shaik et al.，2009；Gao et al.，2010)。

5.8.2.5　线粒体靶向

研究发现线粒体的功能障碍被发现与许多代谢和退行性疾病的病理学有关，如阿尔茨海默病、帕金森病和唐氏综合征。正因如此，近年来线粒体已成为一个新的治疗靶点。用功能材料修饰的药物纳米晶体可作为治疗与线粒体功能障碍有关的疾病的靶向药物。这种线粒体靶向是存在优势的，因为它可以将药物递送到引发疾病的部位，从而提高临床治疗效果(Wenner，2012)。药剂学家们正在广泛研究基于纳米混悬剂高效并有选择性地靶向药物递送至其他重要器官的可能机制。

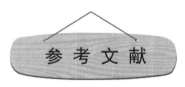

参 考 文 献

Ali, H.S., York, P., Blagden, N., 2009. Preparation of hydrocortisone nanosuspension through a bottom-up nanoprecipitation technique using microfluidic reactors. Int. J. Pharm. 375, 107-113.

Arunkumar, N., Deecaraman, M., Rani, C., 2009. Nanosuspension technology and its applications in drug delivery. Asian J. Pharm. 3, 168.

Barbu, E., Verestiuc, L., Iancu, M., Jatariu, A., Lungu, A., Tsibouklis, J., 2009. Hybrid polymeric hydrogels for ocular drug delivery: nanoparticulate systems from copolymers of acrylic acid-functionalized chitosan and N-isopropylacrylamide or 2-hydroxyethyl methacrylate. Nanotechnology 20, 225108.

Bhardwaj, U., Burgess, D.J., 2010. A novel USP apparatus 4 based release testing method for dispersed systems. Int. J. Pharm. 388, 287-294.

Blunk, T., Hochstrasser, D.F., Sanchez, J.C., Müller, B.W., Müller, R.H., 1993. Colloidal carriers for intravenous drug targeting: plasma protein adsorption patterns on surfacemodified latex particles evaluated by two-dimensional polyacrylamide gel electrophoresis. Electrophoresis 14, 1382-1387.

Bodmeier, R., Mcginity, J., 1988. Solvent selection in the preparation of poly (DL-lactide) microspheres prepared by the solvent evaporation method. Int. J. Pharm. 43, 179-186.

Chaurasia, T., Singh, D., Nimisha, D.S., 2012. A review on nanosuspensions promising drug delivery strategy. Curr. Pharm. Res. 3, 764-776.

Chen, H., Khemtong, C., Yang, X., Chang, X., Gao, J., 2011. Nanonization strategies for poorly water-soluble drugs. Drug Discov. Today 16, 354-360.

Chen, Y., Liu, J., Yang, X., Zhao, X., Xu, H., 2005. Oleanolic acid nanosuspensions: preparation, in-vitro characterization and enhanced hepatoprotective effect. J. Pharm. Pharmacol. 57, 259-264.

Chiang, P.-C., Wahlstrom, J.L., Selbo, J.G., Zhou, S., Wene, S.P., Albin, L.A., et al., 2007. 1, 3-Dicyclohexyl urea nanosuspension for intravenous steady-state delivery in rats. J. Exp. Nanosci. 2, 239-250.

Chingunpituk, J., 2011. Nanosuspension technology for drug delivery. Walailak J. Sci. Technol. 4, 139-153.

De Waard, H., Hinrichs, W., Frijlink, H., 2008. A novel bottom-up process to produce drug nanocrystals: controlled crystallization during freeze-drying. J. Control. Release 128, 179-183.

Diebold, Y., Jarrín, M., Saez, V., Carvalho, E.L., Orea, M., Calonge, M., et al., 2007. Ocular drug delivery by liposome-chitosan nanoparticle complexes (LCS-NP). Biomaterials 28, 1553-1564.

Dodiya, S., Chavhan, S., Korde, A., Sawant, K.K., 2013. Solid lipid nanoparticles and nanosuspension of adefovir dipivoxil for bioavailability improvement: formulation, characterization, pharmacokinetic and biodistribution studies. Drug Dev. Ind. Pharm. 39, 733-743.

Dolenc, A., Kristl, J., Baumgartner, S., Planinˇsek, O., 2009. Advantages of celecoxib nanosuspension formulation and transformation into tablets. Int. J. Pharm. 376, 204-212.

Du Toit, L.C., Pillay, V., Choonara, Y.E., Govender, T., Carmichael, T., 2011. Ocular drug delivery-a look towards nanobioadhesives. Expert Opin. Drug Deliv. 8, 71-94.

Elamanchili, P., Mceachern, C., Burt, H., 2009. Reversal of multidrug resistance by methoxy-polyethylene glycol-block-polycaprolactone diblock copolymers through the inhibition of P-glycoprotein function. J. Pharm. Sci. 98, 945-958.

Gan, L., Han, S., Shen, J., Zhu, J., Zhu, C., Zhang, X., et al., 2010. Self-assembled liquid crystalline nanoparticles as a novel ophthalmic delivery system for dexamethasone: improving preocular retention and ocular bioavailability. Int. J. Pharm. 396, 179-187.

Ganem-Quintanar, A., Silva-Álvarez, M., Álvarez-Román, R., Casas-Alancaster, N., Cázares-Delgadillo, J., Quintanar-Guerrero, D., 2006. Design and evaluation of a selfadhesive naproxen-loaded film prepared from a nanoparticle dispersion. J. Nanosci. Nanotechnol. 6, 3235-3241.

Gao, L., Zhang, D., Chen, M., Zheng, T., Wang, S., 2007. Preparation and characterization of an oridonin nanosuspension for solubility and dissolution velocity enhancement. Drug Dev. Ind. Pharm. 33, 1332-1339.

Gao, L., Zhang, D., Chen, M., Duan, C., Dai, W., Jia, L., et al., 2008. Studies on pharmacokinetics and tissue distribution of oridonin nanosuspensions. Int. J. Pharm. 355, 321-327.

Gao, Y., Li, Z., Sun, M., Li, H., Guo, C., Cui, J., et al., 2010. Preparation, characterization, pharmacokinetics, and tissue distribution of curcumin nanosuspension with TPGS as stabilizer. Drug Dev. Ind. Pharm.

36, 1225-1234.

Gasco, M., 1997. Solid lipid nanospheres from warm micro-emulsions: improvements in SLN production for more efficient drug delivery. Pharm. Technol. Eur. 9, 52-58.

Gassmann, P., List, M., Schweitzer, A., Sucker, H., 1994. Hydrosols: alternatives for the parenteral application of poorly water soluble drugs. Eur. J. Pharm. Biopharm. 40, 64-72.

Ghosh, I., Bose, S., Vippagunta, R., Harmon, F., 2011. Nanosuspension for improving the bioavailability of a poorly soluble drug and screening of stabilizing agents to inhibit crystal growth. Int. J. Pharm. 409, 260-268.

Ghosh, I., Schenck, D., Bose, S., Ruegger, C., 2012. Optimization of formulation and process parameters for the production of nanosuspension by wet media milling technique: effect of Vitamin E TPGS and nanocrystal particle size on oral absorption. Eur. J. Pharm. Sci. 47, 718-728.

Gupta, S., Samanta, M.K., Raichur, A.M., 2010. Dual-drug delivery system based on in situ gel-forming nanosuspension of forskolin to enhance antiglaucoma efficacy. AAPS PharmSciTech 11, 322-335.

Higgins, J.P., Arrivo, S.M., Thurau, G., Green, R.L., Bowen, W., Lange, A., et al., 2003. Spectroscopic approach for on-line monitoring of particle size during the processing of pharmaceutical nanoparticles. Anal. Chem. 75, 1777-1785.

Hu, J., Ng, W.K., Dong, Y., Shen, S., Tan, R.B., 2011. Continuous and scalable process for water-redispersible nanoformulation of poorly aqueous soluble APIs by antisolvent precipitation and spray-drying. Int. J. Pharm. 404, 198-204.

Hunter, R.J., 2001. Foundations of Colloid Science. Oxford University Press, New York, NY. Jacobs, C., Müller, R.H., 2002. Production and characterization of a budesonide nanosuspension for pulmonary administration. Pharm. Res. 19, 189-194.

Kamble, V.A., Jagdale, D.M., Kadam, V.J., 2010. Nanosuspension a novel drug delivery system. Int. J. Pharm. Biosci. 1, 352-360.

Kayaert, P., Van Den Mooter, G., 2012. Is the amorphous fraction of a dried nanosuspension caused by milling or by drying? A case study with Naproxen and Cinnarizine. Eur. J. Pharm. Biopharm. 81, 650-656.

Keck, C.M., Müller, R.H., 2006. Drug nanocrystals of poorly soluble drugs produced by high pressure homogenisation. Eur. J. Pharm. Biopharm. 62, 3-16.

Kipp, J.E., Wong, J.C.T., Doty, M.J., Rebbeck, C.L., 2003. Microprecipitation Method for Preparing Submicron Suspensions. Google Patents.

Lakshmi, P., Kumar, G.A., 2010. Nanosuspension technology: a review. Int. J. Pharm. Sci. 2, 35-40.

Lee, M., Cho, Y.W., Park, J.H., Chung, H., Jeong, S.Y., Choi, K., et al., 2006. Size control of self-assembled nanoparticles by an emulsion/solvent evaporation method. Colloid Polym. Sci. 284, 506-512.

Lele, B., Hoffman, A., 2000. Insoluble ionic complexes of polyacrylic acid with a cationic drug for use as a mucoadhesive, ophthalmic drug delivery system. J. Biomater. Sci. Polym. Ed. 11, 1319-1331.

Li, X., Gu, L., Xu, Y., Wang, Y., 2009. Preparation of fenofibrate nanosuspension and study of its pharmacokinetic behavior in rats. Drug Dev. Ind. Pharm. 35 (7), 827-833.

Liu, F., Park, J.Y., Zhang, Y., Conwell, C., Liu, Y., Bathula, S.R., et al., 2010. Targeted cancer therapy with novel high drug-loading nanocrystals. J. Pharm. Sci. 99, 3542-3551.

Liversidge, G.G., Cundy, K.C., 1995. Particle size reduction for improvement of oral bioavailability of hydrophobic drugs: I. Absolute oral bioavailability of nanocrystalline danazol in beagle dogs. Int. J. Pharm. 125, 91-97.

Liversidge, G.G., Cundy, K.C., Bishop, J.F., Czekai, D.A., 1992. Surface Modified Drug Nanoparticles. Google Patents.

Merisko-Liversidge, E., Liversidge, G.G., Cooper, E.R., 2003. Nanosizing: a formulation approach for poorly-water-soluble compounds. Eur. J. Pharm. Sci. 18, 113-120.

Mudgil, M., Gupta, N., Nagpal, M., Pawar, P., 2012. Nanotechnology: a new approach for ocular drug delivery system. Int. J. Pharm. Pharm. Sci. 4, 105-112.

Muller, R., Bohm, B., Grau, J., 2000. Nanosuspensions: a formulation approach for poorly soluble and poorly bioavailable drugs, Handbook of Pharmaceutical Controlled Release Technology, vol. 17. pp. 345-357.

Müller, R., Jacobs, C., Kayser, O., 2001. Nanosuspensions as particulate drug formulations in therapy: rationale for development and what we can expect for the future. Adv. Drug Deliv. Rev. 47, 3-19.

Müller, R.H., Peters, K., 1998. Nanosuspensions for the formulation of poorly soluble drugs: I. Preparation by a size-reduction technique. Int. J. Pharm. 160, 229-237.

Muller, R.H., Becker, R., Kruss, B., Peters, K., 1999. Pharmaceutical Nanosuspensions for Medicament Administration as Systems with Increased Saturation Solubility and Rate of Solution. Google Patents.

Müller, R.H., Gohla, S., Keck, C.M., 2011. State of the art of nanocrystals-special features, production, nanotoxicology aspects and intracellular delivery. Eur. J. Pharm. Biopharm. 78, 1-9.

Mura, P., Cirri, M., Faucci, M., Ginès-Dorado, J., Bettinetti, G., 2002. Investigation of the effects of grinding and co-grinding on physicochemical properties of glisentide. J. Pharm. Biomed. Anal. 30, 227-237.

Nagaraju, P., Krishnachaithanya, K., Srinivas, V., Padma, S., 2010. Nanosuspensions: a promising drug delivery systems. Int. J. Pharm. Sci. Nano 2, 679-684.

Nasser, M., Twaiq, F., Onaizi, S.A., 2013. Effect of polyelectrolytes on the degree of flocculation of papermaking suspensions. Sep. Purif. Technol. 103, 43-52.

Pardridge, W.M., 2005. The blood-brain barrier: bottleneck in brain drug development. NeuroRx 2, 3-14.

Patel, V.R., Agrawal, Y., 2011. Nanosuspension: an approach to enhance solubility of drugs. J. Adv. Pharm. Technol. Res. 2, 81.

Patravale, V., Kulkarni, R., 2004. Nanosuspensions: a promising drug delivery strategy. J. Pharm. Pharmacol. 56, 827-840.

Paun, J., Tank, H., 2012. Nanosuspension: an emerging trend for bioavailability enhancement of poorly soluble drugs. Asian J. Pharm. Technol. 2, 157-168.

Peltonen, L., Valo, H., Kolakovic, R., Laaksonen, T., Hirvonen, J., 2010. Electrospraying, spray drying and related techniques for production and formulation of drug nanoparticles. Expert Opin. Drug Deliv. 7, 705-719.

Ponchel, G., Montisci, M.-J., Dembri, A., Durrer, C., Duchêne, D., 1997. Mucoadhesion of colloidal particulate systems in the gastro-intestinal tract. Eur. J. Pharm. Biopharm. 44, 25-31.

Pozarnsky, G., Matijevi'c, E., 1997. Preparation of monodisperse colloids of biologically active compounds 1. Naproxen. Colloids Surf. A Physicochem. Eng. Aspects 125, 47-52.

Rabinow, B., Kipp, J., Papadopoulos, P., Wong, J., Glosson, J., Gass, J., et al., 2007. Itraconazole IV nanosuspension enhances efficacy through altered pharmacokinetics in the rat. Int. J. Pharm. 339, 251-260.

Rabinow, B.E., 2004. Nanosuspensions in drug delivery. Nat. Rev. Drug Discov. 3, 785-796.

Sah, H., 1997. Microencapsulation techniques using ethyl acetate as a dispersed solvent: effects of its extraction rate on the characteristics of PLGA microspheres. J. Control. Release 47, 233-245.

Sarkari, M., Brown, J., Chen, X., Swinnea, S., Williams, R.O., Johnston, K.P., 2002. Enhanced drug dissolution using evaporative precipitation into aqueous solution. Int. J. Pharm. 243, 17-31.

Shaik, N., Giri, N., Elmquist, W.F., 2009. Investigation of the micellar effect of pluronic P85 on P-glycoprotein inhibition: Cell accumulation and equilibrium dialysis studies. J. Pharm. Sci. 98, 4170-4190.

Shegokar, R., Müller, R.H., 2010. Nanocrystals: industrially feasible multifunctional formulation technology for poorly soluble actives. Int. J. Pharm. 399, 129-139.

Sigfridsson, K., Björkman, J.A., Skantze, P., Zachrisson, H., 2011. Usefulness of a nanoparticle formulation to investigate some hemodynamic parameters of a poorly soluble compound. J. Pharm. Sci. 100, 2194-2202.

Sutradhar, K.B., Khatun, S., Luna, I.P., 2013. Increasing possibilities of nanosuspension. J. Nanotechnol. 2013, 346581.

Swarbrick, J., Boylan, J.C., 2000. Encyclopedia of Pharmaceutical Technology, vol. 20-Suppl. 3. CRC Press, Boca Raton, FL.

Trotta, M., Gallarate, M., Pattarino, F., Morel, S., 2001. Emulsions containing partially water-miscible solvents for the preparation of drug nanosuspensions. J. Control. Release 76, 119-128.

Trotta, M., Gallarate, M., Carlotti, M.E., Morel, S., 2003. Preparation of griseofulvin nanoparticles from water-dilutable microemulsions. Int. J. Pharm. 254, 235-242.

Vaghela, A., Jain, M., Limbachiya, H., Bharadia, D., 2012. Nanosuspension technology. Int. J. Univ. Pharm. Life Sci. 2, 306-317.

Van Eerdenbrugh, B., Froyen, L., Van Humbeeck, J., Martens, J.A., Augustijns, P., Van Den Mooter, G., 2008. Drying of crystalline drug nanosuspensions—the importance of surface hydrophobicity on dissolution behavior upon redispersion. Eur. J. Pharm. Sci. 35, 127-135.

Venkatesh, T., Reddy, A.K., Maheswari, J.U., Dalith, M.D., Kumar, C.A., 2011. Nanosuspensions: ideal approach for the drug delivery of poorly water soluble drugs. Pharm. Lett. 3, 203-213.

Ventura, M., Viola, M., Gaeta, F., Di Leo, E., Buquicchio, R., Romano, A., 2006. Hypersensitivity reactions to ophthalmic products. Curr. Pharm. Des. 12, 3401-3410. Wadhwa, S., Paliwal, R., Paliwal, S.R., Vyas, S., 2009. Nanocarriers in ocular drug delivery: an update review. Curr. Pharm. Des. 15, 2724-2750.

Wallis, K., Mü ller, R., 1993. Determination of the surface hydrophobicity of colloidal dispersions by mini-hydrophobic interaction chromatography. Pharm. Ind. 55, 1124-1128.

Wang, Y., Wang, L., Liu, Z., Zhang, D., Zhang, Q., 2012. In vivo evaluation of silybin nanosuspensions targeting liver. J. Biomed. Nanotechnol. 8, 760-769.

Wang, Y., Zheng, Y., Zhang, L., Wang, Q., Zhang, D., 2013. Stability of nanosuspensions in drug delivery. J. Control. Release 172, 1126-1141.

Wang, Y., Miao, X., Sun, L., Song, J., Bi, C., Yang, X., et al., 2014. Effects of nanosuspension formulations on transport, pharmacokinetics, in vivo targeting and efficacy for poorly water-soluble drugs. Curr. Pharm. Des. 20, 454-473.

Watnasirichaikul, S., Rades, T., Tucker, I., Davies, N., 2002. Effects of formulation variables on characteristics of poly (ethylcyanoacrylate) nanocapsules prepared from W/O microemulsions. Int. J. Pharm. 235, 237-246.

Wenner, C.E., 2012. Targeting mitochondria as a therapeutic target in cancer. J. Cell. Physiol. 227, 450-456.

Wong, H.L., Wu, X.Y., Bendayan, R., 2012. Nanotechnological advances for the delivery of CNS therapeutics. Adv. Drug Deliv. Rev. 64, 686-700.

Wongmekiat, A., Tozuka, Y., Oguchi, T., Yamamoto, K., 2002. Formation of fine drug particles by cogrinding with cyclodextrins. I. The use of β-cyclodextrin anhydrate and hydrate. Pharm. Res. 19, 1867-1872.

Xia, D., Quan, P., Piao, H., Piao, H., Sun, S., Yin, Y., et al., 2010. Preparation of stable nitrendipine nanosuspensions using the precipitation-ultrasonication method for enhancement of dissolution and oral bioavailability. Eur. J. Pharm. Sci. 40, 325-334.

Xia, D., Ouyang, M., Wu, J.X., Jiang, Y., Piao, H., Sun, S., et al., 2012. Polymer-mediated anti-solvent crystallization of nitrendipine: monodispersed spherical crystals and growth mechanism. Pharm. Res. 29, 158-169.

Yadollahi, R., Vasilev, K., Simovic, S., 2015. Nanosuspension technologies for delivery of poorly soluble drugs. J. Nanomater. 2015, 1.

Young, T.J., Mawson, S., Johnston, K.P., Henriksen, I.B., Pace, G.W., Mishra, A.K., 2000. Rapid expansion from supercritical to aqueous solution to produce submicron suspensions of water-insoluble drugs. Biotechnol. Prog. 16, 402-407.

Zlokovic, B.V., 2008. The blood-brain barrier in health and chronic neurodegenerative disorders. Neuron 57, 178-201.

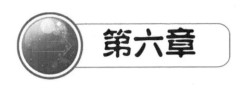

第六章

脂质纳米管

>>> 6.1 简介

近40年来，有机分子和两亲性分子的分子自组装受到了科学界越来越多的关注。这些分子能够通过氢键、π-π堆积、范德瓦耳斯力和疏水相互作用及分子识别功能等非共价相互作用产生有序和规整的空间结构和形状（Cölfen and Mann，2003）。这种材料的分子组装体易被化学修饰，用途较广。它们可作为新型纳米材料和装置的较佳候选材料，在各种生物医学中广泛应用（Zhou，2006，2008a）。

两亲性分子的每个分子都同时具有亲水性和疏水性，当暴露于水性介质中时，分子能自组装，形成各具形态特征的结构。磷脂是一种常见的脂类，与生物膜脂质相似。它们属于两亲性分子，每个分子由一个亲水头基和通过一个磷酸基与其相连的两条疏水的烃尾组成（图6.1）。

磷脂酰胆碱（PC）、磷脂酰丝氨酸（PS）和磷脂酰乙醇胺（PE）是哺乳动物细胞膜中最主要的磷脂。由于磷脂的两亲性和近似圆柱形的立体形状，当其暴露于水性介质中（图6.2）时会自发形成各种结构，这些结构可用作分子反应器、药物载体或进一步作为生产常规纳米材料的模板（Lauf et al.，2004）。

在水溶液中，水分子倾向于不断与相邻水分子形成氢键。当脂质分子被加入到水环境中时，氢键就会被破坏。在这种情况下，脂质分子的疏水部分被重组的氢键包围，成为高阶袋状结构（疏水溶剂化）。脂质分子在该结构中受到两种相反作用力，即脂质尾试图避开水分，并与其他亲脂性分子部分聚集，而亲水性头部被吸引到水性环境中。这种热动力驱动下分子间相互作用形成有序结构的过程被

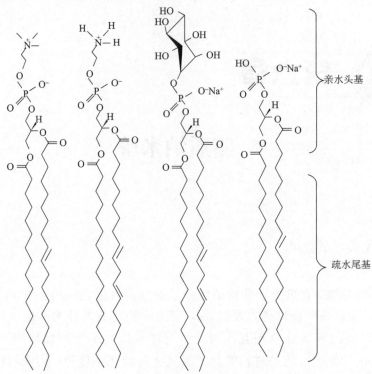

图 6.1　不同的磷脂亲水基团和疏水基团的结构

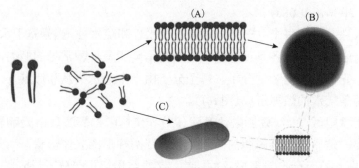

图 6.2　在水性环境中磷脂分子自主装形成的各种结构(A)脂质双分子层；(B)球形囊泡；
(C)脂质小管

称为自组装(图 6.3)。自组装过程中，自由能(ΔG)发生变化，表示为

$$\Delta G = \Delta H - T\Delta S \tag{6.1}$$

其中，ΔH 表示聚集过程中的焓变，$T\Delta S$ 表示聚集过程中改变有序度的熵贡献。亲脂性口袋使水分子间的有序度增加，熵降低。为了使自由能最小化，应降低系统

的有序度，增加熵。这可以通过自组装过程实现，最终形成双层结构。

根据每个脂质分子的分子结构，可以形成不同类型的几何结构和形状。形状因子：$(v_t/a_h l_t)$描述了脂质分子的形态，其中v_t和l_t分别代表脂质分子中亲脂部分的体积和长度，a_h表示亲水性极性头部所占的面积。聚集的最终形态由形状因子的值决定，即$(v_t/a_h l_t<1/3)$＝胶束，$(1/3<v_t/a_h l_t<1/2)$＝球状/棒状（非球形）胶束，$(1/2<v_t/a_h l_t<1)$＝薄层或双层相，$(v_t/a_h l_t>1)$＝反向胶束（Israelachvili et al.，1980）。

脂质膜的化学和机械性质取决于脂质分子的固有结构、亲脂性尾基的不饱和度及是否存在胆固醇等其他亲脂性附加剂。在特定条件下，自附着或自组装膜把它们所处的介质分离出一部分，并形成一个球形隔离室（脂质体），使内水相与外部介质隔离。同理，根据脂质分子的结构，也可以由单个囊泡形成管状结构（纳米管）（Hochmuth et al.，1973）。

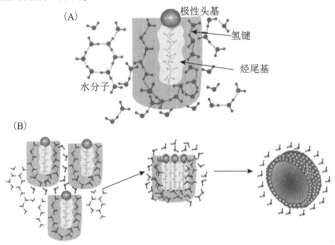

图 6.3　示意图（A）脂质干扰氢键作用和（B）脂质聚集并形成自组装体

脂质纳米管（LNT）是一种开放式的空心圆柱体，由脂质分子自组装成的圆柱状双层膜组成，其平均长度为 10~1000 nm，平均内径为 10~200 nm（Zhou and Shimizu，2007）。LNT 可作为基因和药物递送的纳米容器，也可以作为不同纳米结构的合成模板，如复杂的螺旋结构、同心管状杂化物和可以被适当控制长度和直径的一维量子点阵列。Shimizu 在 LNT 领域做出了重要成果，发现 LNT 的尺寸可以通过两亲性脂质单体的自组装来精确控制。因此，它们可作为纳米材料用于包封和递送生物活性药物（Putthikorn and Baowan，2016；Ding et al.，2016）。

Kunitake 和 Okahata 在 1977 年首次报道了一种完全由人工合成的双层膜，其中双癸基二甲基溴化铵在水中进行自组装形成球形囊泡。自此，自组装技术开辟了一条新的道路，可以根据不同应用需求制造和生产各种简单而有功能性的膜。许多有机化学家已经对大量显示出令人感兴趣的生物学相关特性的基于双层和单层的分子自组装体进行了广泛的研究。最重要的是，Kunitake 等通过手性分子自组装，对手性双链两亲铵自发形成管状结构的过程进行了开创性研究（Kunitake and Okahata，1977）。

几乎是同一时期，Ihara 等又发现双链谷氨酸两亲物或二乙酰磷脂可以通过自组装形成管状结构（Ihara et al.，1987）。在对 LNT 研究的初期，合成的 LNT 尺寸较大，其内径为 100~200 nm，外径为 200~500 nm，长度为 50~200 nm。Fuhrhop 等首次发现了内径和膜厚度都相对较小的 LNT 自组装（Fuhrhop et al.，1993）。

>>> 6.2 脂质纳米管的性质

LNT 以其潜在性质而引人关注。这些性质包括：

1. 与碳纳米管不同，LNT 具有内部和外部亲水表面，因此，可以用不同或相似的官能团对其进行功能化修饰。作为多功能候选材料或载体，它们可进行化学反应或包封纳米材料以达到缓释效果。

2. 自下而上微处理法和任何天然分子的空心柱状体，即环糊精和环肽纳米管，都不能生成或具有 LNT 特有的内部（10~200 nm）和外部（10~1000 nm）直径。可精确控制 LTN 内外径、壁厚和长度，从几微米到纳米不等，因此，可以直接确定它们在不同技术应用方面的稳定性和适合性。

3. LNT 的内外表面都易被不同功能基团修饰，从而实现选择性和特异性地递送包封物质。

4. 利用微流控网络、微萃取、电场、生物识别和磁场等多种技术，可以轻松地定位、操控 LNT，并将其与不同底物相互作用，以满足各种应用需求（Zhou and Shimizu，2007）。

>>> 6.3 脂质纳米管的类型

6.3.1 生物脂质纳米管

从红细胞膜中可以提取出半径约为 100 nm 的膜纳米管。这类膜可被流体剪切应力拉伸至 10 μm（Hochmuth et al.，1973）。用电子显微镜也可以观察到内质网和高尔基体中的短膜纳米管（Upadhyaya and Sheetz，2004）。微管运动蛋白也在这些纳米管的形成中发挥重要作用(Waterman-Storer and Salmon，1998)。细胞膜中还有其他类型的纳米管，通过细胞骨架微丝的聚合形成。膜丝则由肌动蛋白丝或微管聚合而成。聚合力的大小足以弯曲并拉伸细胞膜(Dogterom et al.，2005)。丝状伪足生长、收缩，并作为细胞用于探测微环境的传感结构。此外，丝状伪足也能与细菌和人造纳米伪足等外部客体相互作用(Albuschies and Vogel，2013)。膜上丝状伪足的生长和收缩只靠肌动蛋白丝是无法完成的。与膜变形有关的另一类蛋白质称为 BAR(BinAm-phiphysinRvs)结构域蛋白。该蛋白质在感应膜曲率和将膜弯曲成由其固有分子形状决定的形态方面发挥重要作用(Shin et al.，2012)。

在细胞间也观察到了 LNT，将其称为细胞间纳米管(Zhang et al.，2013)。它们直接参与两个细胞间的物质转运。物质转运利于维持细胞间的生物平衡，但这些纳米管也允许神经元输送由蛋白质组成的病原体(Gousset et al.，2009)。据估计，通过细胞间连接传播 HIV-1 的效率是不含细胞传播过程的 100~1000倍(Sowinski et al.，2008)。

6.3.2　人工脂质纳米管

人工 LNT 是由磷脂分子,特别是二乙酰类脂和相关的两亲性分子(不含磷酸盐头基)形成的。具有伸缩性和刚性等性质的磷脂纳米管更像是基于生物体的 LNT，因此是细胞管的良好实验模型。实验制得的人造磷脂纳米管可进一步分为三类：

6.3.2.1　从母体膜提取纳米管

这些纳米管是通过在囊泡膜上施加一个点力提取出来的。点力可以通过机械操作、光学或磁镊、动力蛋白和微管聚合作用施加。也可以通过流体流动(微流体流动)或对附着在底物上的脂质体施加电场，将直径为 100 nm~1 μm 的磷脂纳米管从膜中提取出来(Castillo et al.，2008)。

6.3.2.2　蛋白包被纳米管

与膜相关的蛋白质(BAR 结构域蛋白)可以与膜结合并改变其曲率。BAR 结构域蛋白能够将脂质膜制成管状。管化程度取决于蛋白浓度，而管直径取决于蛋白的分子形状(Suetsugu et al.，2010)。

6.3.2.3　游离端自发形成磷脂纳米管

这类纳米管是近年来通过机械操作和膨胀技术制备而来的(Yamamoto and Ichikawa，2012)。

6.4 脂质纳米管的制备方法

6.4.1 脂质分子自组装

Yager 和 Schoen 在 1984 年首次研究了二乙酰单体脂质的性质，并观察到了 1，2-双(二十三-10，12-二烯酰基)-*sn*-甘油-3-磷酸胆碱(图 6.4)中衍生物脂质的空心圆柱状结构。将脂质分散在温度高于脂质相转变温度的蒸馏水中，然后冷却。当脂质的水性分散体冷却到低于液相-凝胶相相变温度时，脂质双层从无序排列的液相转变成有序排列的凝胶相，脂质囊泡融合，自发形成最终的管状结构。在形态上，形成的管状结构类似于苏打吸管，直径 400~1000 nm，壁厚 10~50 nm，长度从几微米到几百微米不等。通过将所形成的纳米管暴露在 γ 射线或紫外线辐射下或通过聚合反应，可以将纳米管聚合为化学、机械和热力学都稳定的产物。

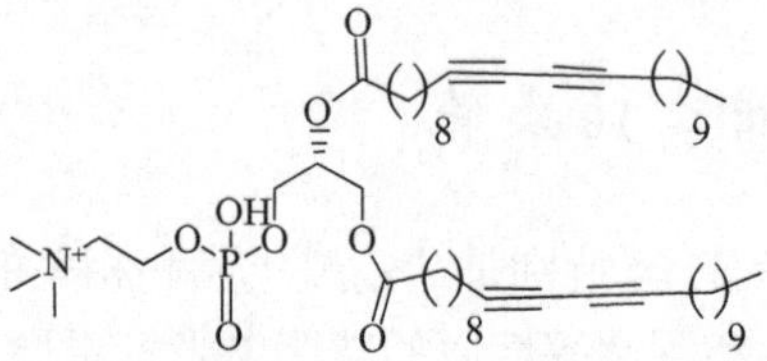

图 6.4　用于形成脂质纳米管的二乙酰脂质 1，2-双(二十三-10，12-二烯酰基)-*sn*-甘油-3-磷酸胆碱的化学结构

除纯水溶液，在乙醇/脂类/水溶液中更便于制备 LNT(Georger et al.，1987)。脂质首先被溶解在乙醇中，然后与温度高于其转变温度的水混合，接着慢慢冷却。用这种方法制备的 LNT 较稳定也较长。在适当的条件下，对混合物进行熟化可以获得更长的纳米管(>1.2 mm)。然而，过量的水并不总是形成纳米管所必需的，在乙腈中而不是水中也可以得到纳米管沉淀。迄今为止，经实验证实已有 17 种不同的二乙酰类脂可用于制备 LNT。除二乙酰类脂族外，其他类型的两亲物也具有形成 LNT 的能力。这些两亲物包括肽类脂质、糖脂结合物和博拉两亲物。

为了解释和理解纳米管形成和生长的基本机制，科学家们提出了不同的理论模型。分子手性堆积模型是其中较为合理的理论模型，与实验结果较为一致(Helfrich，1986；Helfrich and Prost，1988)。Zhou 用一种通俗易懂的方式解释了纳米管的形成和手性自组装。手性自组装从冷却过程中囊泡融合形成的固态双层带状结构开始。然后，手性相互作用使双层带状物中的组分分子以一个相对于其相邻分子的非零的角度组装起来，使双层带状物扭转成开放式的螺旋结构，最后形成封闭的纳米管。该过程的发生可能是由于带宽宽度变宽而螺距不变，或是带状物的螺距缩短而带宽宽度不变。前者在文献中更为常见。除了通过扭转形成LNT，还有另一种过程中不形成螺旋扭曲或盘绕的带状物，而是基于堆积导向的自组装方法(Zhou，2008a)。

影响脂质纳米管自组装的因素

LNTs的自组装行为由脂质分子的不同参数决定，即脂质分子构象、引起聚集和定向的官能团及这些官能团的位置。一般来说，纳米管的形成取决于一些关键参数，如脂质头基的水化程度、手性、膜结晶度及存在氢键或酰胺键。Singh等发现非二乙酰基脂质分子和其他二乙酰在酰基链中位置不对称，不能形成纳米管，二乙酰基的位置对这些物质自组装形成的管状结构几乎没有影响，酰基链具有高度的反式构象有序性(Schnur et al.，1994；Georger et al.，1987)。

生成的纳米管的长度和直径取决于实验条件的变化，如温度、冷却速率、沉淀过程中使用的溶剂和浓度。例如，制得的纳米管的平均长度取决于所用醇的类型，且与醇-水的比例有函数关系(Ratna et al.，1992)。从乙醇/水或纯水中沉淀得到的纳米管包含多个(>5)双层，而从甲醇/水溶液中沉淀得到的纳米管仅包含一个壁厚约为8 nm的单个双层。增大醇-水的比例会降低LNT的长度。同样，通过降低醇/水溶液温度降至相变温度的冷却速率，可以增加纳米管的长度，并减小其壁厚(Thomas et al.，1995)。

Guo等使用挤出囊泡和多孔模板来控制糖脂纳米管的直径分布。他们首先用过滤器(聚碳酸酯)挤出糖脂的水分散体，以产生均匀的薄壁囊泡。然后将这些均匀的薄壁囊泡装入氧化铝纳米多孔膜过滤器中，使它们在冷却的过程中在这些纳米孔内进行自组装。与其他基于溶液的方法相反，该方法可用于生产内外径分布窄、壁厚小的LNT(Guo et al.，2006；Kamiya et al.，2005)。为了控制纳米管的长度，科学家们对自组装过程参数变化带来的影响进行了广泛的研究。这些可变的过程参数包括溶剂系统的组成、添加金属盐和冷却速率。通过优化搅拌速率和搅拌时间，可以通过简单的机械搅拌制得可控的中等长度的LNT(Yang et al.，2003)。

6.4.2　微流体法

LNT也可通过用微针(Borghi and Brochard-Wyart，2007)、吸量管(Karlsson et al.，2001；Heinrich et al.，1999；Evans et al.，1996；Rossier et al.，2003)或光镊(Pascoal et al.，2010)牵引膜或囊泡手工制备。微流体系统也被广泛用于制备类似的结构。这包括用微孔(Dittrich et al.，2006；Lin et al.，2006)、剪切力(West et al.，2008)和流动池内的水分截留(Tan et al.，2008)来控制脂质水合以实现挤压脂质膜。这些方法涉及的基本原理是通过施加集中荷载使层状结构发生形状转变而形成脂质纳米管(Sugihara et al., 2012)。

Brazhnik 等在用微流体法制备 LNT 的初期工作中,用天然聚碳酸酯制备出几厘米长的纳米管,并通过观察其内部的荧光染料来证实其形成。LNT 的形成基于微流体通道中脂质膜的水合,其中 LNT 的生长是由真空下的流体流动诱导的,并由微流体通道引导,见图 6.5(Brazhnik et al., 2005)。

同样,Sugihara 等最近用 1, 2-二醇基-*sn*-甘油-3-磷酸乙醇胺(DOPE)在生理溶液中利用微流体流动制备 LNT(West et al., 2008)。West 等和 Lin 等通过微流体镊和微电子机械系统技术制备了 LNT。在所有的这些方法中,LNT 都是在微流体装置中由流体拉伸囊泡形成的。虽然通过这种方式形成的脂质管并不总是理想的圆柱形,但可以为实际应用提供理论依据。Heinrich 等在 1999 年用通用数学方法分析了这一现象。Rossier 等于 2003 年从实验和理论的角度讨论了在高速强流下,脂质管从囊泡中挤出和回缩的规律。结果表明,微流体法是制备磷脂微管和纳米管的有效方法之一,但条件和工艺操作必须进行适当的优化。

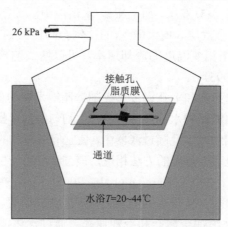

图 6.5 一种由聚(二甲基硅氧烷)微流体通道(灰色)组成的微流体装置,其中用透明玻璃盖片密封,并有钻孔以便流体进入。在组装过程中,位于盖玻片上的黑色脂质膜被直接放置在微流体通道上

6.4.3 用于巨大囊泡的电磁场技术

电场和磁场是 LNT 形成的另一个来源和驱动力。Castillo 等首次用中等强度的电场(1~20 V/cm)合成了 LNT。首先用不同脂质合成各种巨型脂质体,即 PC、磷脂酸(PA)、磷脂乙醇胺(PEA)和胆固醇,然后将这些脂质体附着到载玻片上。接着如图 6.6 所示将载玻片放在装置中,连接电极和低压。施加电场后,用荧光显微镜进行图像采集,从无电压开始,逐渐增加施加电压的大小。即使在低至 2 V/cm

的电场中，纳米管仍表现出良好且稳定的生长。外电场与脂质头基电荷的相互作用是导致 LNT 形成的主要原因(Castillo et al.，2008)。Hayes 等在 2007 年也证实了利用电场可以从一个巨大囊泡中形成 LNT。生物膜可以通过高强度[1 特斯拉(T)或更大]磁场定向形成 LNT。其中脂质分子的顺磁和反磁性质使其与外部外加磁场相互作用，驱使脂质囊泡形成 LNT(Rosenblatt et al.，1987)。

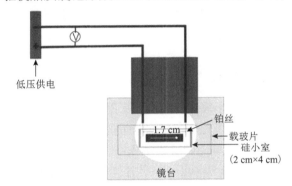

图 6.6　在电场(低压)作用下用附在载玻片上的巨大囊泡制备脂质纳米管的装置示意图

》》》 6.5　脂质纳米管功能化

　　由于具有较大的几何深宽比，LNT 的管状结构可作为有机物和无机物质沉积、矿物成核及颗粒和药物嵌入纳米结构的模板。也有研究发现，使用模板技术可以将它们制成磁性纳米线和导电纳米线。LNT 的内侧可以用所选的活性基团来构建，便于后续与染料、蛋白质分子或其他所选材料通过共价键结合，来达到最终的应用目的。例如，Kameta 等成功地用荧光染料共价修饰了位于 LNT 内表面的氨基，该 LNT 由不对称 N-(2-氨基乙基)-N'-(β-D-吡喃葡萄糖基)-类花生酸酰胺博拉两亲物组成。通过使用这种功能化 LNT 系统，不仅能够光学识别客体分子包封(金和铁蛋白纳米粒)，还揭示了尺寸和表面电荷对蛋白质和 DNA 等大分子的包封行为的影响(Kameta et al.，2007；Archibald and Mann，1993)。

6.5.1　脂质纳米管的金属化

　　Schnur 等首次将脂质管用作金属制造的模板。以 1, 2-双(10, 12-三碳二酰)-sn-甘油-3-磷酸胆碱(8, 9)为原料制备的脂质管通过美观的化学镀覆技术进行镀层后可成为一种优良的金属纳米管支架。这一过程使得纳米管内外表面都均匀地覆盖于金属上。通过改变镀液的浓度，可以控制金属表面的厚度。利用这种方法，脂质管可以被任何类型的具有镀层能力的金属(如二价镍)金属化(Schnur et al., 1987)。根据 Georger 等(1987)的研究,该方法也可用于薄铜层在 LNT 表面的堆积。形成的金属覆盖物是三维的,可以作为制造各种三维结构的模板,以满足各种应用需求,特别是微电子和生物传感器(Bittner, 2005)。

除了化学镀覆技术外,脂质管还具有从水溶液中结合二价和三价阳离子(如镁和铝)的能力。脂质金属化的主要问题是只有二乙酰磷脂具有金属化的能力,今后将加强对蛋磷脂等天然脂质的研究工作。

6.5.2　纳米管表面的硅堆积

在 Schnur 课题组利用化学镀覆技术对脂质金属化进行了研究后,Baral 和 Schoen 等采用溶胶-凝胶法实现了二氧化硅在二乙酰脂质表面的稳定化和堆积作用。用大量的水冲洗后,脂质表面的二氧化硅薄膜堆积结果表明二氧化硅具有很强的黏附性(Baral and Schoen, 1993)。Ji 等以正硅酸四乙酯为原料,利用溶胶-凝胶聚合法制备了具有硅-脂-硅修饰结构的糖脂纳米管。通过在脂质/硅胶干凝胶中添加乙醇,可在煅烧后获得"管中管"型硅纳米管。由于极佳的生物相容性和极强的黏附性,硅堆积 LNT 可长期应用于缓释系统、医学和农业领域(Zhou and Shimizu, 2007)。

▶▶▶ 6.6　纳米药物和粒子在脂质纳米管内的包封

LNT 的内径尺寸由于与纳米级生物大分子和其他具有重要生物学意义的物质的尺寸相匹配,因此是具有优势的。虽然目前已合成出来的 LNT 的内径为 10~1000 nm,大多数 LNT 的内径为 10~200 nm。利用 Sasipim 和 Duangkamon 给出的数学模型可以理解 LNT 的包封行为。他们利用兰纳-琼斯势函数和连续近似来解释多柔比星簇(球体、圆柱体和椭球)的三种空心形状与 LNT 相互作用的能量行为。假设这三种结构的粒径相等,我们可以通过测定吸力来确定可以包封多柔比星的 LNT 的最小尺寸。由于圆柱形药物和圆柱形管之间的完美配合,长圆柱形药物粒子在他们研究的其他所有结构中提供的吸力最大(Putthikorn and Baowan, 2016)。

将 LNT 内部空心圆柱体中的水除去后,纳米药物和其他粒子便可被包封在 LNT 中。该过程可以通过冷冻干燥技术或其他不影响 LNT 的管状形态的技术来完成。水的去除在某种意义上非常重要,因为深处于管内或其他密闭空间中的水往往行为剧烈且不可预测。圆柱形的管状结构还可以增加 LNT 对药物和纳米粒的包封率。Shimizu 完成了金纳米粒在 LNT 中的一维包封,先用冻干法去除内部水分,然后将 LNT 粉末与 20% 的四氯金酸(HAuCl$_4$)混合,使空心 LNT 在毛细管作用下包封金溶液。在不去除水的情况下也可以发生包封，但产率较低（Yang et al.，2004）。

➤➤➤ 6.7　脂质纳米管在给药方面的应用

LNT 具有持续释放被包封分子的能力，也是控释给药的理想候选材料或载体。与脂质体等空心球形聚集体不同，LNT 在给药方面具有一些特殊的优势，这些优势特性总结如下：

6.7.1　生物相容性

被包封在 LNT 中的生物活性分子保持着各自的内在活性。在生物相容性研究的另一个方面，科学家们已深入研究了 LNT 对处于对数生长期的各种人源细胞系生长状态的影响。用 LNT 孵育后的细胞生长曲线与无 LNT 者并没有显著差别，表明 LNT 的生物相容性较好。除了细胞系，组织常驻和循环巨噬细胞主要负责从人体中清除这些纳米结构。LNT 对单核细胞和其他细胞的黏附性是发生该作用的原因。管状结构中的大多数脂质无任何明显的毒性，这可能是由圆柱形结构中脂质分子的结晶堆积所致（Rudolph et al.，1992）。

6.7.2　脂质纳米管的药物易包封性

因为 LNT 的两端在大多数情况下都是开放的，所以较易接近其内表面，而将不同的药物分子包封进这些管腔尤为容易。

6.7.3　抑制微生物生长

LNT 由于其特有性质不易受到微生物污染，因此，可以有效地保护被包封的药物不被降解，并提高其可利用性。同样，与本体水相相比，存在于密闭圆柱形 LNT 中的水往往因为多重氢键交联网络而具有较高的黏度。这种承压水的性质可以避免被包封的生物活性分子在周围温度升高时发生热降解（Kameta et al.，2008）。

6.7.4　较大的内部体积

LNT 的内部体积较大。LNT 的这一特性使人们能够在其内侧填充从小分子到蛋白质等所需大小不等的化学物质或生物化学物质。该特性还允许一个纳米管腔中包封多种治疗剂。

6.7.5　控制药物释放行为

可以通过精确控制 LNT 的长度和内径来调节其药物释放行为，从而在不影响药效的情况下，延长药物作用时间。

6.7.6　靶向能力

LNT 的内外表面及表面易修饰性为药物或其他特殊生物活性物质在管内的包封提供了机会，促进了外表面化学特性的发挥，提高了 LNT 的特异靶向性、可识别性和光学成像性（Kohli and Martin，2005）。

6.7.7　局部给药应用

作为多功能材料和载体，LNT 可用于皮肤局部给药（Zhou，2008b）。皮肤是具有排泄功能的器官，其内在的排泄作用使得药物或化妆品的局部递送变得困难。此外，皮肤表面存在细菌、细胞和汗液，暴露在紫外线下会导致细菌和细胞死亡，从而给药物创造了一个不适宜的环境。这最终导致药物在到达靶点之前发生降解。与其他给药系统相比，LNT 在局部给药方面具有优势。据文献报道，人体皮肤的孔径约为 40 nm（Aguilella et al.，1994）。与脂质体和其他传统的给药系统相比，LNT 的粒径小于 100 nm，包封的药物量较多。因此，由于其尺寸较小，LNT 有助于药物渗透到皮肤深处。也有研究者报道了通过使用 LNT 实现有效局部给药的新颖机制。LNT 中含有的脂质成分可以与角质层中的脂质相容，可以有效促进皮肤渗透。此外，LNT 能够将更多的药物、遗传物质和化妆品等递送到皮肤的更深层部位。

6.7.8　磁性脂质纳米管

为了使药物在特定部位累积并实现控释给药，载药系统需要进行多种功能修饰。在普通给药过程中，药物通过血液同时分布到靶组织和正常组织，然而，普通剂型无法有效识别靶组织，但是磁性粒子可以将药物局部定位到特定的靶区。这种效应是通过施加高梯度外磁场来获得的。这将使载体集中在一个特定的点上，如可能与靶细胞产生相互作用的肿瘤部位，接着释放所载药物。LNT，尤其是空心 LNT，由于其体积大，能够装载磁性纳米粒。用磁性纳米粒对 LNT 进行功能化修饰是一种简单的一步处理过程（Letellier et al.，1997）。

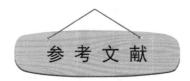

Aguilella, V., Kontturi, K., Murtomäki, L., Ramírez, P., 1994. Estimation of the pore size and charge density in human cadaver skin. J. Control. Release 32, 249-257.

Albuschies, J., Vogel, V., 2013. The role of filopodia in the recognition of nanotopographies. Sci. Rep. 3, 1658.

Archibald, D.D., Mann, S., 1993. Template mineralization of self-assembled anisotropic lipid microstructures. Nature 364, 430-433.

Baral, S., Schoen, P., 1993. Silica-deposited phospholipid tubules as a precursor to hollow submicron-diameter silica cylinders. Chem. Mater. 5, 145-147.

Bittner, A.M., 2005. Biomolecular rods and tubes in nanotechnology. Naturwissenschaften 92, 51-64.

Borghi, N., Brochard-Wyart, F., 2007. Tether extrusion from red blood cells: integral proteins unbinding from cytoskeleton. Biophys. J. 93, 1369-1379.

Brazhnik, K.P., Vreeland, W.N., Hutchison, J.B., Kishore, R., Wells, J., Helmerson, K., et al., 2005. Directed growth of pure phosphatidylcholine nanotubes in microfluidic channels. Langmuir 21, 10814-10817.

Castillo, J.A., Narciso, D.M., Hayes, M.A., 2008. Bionanotubule formation from surfaceattached liposomes using electric fields. Langmuir 25, 391-396.

Cölfen, H., Mann, S., 2003. Higher-order organization by mesoscale self-assembly and transformation of hybrid nanostructures. Angew. Chem. Int. Ed. 42, 2350-2365.

Ding, W., Wada, M., Minamikawa, H., Masuda, M., 2016. Organic nanotube with subnanometer inner diameter self-assembled from carboxybetaine bipolar amphiphile and its stabilization effect toward small molecules. Chem. Lett. 45, 1180-1182.

Dittrich, P.S., Heule, M., Renaud, P., Manz, A., 2006. On-chip extrusion of lipid vesicles and tubes through microsized apertures. Lab. Chip 6, 488-493.

Dogterom, M., Kerssemakers, J.W., Romet-Lemonne, G., Janson, M.E., 2005. Force generation by dynamic microtubules. Curr. Opin. Cell. Biol. 17, 67-74.

Evans, E., Bowman, H., Leung, A., Needham, D., Tirrell, D., 1996. Biomembrane templates for nanoscale conduits and networks. Science 273, 933.

Fuhrhop, J.H., Spiroski, D., Boettcher, C., 1993. Molecular monolayer rods and tubules made of alpha-(L-lysine), omega -(amino) bolaamphiphiles. J. Am. Chem. Soc. 115, 1600-1601.

Georger, J.H., Singh, A., Price, R.R., Schnur, J.M., Yager, P., Schoen, P.E., 1987. Helical and tubular microstructures formed by polymerizable phosphatidylcholines. J. Am. Chem. Soc. 109, 6169-6175.

Gousset, K., Schiff, E., Langevin, C., Marijanovic, Z., Caputo, A., Browman, D.T., et al., 2009. Prions hijack tunnelling nanotubes for intercellular spread. Nat. Cell. Biol. 11, 328-336.

Guo, Y., Yui, H., Minamikawa, H., Yang, B., Masuda, M., Ito, K., et al., 2006. Dimension control of glycolipid nanotubes by successive use of vesicle extrusion and porous template. Chem. Mater. 18, 1577-1580.

Hayes, M.A., Pysher, M.D., Chen, K., 2007. Liposomes form nanotubules and long range networks in the presence of electric field. J. Nanosci. Nanotechnol. 7, 2283-2286.

Heinrich, V., Božič, B., Svetina, S., Žekš, B., 1999. Vesicle deformation by an axial load: from elongated shapes to tethered vesicles. Biophys. J. 76, 2056-2071.

Helfrich, W., 1986. Helical bilayer structures due to spontaneous torsion of the edges. J. Chem. Phys. 85, 1085-1087.

Helfrich, W., Prost, J., 1988. Intrinsic bending force in anisotropic membranes made of chiral molecules. Phys. Rev. A 38, 3065.

Hochmuth, R.M., Mohandas, N., Blackshear Jr, P., 1973. Measurement of the elastic modulus for red cell membrane using a fluid mechanical technique. Biophys. J. 13, 747.

Ihara, H., Fukumoto, T., Hirayama, C., Yamada, K., 1987. Amphiphiles with polypeptidehead groups. 4. Formation and metamorphosis of superstructures from single-walled bilayer-membranes by acidic polyamino acids. Nippon Kagaku Kaishi 543-549.

Israelachvili, J., Marcelja, S., Horn, R., 1980. Physical principles of membrane organization. Q. Rev. Biophys. 13, 121-200.

Kameta, N., Masuda, M., Minamikawa, H., Mishima, Y., Yamashita, I., Shimizu, T., 2007. Functionalizable organic nanochannels based on lipid nanotubes: encapsulation and nanofluidic behavior of biomacromolecules. Chem. Mater. 19, 3553-3560.

Kameta, N., Masuda, M., Mizuno, G., Morii, N., Shimizu, T., 2008. Supramolecular nanotube endo sensing for a guest protein. Small 4, 561-565.

Kamiya, S., Minamikawa, H., Jung, J.H., Yang, B., Masuda, M., Shimizu, T., 2005. Molecular structure of glucopyranosylamide lipid and nanotube morphology. Langmuir 21, 743-750.

Karlsson, A., Karlsson, R., Karlsson, M., Cans, A.-S., Strömberg, A., Ryttsén, F., et al., 2001. Molecular engineering: networks of nanotubes and containers. Nature 409, 150-152.

Kohli, P., Martin, C.R., 2005. Smart nanotubes for biotechnology. Curr. Pharm. Biotechnol. 6, 35-47.

Kunitake, T., Okahata, Y., 1977. A totally synthetic bilayer membrane. J. Am. Chem. Soc. 99, 3860-3861.

Lauf, U., Fahr, A., Westesen, K., Ulrich, A.S., 2004. Novel lipid nanotubes in dispersions of DMPC. Chemphyschem 5, 1246-1249.

Letellier, D., Sandre, O., Ménager, C., Cabuil, V., Lavergne, M., 1997. Magnetic tubules. Mater. Sci. Eng. C 5, 153-162.

Lin, Y.-C., Huang, K.-S., Chiang, J.-T., Yang, C.-H., Lai, T.-H., 2006. Manipulating selfassembled phospholipid microtubes using microfluidic technology. Sens. Actuators B 117, 464-471.

Pascoal, P., Kosanic, D., Gjoni, M., Vogel, H., 2010. Membrane nanotubes drawn by optical tweezers transmit electrical signals between mammalian cells over long distances. Lab. Chip 10, 2235-2241.

Putthikorn, S., Baowan, D., 2016. Mathematical model for drug molecules encapsulated in lipid nanotube. Phys. A 461, 46-60.

Ratna, B., Baral-Tosh, S., Kahn, B., Schnur, J., Rudolph, A., 1992. Effect of alcohol chain length on tubule formation in 1, 2-bis (10, 12-tricosadiynoyl)-sn-glycero-3-phosphocholine. Chem. Phys. Lipids 63, 47-53.

Rosenblatt, C., Yager, P., Schoen, P.E., 1987. Orientation of lipid tubules by a magnetic field. Biophys. J. 52, 295.

Rossier, O., Cuvelier, D., Borghi, N., Puech, P., Derényi, I., Buguin, A., et al., 2003. Giant vesicles under flows: extrusion and retraction of tubes. Langmuir 19, 575-584.

Rudolph, A.S., Stilwell, G., Cliff, R.O., Kahn, B., Spargo, B.J., Rollwagen, F., et al., 1992.

Biocompatibility of lipid microcylinders: effect on cell growth and antigen presentation in culture. Biomaterials 13, 1085-1092.

Schnur, J., Price, R., Schoen, P., Yager, P., Calvert, J., Georger, J., et al., 1987. Lipid based tubule microstructures. Thin Solid Films 152, 181-206.

Schnur, J., Ratna, B., Selinger, J., Singh, A., Jyothi, G., Easwaran, K., 1994. Diacetylenic lipid tubules: experimental evidence for a chiral molecular architecture. Science 264, 945.

Shin, H.-W., Takatsu, H., Nakayama, K., 2012. Mechanisms of membrane curvature generation in membrane traffic. Membranes 2, 118-133.

Sowinski, S., Jolly, C., Berninghausen, O., Purbhoo, M.A., Chauveau, A., Köhler, K., et al., 2008. Membrane nanotubes physically connect T cells over long distances presenting a novel route for HIV-1 transmission. Nat. Cell Biol. 10, 211-219.

Suetsugu, S., Toyooka, K., Senju, Y., 2010. Subcellular membrane curvature mediated by the BAR domain superfamily proteins. Semin. Cell Dev. Biol. 21, 340-349.

Sugihara, K., Chami, M., Derényi, I., VöRöS, J.N., Zambelli, T., 2012. Directed selfassemblly of lipid nanotubes from inverted hexagonal structures. ACS Nano 6, 6626-6632.

Tan, Y.-C., Shen, A.Q., Li, Y., Elson, E., Ma, L., 2008. Engineering lipid tubules using nano-sized building blocks: the combinatorial self-assembly of vesicles. Lab. Chip 8, 339-345.

Thomas, B.N., Safinya, C.R., Plano, R.J., Clark, N.A., 1995. Lipid tubule self-assembly: length dependence on cooling rate through a first-order phase transition. Science 267, 1635.

Upadhyaya, A., Sheetz, M.P., 2004. Tension in tubulovesicular networks of Golgi and endoplasmic reticulum membranes. Biophys. J. 86, 2923-2928.

Waterman-Storer, C.M., Salmon, E.D., 1998. Endoplasmic reticulum membrane tubules are distributed by microtubules in living cells using three distinct mechanisms. Curr. Biol. 8, 798-807.

West, J., Manz, A., Dittrich, P.S., 2008. Lipid nanotubule fabrication by microfluidic tweezing. Langmuir 24, 6754-6758.

Yager, P., Schoen, P.E., 1984. Formation of tubules by a polymerizable surfactant. Mol. Cryst. Liq. Cryst. 106, 371-381.

Yamamoto, A., Ichikawa, M., 2012. Direct measurement of single soft lipid nanotubes: nanoscale information extracted in a noninvasive manner. Phys. Rev. E 86, 061905.

Yang, B., Kamiya, S., Yui, H., Masuda, M., Shimizu, T., 2003. Effective shortening in length of glycolipid nanotubes with high axial ratios. Chem. Lett. 32, 1146-1147.

Yang, B., Kamiya, S., Shimizu, Y., Koshizaki, N., Shimizu, T., 2004. Glycolipid nanotube hollow cylinders as substrates: fabrication of one-dimensional metallic-organic nanocomposites and metal nanowires. Chem. Mater. 16, 2826-2831.

Zhang, H., Xu, S., Jeffries, G.D., Orwar, O., Jesorka, A., 2013. Artificial nanotube connections and transport of molecular cargo between mammalian cells. Nano Commun. Networks 4, 197-204.

Zhou, Y., 2006. Recent progress in biomolecule-templated nanomaterials. Curr. Nanosci. 2, 123-134.

Zhou, Y., 2008a. Lipid nanotubes: formation, templating nanostructures and drug nanocarriers. Crit. Rev. Solid State Mater. Sci. 33, 183-196.

Zhou, Y., 2008b. Nanotubes: a new carrier for drug delivery systems. Open Nanosci. J. 2, 1-5.

Zhou, Y., Shimizu, T., 2007. Lipid nanotubes: a unique template to create diverse onedimensional nanostructures. Chem. Mater. 20, 625-633.

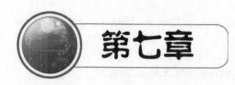

第七章

超声响应型纳米系统

>>> 7.1 引言

对于现代药物剂型而言，将治疗浓度的药物递送至患病组织是最为重要的，因为当药物选择性地靶向作用于体内的特定部位时，药物对于机体正常组织的毒副作用也会减少。到目前为止，针对药物本身或者是作为药物(cargo)的载体，研究者已经进行了大量有关靶向方面的研究(Deckers et al.，2008)。随着纳米技术的发展，目前，已出现一些药物纳米载体的新概念。纳米技术已有效解决了诸如药物溶解性差、药代动力学问题及与普通剂型相关的各种副作用等问题。基于脂质的药物递送系统已经表现出一些优势，如增加治疗药物在患病组织和细胞内的蓄积，从而降低全身毒副作用。然而，很难实现药物以受控的或者所需的速率从这些载体中释放，因为药物释放是非线性的，与载体的体内生物降解有关(Farokhzad and Langer，2009；Steichen et al.，2013；Bogart et al.，2014)。

最近，作为一种新的选择，刺激响应型药物递送系统应运而生。它可呈现可调控型释放特性，可以控制释药空间、时间和剂量(Manzano and Vallet-Regí，2010；Vivero-Escoto et al.，2010；Li et al.，2012)。刺激响应型系统基于使用对外源刺激如温度、光、磁场、电场和超声(US)敏感的各种物质，触发靶向组织的载体释放药物。该系统还利用内源性刺激，如 pH、氧化还原电位的变化，某一浓度的酶或特定物质也可以达到相同的目的(Baeza et al.，2012；Lai et al.，2010；Ruiz-Hernandez et al.，2011)。在所有外源性刺激中，超声最为特殊，因为它能在希望发挥作用的位点实现从时间和空间上控制药物释放(Sirsi and Borden，2014)。超声具有无创、无电离辐射、低成本、组织穿透力强，以及更短的周期和暴露时间的优势；此外，超声在聚焦光束到达体内深层组织方面更加可靠，从而有效实现对正常组织产生最小副作用的局部治疗。此外，超声有一些引人注目的特征，如它们增加了纳米载体从毛细血管外渗的渗出量，增加了细胞膜的通透性，并激发抑制肿瘤的免疫反应(Rapoport et al.，2011；Wood and Sehgal，2015)。

本质上而言，超声是频率高于 20 kHz 的频段声波，能到达 MHz 的范围；最后达到约 1 GHz，进入通常所说的高超音速流态。图 7.1 是完整的超声波谱，展示了各种应用的波谱范围(Cheeke，2012)。实际上，超声是需要传播介质的机械波，在 20 kHz 以上的频率下引起粒子的振动，其振荡位移与压力波相关。当超声与活体组织相互作用时，会产生广泛的生物效应(Dalecki，2004；Miller et al.，1996)。

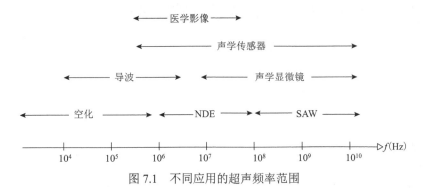

图 7.1 不同应用的超声频率范围

超声响应纳米系统(USRNSs)是在纳米范围内，载有药物的特殊主动递送载体，并且对超声压力敏感，使所载药物释放(Huang et al.，2016)。USRNSs 的基本工作原理在于纳米载体的结构通常由热敏材料或纳米气泡组成，两者可以促进其所载内容物(通常是药物)向特定生物环境的递送和释放。

一般而言，USRNSs 具有以下特征：

1. 稳定性方面可防止装载内容物的泄漏

USRNSs 旨在装载不同的治疗物质，如亲水性和疏水性药物(Escoffre et al.，2011；Cochran et al.，2011)、蛋白质(Heath et al.，2012)、小干扰核糖核酸(Chauhan et al.，2011)和质粒脱氧核糖核酸(Liu et al.，2012)。当这些治疗物质进入机体系统时，它们与血细胞、血清蛋白、脂质膜和几种潜在的疏水成分相互作用。这些体内的相互作用可能导致其装载内容物的泄漏。USRNSs 在稳定性方面，可对防止其装载内容物泄漏，从而提高它们在目标位点释放所载药物的效率。

2. 主动靶向

载药的 USRNSs 可以与抗体轭合并通过主动靶向到达特定的患病部位，增加局部血药浓度，同时使全身毒性降低至最小。

3. 超声响应

USRNSs 可以快速响应超声,从而释放装载的内容物。基于纳米载体的药物递送系统能选择性地在靶组织中长期累积药物(Huang,2010)。超声空化导致热敏载体或气泡的破坏,增强细胞和组织的渗透性,从而促进药物能长时间递送到细胞和组织中。

4. 安全性

USRNSs 安全,具有生物相容性,可生物降解。

7.2 超声响应型纳米系统药物递送和基因递送的作用机制

基于 USRNS 的药物/基因递送机制尚不完全清楚,可能与非热效应如空化和机械效应或热效应有关(Zhou et al.,2014)。

7.2.1 非热效应

空化和机械效应称为非热效应(Suslick and Nyborg,1990)。据报道,当气泡用作 USRNSs 时,体内靶向递送效率会增加。这可能与气泡的声空化有关(Koch et al.,2000;Lawrie et al.,2003)。空化是指由超声引起的气泡活动,它发生在液体、含气泡的液状物质和含有气体或蒸气的空穴中。当施加超声高压时,气泡开始振荡,而后破裂。空化过程伴随着升高温度、产生机械应力和形成影响生物功能的自由基。可以通过控制超声的强度来避免这些问题,从而稳定并控制空化,在周围结构产生强烈摩擦和剪应力。当高强度超声(1 MPa,1 MHz)撞击气泡时,气泡振荡立即增加,瞬态空化效应随之产生,这反而导致了冲击波和微射流的产生。微射流是由微气泡的非对称内爆产生的强大液体流(Brujan,2004)。该液体流使血管壁和细胞膜在周围产生临时的孔隙,从而为基因和药物靶向递送创造条件(Collis et al.,2010;Marmottant and Hilgenfeldt,2003)。大分子和小分子都可以通过由声空化引起的瞬态空隙(声孔效应)以增加细胞内递送(Karshafian et al.,2009;Rapoport et al.,2013;Horie et al.,2013;Fokong et al.,2012)。胶束通常由聚醚嵌段共聚物制成。当它被用作 USRNSs 时,能在体内有效治疗肿瘤(Husseini and Pitt,2008a)。从这种 USRNSs 胶束中释放药物主要是通过剪应力和来自空化气泡破裂产生的冲击波来实现的。由辐射压力产生的声流也可以使药物从 USRNSs 胶束中释放。载体之间的碰撞也可能产生剪应力,可逆性地破坏载体并释放内容物(Zhang et al., 2009)。

7.2.2 热效应

局部温度的变化可用于基于 USRNSs 的药物和基因递送。当温度升高时，磷脂双层膜的流动性受到影响，从而引起膜的渗透性变化。超声能通过空化气泡的破裂产生局部高温。超声被应用于药物递送的主要机制是在原位产生可控的局部高温(Ter Haar, 1988)。这也可能引起高热，能增加药物细胞摄取(Hildebrandt et al., 2002)。相比于普通方法，高强度聚焦超声(HIFU)更易导致原位高热，从而在热敏递药系统中，实现增加药物细胞摄取和预期靶向给药(Grüll and Langereis, 2012; Ranjan et al., 2012)。类似地，同时运用磁共振引导的聚焦超声和载药纳米载体也可以增强药物的细胞摄取(Dromi et al., 2007)。

7.2.3 其他机制

除非热效应和热效应之外,基于 USRNSs 的药物递送也可能与其他机制有关。内吞作用和主动膜转运也有助于实现该系统的药物递送。脂质靶向纳米载体可以改变膜的通透性，或者可以与磷脂双层融合，因而，它们能在细胞中直接释放药物(Feril et al., 2007)。与等剂量热效应相比，经脉冲高强度聚焦超声处理后，纳米载体的生物分布显著增加。据报道，脉冲高强度聚焦超声的增强效果与空化效应和热效应一样，都能持续较长一段时间。这是基于超声的药物递送系统的另一种可能的机制(Dromi et al., 2013)。当用于治疗时，超声本身充当机械力，增加细胞膜的通透性，从而使基因穿过细胞膜，经过内质网再进入到细胞核(Duvshani-Eshet et al., 2013)。转染研究和共聚焦分析结果表明，与成纤维细胞不同，肌动蛋白纤维阻碍了超声作用下的细胞转染。另一种直接将药物递送至细胞的机制是基于"接触促进递送"：载体的磷脂膜与靶细胞的细胞膜融合，从而直接将内容物释放到细胞质中(Zhou et al., 2014)。

▶▶▶ 7.3 超声响应型纳米系统的结构和性质

通常，USRNSs 的最大尺寸不超过 1 μm，具有延长药物体内循环时间并进入组织的优势。由于体积小，它们易于被细胞捕获，从而直接实现细胞内释药。下面将逐一介绍用于治疗目的的 USRNSs 的结构和性能。

7.3.1　胶束

两亲的二嵌段或三嵌段共聚物可在水性介质中形成胶束。在水性环境中，两亲性分子自行组装形成胶束，具有亲水性外壳和疏水内核(图7.2)。

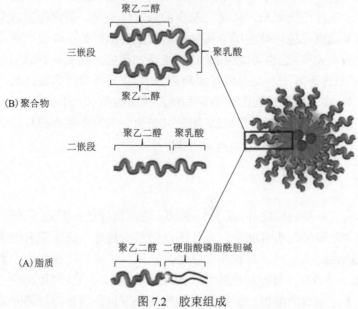

图 7.2　胶束组成

(A)由磷脂组成的胶束；(B)由两亲的二嵌段或三嵌段共聚物组成的胶束

分子的胶束缔合主要是由于疏水力所致，其次一定程度上与静电力有关。胶束的大小取决于材料成分，通常在 10~100 nm。在其内核装载疏水性药物，从而形成所谓的"溶胀胶束"(Lu and Park，2013)。

胶束的主要优点在于其极易包载疏水性药物。当略高于临界胶束浓度(CMC)时，胶束可由两亲化合物在水性环境中自组装形成，从而将装载的疏水性药物被动分配到胶束内核的非极性环境中。当溶液被稀释至 CMC 以下时，胶束破裂并释放药物。CMC 的特性基本上与两亲化合物的结构有关。胶束的性质也受周围环境的影响。血液中的两亲化合物、生物膜和缔合胶体可以改变胶束中的单体和水相中的单体间的化学势能梯度，从而增加 CMC。因此，在生理盐水中稳定的胶束在血液中可能是不稳定的，最终导致它们过早地解聚，释放包载的药物。可以通过使用具有增加疏水性或者甚至能在血液和组织中有较低 CMC 的两亲化合物来解决这个问题。但是以简单的薄膜水化和超声处理来形成具有较低 CMC 的两亲分子的胶束是困难的。解决方法如下：将两亲化合物和药物溶解在有机共溶剂系统中，通过加入适量的水引发载药胶束的自组装，然后在共溶剂与水交换时动态形成胶束。通过"纳米沉淀"等的技术可以非常准确地进行该过程（D'addio and Prud'homme，2011）。Pluronic 胶束可在互穿网络聚合物聚 N, N-二乙基丙烯酰胺中保持稳定，避免胶束的失稳化（Husseini et al.，2002）。

　　已有研究表明，胶束在超声作用下，会释放装载的内容物（Husseini and Pitt，2008b；Munshi et al.，1997；Rapoport，1999，2012）。又有研究表明，药物会因为超声引起的空化而从胶束中释放。据报道（Husseini et al.，2000），较低频率的超声（20 kHz）促进了胶束中装载药物的最大程度的释放。但是当超声频率增加到 90 kHz 时会降低药物从胶束中释放的效率。另外，当胶束暴露在超声中时，立即出现了这样一个有趣的现象：胶束开始重新摄取药物，这表明了胶束的药物释放是个可逆过程（图 7.3）（Husseini et al.，2013）。

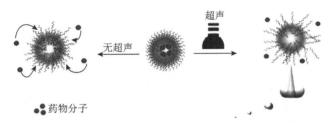

图 7.3　在超声的作用下药物从胶束中可逆的释放过程

　　在较低的超声频率下，胶束递送效果的增强和机械指数的提高，证实了惯性空化对于超声触发药物释放是至关重要的。同时，超声介导的胶束药物递送对于增强细胞摄取药物和药物的核定位也至关重要。相似地，US 双频可运用胶束释放装载内容物。当低频 US（27.7 kHz，0.02 W/cm² 和 0.04 W/cm²）与更高频率 US（3 MHz，1 W/cm² 和 2 W/cm²）结合使用时，它会使基于 pluronic P-105 胶束释放装载物（Hasanzadeh et al.，2011）。

　　为了将药物有效递送至特定细胞，可将 US 介导的胶束与生物配体结合。结果表明，叶酸偶联胶束可主要用于 US 空化效应，并且是有效的（Husseini et al.，2013）。通过改变结构和组成，胶束也可以被制成 US 敏感的。研究发现，当一种新型聚（环氧乙烷）-嵌段-聚（甲基丙烯酸 2-四氢吡喃酯）（PEO-b-PTHPMA）共聚物用于胶束时，由于较弱的化学键而产生热敏性水解，从而成为 US 响应型胶束（Wang et al.，2009；Pelletier et al.，2008）。

7.3.2　脂质体

　　由于具有生物相容的和可生物降解的结构单元，脂质体是最优选的药物递送纳米载体。它们的直径为 100~200 nm，通过在亲水内核周围自组装脂质双层而形成。磷脂是脂质体囊泡的主要组成部分，因此它们被称为脂质体。脂质体的磷脂双层就像细胞膜一样，能够在其亲脂双层中装载疏水性药物，而亲水性药物则加载到水性核心中。脂质体囊泡作为药物递送系统，特别在递送抗癌药物方面（Gabizon，2001）已经应用了数十年（Allen and Cullis，2013）。脂质体囊泡因为在血液循环系统中具有较长的半衰期，从而增加了包封药物的治疗指数。这促进了肿瘤组织增强渗透及滞留效应（EPR 效应），导致药物的被动靶向（Fang et al.，2011）。

　　研究证实，US 引发了脂质体释放药物，但其确切机制尚不清楚（Schroeder et al.，2009）。有几种涉及 US 介导药物从脂质体释放的机制，但主要机制取决于具体的 US 参数和脂质体的化学组成。空化、热效应和声流是 US 介导的脂质体释放药物的潜在机制，这些机制可能不完全独立存在（图 7.4）。

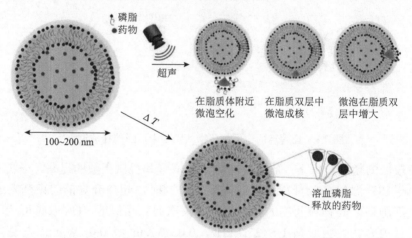

图 7.4　脂质体药物递送系统及其在 US 作用下的药物释放

　　当药物通过空化作用从脂质体释放时，脂质体脂质双层膜处或附近出现塌陷的蒸气腔。在这种情况下，空化足以使膜破裂并释放脂质体内容物。由于脂质酰基链之间的分子间内聚力较低，空化作用导致双层膜成核，与水通过强氢键力相互作用不同，脂质酰基链通过弱的分散力相互作用（Krasovitski et al.，2011）。

　　使用低频 US 有助于通过空化作用从脂质体释放药物。当低频 US（20 kHz）用于通过空化从脂质体中释放药物时，引起大约 20%的脂质体失稳，而在剩下的脂质体中形成瞬时孔，从而有效释放药物（Schroeder et al.，2007）。尽管主要通过空化作用使 US 介导的脂质体释放药物，但热效应也会使药物释放。这一点可能是有利的，因为它促进了较缓和的药物释放行为。在这种情况下，脂质体复合物材料是温敏材料，通过增加局部温度至高于脂质相变温度来增强脂质体的渗透性

(Needham et al., 2000)。

据报道，温敏脂质体在肿瘤中具有最大量的细胞内药物摄取和高度响应型的生物分布，同时使血浆中药物浓度最低(Gasselhuber et al., 2012)。一些研究还证实，US诱发的高热可以有效地诱导脂质体释放药物。除了来自US介导的脂质体的空化和基于热的药物释放外，还可以利用声流机制实现有效的药物释放(Oerlemans et al., 2013)。

US介导的脂质体已得到广泛研究，但其药物释放机制至今尚未明确。导致药物释放的几种作用同时起效，因而，在体内难以分离和研究某组特定参数。US敏感脂质体制剂对于临床应用是最重要的，特别是对于化疗药物的有效递送。

最近对US敏感脂质体的研究在新的领域取得了进展，并为更精细和有效的系统铺平了新的路径。最近的一项突破是开发了"超声敏感"材料，这些材料可以在暴露于US的同时，能更有效释放药物。据报道，通过将1,2-二硬脂酰-*sn*-甘油-3-磷脂酰乙醇胺(DSPE)插入脂质双层中，脂质体的超敏感性增加。DSPE脂质的引入有助于形成局部缺陷和多晶筏，从而降低其暴露于US时的稳定性(Evjen et al., 2010)。

7.3.3 微泡

微泡可用作超声成像的血管探针和药物载体(Sirsi and Borden, 2012; Pitt et al., 2004; Lentacker et al., 2009)。微泡由充满气体的内核和脂质、聚合物或蛋白质稳定的外壳组成(Sirsi and Borden, 2009)。与基于脂质和聚合物纳米载体相比，它们的尺寸通常更大，直径为1~10 μm。由于颗粒尺寸较大，当全身递送时，它们不能外渗。因此，它们能在体内长时间停留，直到它们被单核-吞噬细胞系统清除或主动溶解。与其他纳米载体系统相比，其肺、肝和脾摄取增加(Kabalnov et al., 1998; Tartis et al., 2008)。

微泡是独特的，更适合US触发的药物递送系统。由于微气泡的气芯是可收缩的，它们会随着US声波的收缩和扩大而振荡(Qin et al., 2009)。微泡的振荡产生了可被临床US扫描仪检测到的声反向散射信号，这使得它们成为通过US成像监测血液灌注的良好的US探头。它们可以在毫米级的US场中产生微小的机械响应；因此，微泡的存在极大地聚焦和增强了暴露在US中所产生的生物学效应。由于它们本身作为空化核，因此，需要较少的能量来产生空化(Miller, 2007; Crum, 1982)。微泡引发与空穴有关的现象，如温度的升高和自由基的形成(Miller, 2007; Pitt et al., 2004)。此外，它们的振荡增强了剪切力和声流产生，两者是药物释放所必需的(Qin et al., 2009)。

当微泡暴露在US中时，能表现出独特的机械效应。这种效应促进了生理变化，使药物更好地外渗，从而循环到所需的细胞和组织中（Sirsi and Borden，2012；Sirsi and Borden，2009；Crum，1982）。通过不同的机制，能增加内皮血管对微泡的通透性。由于微泡（惯性空化）的崩塌，以及细胞或血管壁边界附近稳定振荡微泡（稳态空化）的机械搅拌，内皮血管的通透性得以增强（图7.5）（Qin et al.，2009）。

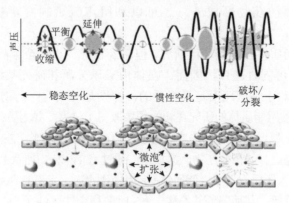

图7.5 药物从超声响应型微泡中释放的机制

同样，US也可以借助增强声辐射力，在自身的传播方向上引导微泡（Postema and Schmitz，2006；Dayton et al.，2002）。但产生这些辐射力需要应用临床US扫描仪（Borden et al.，2013）。当施加这种声辐射力时，微泡也可以通过软组织挤压内皮和血管。这可能会增加微泡物质在血管另一侧的沉积（Caskey et al.，2009；Arvanitis et al.，2011）。

微泡的包膜外壳可以是软壳或硬壳。软壳微泡的外壳由轻薄、柔软的表面活性剂材料组成，因而，对声波高度敏感。当软壳微泡由于处于低振幅环境中稳定振荡时，就会发生稳态空化。当它们暴露在高振幅下，软壳微泡迅速膨胀和收缩，导致剧烈的微泡破坏或惯性空化。因此，它们能够在周围组织中增强渗透，提高浓度。软壳微泡的唯一缺点是由于外壳薄，其载药能力有限。通过表面的物理连接，可提高载药能力，而当它们被加入到磷脂中时，也可以实现这个目的（Lentacker et al.，2009）。

硬壳微泡的外壳更厚、更加无规则，是由聚合物交联或缠绕形成的。与软壳微泡相比，厚壳更稳定、载药量更大。在硬壳微泡中，有三种不同的载药模式。药物可封装在微泡硬壳中，或吸附在预制微泡的表面，或在微泡制备过程中被载入。在微泡制备过程中药物吸附在外壳中会增加所有三种模式中的载药量。对于通过"吸附到表面"或"在微泡制备过程中载入"方式载药的微泡，在暴露于US之前甚至可能发生药物的突释。对于通过"在微泡制备过程中进入外壳"的方式装载物，则能更好地载药（Eisenbrey et al.，2010）。

与硬壳微泡相关的唯一缺点是，与软壳微泡相比，它们对 US 的反应能力较差(Bloch et al.，2004)。当暴露在 US 低压(1 MPa)，硬壳微泡通常由于抑制声波响应而不产生振荡。而声压的增加(0.1 MPa)会导致微泡壳开裂，在周围出现包封的药物。因气体溢出而破裂的微泡壳很有可能将微泡推向血管壁或使造影剂外渗(Mehier-Humbert et al.，2007)。

7.3.4　纳米载体-微泡杂化系统

制剂学家提出了一种基于"纳米载体-微泡杂化系统"的新方法，用于制备纳米载体-微泡杂化系统，将载体如胶束、脂质体，或其他纳米粒物理附着在微泡表面上。这些杂化系统旨在提升载药载体系统的载药和微泡的靶向能力，同时，改善血管壁通透性。因此，通过新型杂化途径将更多药物递送至靶细胞。当使用生物素-亲和素系统将脂质体与微泡连接时，系统的载药能力增加多倍，而药物载体的直径却不增加。在这种情况下，疏水性内容物有可能直接包封在微泡壳中(Fan et al.，2013)。同样地，含有超顺磁性氧化铁纳米粒的微泡杂化系统也已具有双重功能。它们成功用于成像和改进的影像引导的药物递送系统(Fan et al.，2013)。在制备过程中，超顺磁性氧化铁纳米粒在微泡中的装载已经成功地用作磁共振成像(MRI)的探针并且在暴露于 US 时激活药物作用于脑胶质瘤(Niu et al.，2013)。

7.3.5　聚合物纳米粒

纳米粒、纳米球和聚合物囊泡是最广泛研究的聚合物纳米粒。聚 ε-己内酯(PCL)、聚乳酸/羟基乙酸共聚物(PLGA)和聚乳酸(PLA)都是用于合成这些纳米粒的常用聚合物。基于聚合物的载体用于递送药物和基因，它们具有更强的包封率，且可以控制药物释放(Sanson et al.，2011)。用作载体的聚合物的类型和性质极大地影响药物包封和释药行为。合成聚合物纯度高，具有更高的重现性。由于聚合物易于被修饰或者官能团化，因此，它们具有达到预期治疗效果的潜力。聚合物纳米粒连接聚乙二醇(PEG)或与之共聚时，可避免它们被单核/巨噬细胞识别，延长体内保留时间(Mainardes et al.，2009)。对于 US 介导的聚合物纳米粒，聚合物壳足够牢固以稳定纳米粒，从而增强它们承受 US 压力场的能力(Néstor et al.，2011)。

通过改进的双乳液溶剂蒸发法，使用可生物降解的聚合物壳制备 US 触发的充气纳米囊。这些纳米囊具有纳米级别的尺寸和更高的稳定性，并且极易被修饰以达到预期的效果。大多数情况下，它们充满了全氟己烷(PFH)，通过二硫键与载药的聚甲基丙烯酸(PMAA)偶联。这些纳米囊柔软、均一、且微小(尺寸约为300 nm)，可通过 EPR 效应轻易穿透肿瘤组织。它们可以包封更多的药物，并且包封的药物可以在暴露于 US 时快速释放(5 分钟)。它们通过声致相变有效地增强了 US 成像信号(Yang et al.，2014)。

聚合物囊泡是聚合物纳米载体，用于药物/基因递送和治疗。它们就像合成囊泡一样，由两亲嵌段共聚物制成，并产生一种可以识别细胞膜中脂质结构的囊泡膜(Meng et al.，2005)。两亲性嵌段共聚物和聚合物囊泡因其在水溶液中的自组装能力而广泛运用于药物递送系统(Discher and Eisenberg，2002)。聚合物囊泡是有前景的人造囊泡，具有较大的隔室，具有稳定性，可调节的壳膜，以及包封亲水性和亲脂性分子。与脂质体相比，聚合物囊泡能产生 EPR 效应、高效载药，这对于抗肿瘤药物的控制释药是非常重要的(De Assis et al.，2008)。

最新连续多项研究发现，由于聚合物囊泡能应用在例如用于治疗退行性疾病的可调性递送载体上，因此，引起了更多的关注。基于 PEO-*b*-P(DEA-stat-TMA)嵌段共聚物的新型聚合物囊泡对 US 和体外 pH 均敏感，因此，被称为"双响应型囊泡"。它们毒性较小，并且可以有效包封药物，在 US 或较低 pH 条件下显示出良好的释药速率(Chen and Du，2013)。

7.3.6 全氟化碳纳米乳

全氟化碳(PFCs)包括全氟三丁胺(PFTBA)、1-溴代全氟辛烷(PFOB)、全氟己烷(PFH)、全氟戊烷(PFP)、全氟萘烷(PFD)和全氟-15-冠-5-醚(PFCE)，这些都是液体。它们是氟化物，并且在过去的几十年的临床实践中，作为气体/氧气载体或在液体通气技术中使用。除了它们的其他应用外，PFC 也可作为超声检查、MRI 和靶向治疗的造影剂(Díaz-López et al.，2010)。可通过混合全氟己烷和全氟戊烷来制备基于 PFC 的纳米乳。纳米乳可借助于具有自组装潜力聚合物和溶剂置换技术制备。用聚合物材料包裹液体氟烷如 PFP 是纳米乳的一个新的研究方向。在低频 US 的影响下，PFH 可作为相变超声分子探针的核心，是一种理想的多功能材料。在动脉损伤后，PFC 粒子可以进入动脉壁，渗透内弹性膜，并结合和定位于壁内组织中的分子表位。类似 PFC 纳米粒能靶向血管生成标志物，可利用研究型US 仪有效地鉴别无胸腺裸鼠的肿瘤周围的新生血管(Díaz-López et al.，2010)。最近，载紫杉醇可生物降解的两亲性嵌段共聚物稳定的全氟化碳纳米乳在 US(1 MHz)的作用下，在小鼠模型中，能使胰腺癌、卵巢癌和乳腺癌肿瘤退缩(Rapoport et al.，2009)。纳米乳的嵌段共聚物的外壳通过 EPR 效应和可能的主动靶向，增强体内稳定性并加速纳米乳在肿瘤部位的蓄积。

US 作用下，基于全氟化碳的纳米乳具有另一个独特的应用:当暴露于 US 时，这些载药的纳米乳转化为微泡，随之体积增加 125 倍，表面积增加 25 倍。这又导致壳的厚度显著降低，因此，显著增加了共聚物分子的表面积。液滴-气泡转变和气泡振荡诱导药物释放并增强细胞摄取。微泡的稳态空化是增强药物递送的原因(图 7.6)。然而，液滴到气泡的转变是不可逆的并且无法控制(Negussie et al.，2011)。

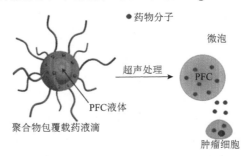

图 7.6　基于全氟化碳超声响应型纳米系统的药物释放和细胞摄取

7.3.7　白蛋白纳米粒

白蛋白无毒性，具有非免疫原性、较高生物相容性和生物可降解性，是一种得天独厚的生物材料。临床上它用于光动力疗法，作为金属络合物的转运蛋白，并用作抗 HIV 剂。其与四苯基卟啉铁(Ⅱ)结合后，有可能成为人造血液替代品。人血清白蛋白与聚乙烯亚胺(PEI)一起用于非病毒基因递送载体并具有体外转染效果。

白蛋白是一种优良的载体，也可用于递送药物和基因。白蛋白纳米粒的尺寸非常小，据动态光散射测量，其直径约为 100 nm(Uesugi et al.，2012)。白蛋白纳米粒可通过乳化、热凝胶化、去溶剂化、纳米喷雾干燥和自组装等方法制备。用靶向配体修饰或官能团化的白蛋白纳米粒具有高载药量和靶点特异性。与载脂蛋白 E 相关的白蛋白纳米粒已用于促进穿越血脑屏障(BBB)。超声响应型白蛋白纳米粒，因 US 应用它们会破裂、释放药物。US 响应型白蛋白纳米粒能够在靶点释放最大负载药物(Michaelis et al.，2006)。

▶▶▶ 7.4　用于靶向递送的功能化超声响应型纳米系统

药物靶向有助于增加药物在靶点的累积，同时降低毒副作用。当药物靶向与超声响应型纳米载体结合时，具有较高的治疗和临床效益。已有采用不同策略将超声响应型纳米载体特异性递送至所需组织或细胞。配体与超声响应型纳米载体偶联是重要的靶向方法之一。通过 USRNSs 与配体结合可进行化学修饰。靶向配体结合的化学修饰类型取决于超声响应型纳米载体表面的性质，并且载体表面在生理环境中可大量暴露。大多数超声响应型纳米载体在其表面上具有多种类型的官能团，以偶联双功能连接臂从而轭合靶向配体。蛋白质、肽、肽聚糖和含有基质的脂蛋白具有暴露的伯氨基和羧基，极易与许多不同的配基连接，如在蛋白质和肽的外部暴露的氨基或羧基和作为互补基团的配体水溶性碳二亚胺化合物之间，可形成肽键（Desilva et al.，2003；Grabarek and Gergely，1990；Taniuchi et al.，1986）。这是常用的药物载体的表面修饰以达到靶向递药的方法。但碳二亚胺肽直接在两个分子之间形成，没有任何间隔功能。靶向配体可能存在空间位阻是超声响应型药物纳米载体靶向分子的潜在问题，可通过 1-乙基-3-(3-二甲氨基丙基)-碳二酰亚胺（EDC）偶联纳米粒与配体之间的间隔肽来两步解决。碳二亚胺还会与蛋白质发生交联，导致聚集和沉淀，可使用 N-羟基琥珀酰亚胺（NHS）加以避免（Grabarek and Gergely，1990）。

载体的氨基也可以通过戊二醛交联，但这种结合需要了解化合物和有关pH 化学的知识；还需要利用环化连接臂（Migneault et al.，2004）。戊二醛通常广泛参与蛋白质交联、聚集、变性和沉淀，因而，需要密切关注这些问题，可采用某些技术来优化蛋白质特异性多步骤结合方法。有机异硫氰酸酯也可用于偶联氨基。之前也有研究者曾经采用荧光素和罗丹明 B 异硫氰酸酯衍生物进行蛋白标记（Sun et al.，2012）。

将药物递送系统与靶点结合广泛使用且可靠的技术是利于硫醇产生结合。目前，市面上有大量试剂可用于将其他官能团转化为硫醇和将硫醇与其他官能团连接。虽然二硫键被广泛使用，但它在体内不稳定，易于与化合物如谷胱甘肽和半胱氨酸发生氧化和二硫键交换（Ducry and Stump，2009）。因此，通过在马来酰亚胺双键上加入巯基官能团的硫醚键是最好的。它在体内稳定并且能够精确靶向。这种类型的结合最近用于抗体-药物的结合，具有令人满意的结果（Phillips et al.，2008）。类似地，二酰基磷脂酰乙醇胺[如 1，2-二棕榈酰-3-磷脂酰乙醇胺（DPPE）]市售产品出现较早，可用于硫醇与相应自组装脂质制剂（如脂质体）的结合。

作为靶向材料的免疫球蛋白 G（IgG）抗体被还原成具有游离巯基的单体。这些IgG 单体保留了抗原结合能力，并且可以与药物递送系统中的马来酰亚胺基团结合，适用于靶向（Torchilin and Weissig，2003）。可通过生物素-卵白素交联技术将充气和脂质稳定的微泡制成靶向药物递送载体（Lanza and Wickline，2003；Lindner et al.，2001）。也用某些聚合物如 PEG 进行 USRNs 的表面修饰。因此，载药纳米系统可以循环更长时间。同样地，一些超声响应型系统如脂质体，通过使用特定的磷脂使其表面载正电荷或负电荷，以增加它们在体内血液循环中的稳定性（Lin and Thomas，2003）。

>>> 7.5　治疗应用

7.5.1　将药物和基因递送至大脑

由于药物不能充分穿越 BBB，因此，将治疗药物有效递送至中枢神经系统是一项具有挑战性的任务。BBB 具有特异性和内在限制性，因此，只有分子质量小于 500 Da 的亲脂性药物能穿越 BBB，发挥它们的治疗活性，而大多数神经药物都不能满足这些要求(Patel et al.，2012)。

应用经颅 US 是一种用于药物渗透 BBB 的独特方法(Park et al.，2012)。超声响应型纳米系统可用于增强 BBB 通透性。应用时，空化过程破坏 BBB，然后声辐射力辅助药物透过 BBB。超声响应型系统能够降低破坏 BBB 的压力阈值，使超声效应比无这些载体应用时低两个数量级(Yang et al.，2011)。当药物装载到超声响应的纳米气泡中时，药物通过惯性空化破坏 BBB 而进入其中(Mcdannold et al.，2006)。伴随着惯性空化，微泡和纳米气泡也可以穿过毛细管，因为它们可以在超声引起的气泡振荡期间拉伸血管壁，从而打开 BBB。辐射和声学产生的力和声流对于超声局部血管效应也是至关重要的(Sheikov et al.，2004)。使用超声响应型纳米粒向大脑递送药物，增加渗透性可长达 4 小时，使分子质量为 139~40 000 Da 的分子通过(Etame et al.，2012)。

尽管超声声波穿孔是促进药物在 BBB 中递送的重要技术，但该技术实施的过程可能会破坏大脑组织(Liu et al.，2008；Yoshino et al.，2009；Mcdannold et al.，2006；Vykhodtseva et al.，2006)。这些副作用是由超声频率、脉冲长度、占空比、持续时间及最重要的峰值负压引起的(Weng et al.，2011)。当突发长度低于 10 毫秒时，超声对脑造成的损害较小(Tung et al.，2010)。当超声声压保持在 0.30~0.45 MPa，超声脉冲为 1.5 MHz[占空比为 20%，脉冲重复频率(PRF)为 10 Hz，持续时间为 1 分钟]，可使 BBB 渗透性增加，但不损伤细胞(Tung et al.，2010)。超声也可用于将抗癌药物递送到脑中。这是基于肿瘤区域的选择性开放，同时保留完整的肿瘤周围 BBB(Barqawi，2008)。

7.5.2　将药物和基因递送至肾脏

肾脏通过腹主动脉的输出量约占总心输出量的 20%。在生理条件下，只有 5% 的脂质微泡壳成分可以沉积在肾脏中(Tartis et al.，2008)。当肾脏受伤时，P-选择素立即上调。P-选择素调节能治疗急性肾病如缺血-再灌注损伤(Lindner et al.，2000)。炎症是另一种常见的病理状况，主要发生在慢性肾病期间(Lindner et al.，

2000)。与超声联合靶向给药至肾脏是至关重要的，因为应用超声响应型微泡治疗炎症能通过结合声辐射力，增强内皮的通透性并促进靶向微泡与靶标结合。靶向血管细胞黏附分子-1 的微泡能应用于在缺血-再灌注损伤后肾脏炎症的成像(Zhang et al.，2013)。类似地，还证实了微泡可通过中和抗转化生长因子(TGF-β)抗体，靶向于 TGF-β 过表达的糖尿病肾脏。该微泡在慢性 1 型糖尿病肾脏中具有特异性滞留(Deelman et al.，2010)。

7.5.3　肺部和胸腔药物与基因递送

由于超声声波的反射和散射，超声响应型载体在肺组织中存在空气的情况下很难将药物递送到肺部。尤其是，当经皮超声用于增强治疗递送效果时，组织损伤的可能性更大。此外，当应用机械超声时，由于空化效应，会导致肺组织出血(Marum and Price，2011)。为了避免肺组织的损伤，可使用具有超声雾化器的气溶胶将治疗剂转染递送至上皮细胞(Pitt et al.，2004)。该技术还可将治疗药物递送至位于上皮细胞衬里附近的肺部肿瘤细胞。

积液是造成肺部损伤的主要原因。遗传性胸腔积液是一种严重的传染性或非传染性胸膜疾病，如果不加以控制，它将成为一个严重的临床疾病(Tucker and Idell，2013)。包裹粘连性胸腔积液患者会饱受长期住院、因肺部功能限制引起呼吸障碍、持续性败血症和死亡威胁的折磨(Light，2006)，目前的治疗方法的临床效果不尽人意(Davies et al.，2011)。单链尿激酶(scuPA)能提高生物利用度，因为具有对纤溶酶原激活物抑制剂-1(PAI-1)的抑制抗性，从而提升治疗效果(Komissarov et al.，2009)。这可以通过将 scuPA 包封到载体如脂质体中，并将其与经胸腔超声应用相结合来实现。类似地，基于脂质体载体的组织纤溶酶原激活物(t-PA)的递送与超声促进释放相结合，也具有良好的治疗效果，并减少胸膜腔内给药。

7.5.4　动脉粥样硬化药物和基因递送

超声敏感的微泡和脂质体广泛用于动脉粥样硬化的成像。类似地，这些系统也用于将药物靶向递送至同一靶点。超声响应型微泡递送药物以抑制平滑肌细胞增殖(Phillips et al.，2011)。它也能将报告基因递送至发炎的内皮(Barreiro et al.，2009；Phillips et al.，2012；Xie et al.，2012)。基于乳液的脂质体(ELIPs)也被用于基于超声提升动脉粥样硬化靶向递送药物、基因和干细胞的效果(Huang，2008；Huang and Macdonald，2004；Tiukinhoy et al.，2004)。超声能促进装载一氧化氮的 ELIPs 释放一氧化氮，这也证明了它在动物模型中能改善体内动脉粥样硬化的过程(Huang et al.，2009)，并且能在小型动脉粥样硬化模型中增强 ELIP 动脉粥样硬化靶向摄取(Kee et al.，2014)。

7.5.5　心肌药物和基因递送

药物和基因能通过微泡递送至心肌。胶体纳米粒能在动物模型上通过超声靶向微泡的破裂将药物递送至心脏。但这种方法伴有微血管破裂和可逆性收缩功能障碍(Vancraeynest et al.，2006)。填充全氟丙烷的白蛋白微泡也可将药物和基因递送至心肌(Shohet et al.，2000)。类似地，由脂质稳定的微泡也可将基因和药物递送至相同的靶点(Korpanty et al.，2005)。

7.5.6　活性治疗气体的递送

许多生物活性气体，如氙、硫化氢(H_2S)、一氧化氮和一氧化碳，可用于其生物医疗。研究证实，H_2S可抑制癌症在各个阶段的增殖(Kashfi，2014)。H_2S的生物学应用包括增强免疫活性，通过抑制氧化酶以激活前致癌物，抑制NF-κB核转位，使原癌基因表达沉默，保护和修复DNA，以及消除慢性炎症(Predmore et al.，2012)。

基于气体的治疗药物易于穿过生物屏障，并以有效的局部浓度快速到达靶组织。但因缺乏合适的给药途径和给药技术及与施用气体的毒性剂量相关副作用的研究，很大程度上阻碍了它的应用。用于递送生物活性气体超声响应型系统具有巨大的潜力，因此它可用于在体循环中保护和递送生物活性气体以增强局部效应。目前，有大量用于治疗性气体递送的超声响应型脂质体的研究。气体治疗药物能从超声响应型脂质体中释放，其潜在的机制：静态气体泄漏，声学驱动扩散和快速破裂(Britton et al.，2010；Smith et al.，2007)。

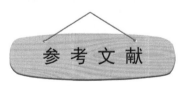

参 考 文 献

Allen, T.M., Cullis, P.R., 2013. Liposomal drug delivery systems: from concept to clinical applications. Adv. Drug Deliv. Rev. 65, 36-48.

Arvanitis, C.D., Bazan-Peregrino, M., Rifai, B., Seymour, L.W., Coussios, C.C., 2011. Cavitation-enhanced extravasation for drug delivery. Ultrasound Med. Biol. 37, 1838-1852.

Baeza, A., Guisasola, E., Ruiz-Hernandez, E., Vallet-Regí, M., 2012. Magnetically triggered multidrug release by hybrid mesoporous silica nanoparticles. Chem. Mater. 24, 517-524.

Barqawi, A.B., 2008. Emerging role of HIFU as a noninvasive ablative method to treat localized prostate cancer. Oncology 22, 123.

Barreiro, O., Aguilar, R.J., Tejera, E., Megías, D., De Torres-Alba, F., Evangelista, A., et al., 2009.

Specific targeting of human inflamed endothelium and in situ vascular tissue transfection by the use of ultrasound contrast agents. JACC Cardiovasc. Imaging 2, 997-1005.

Bloch, S.H., Wan, M., Dayton, P.A., Ferrara, K.W., 2004. Optical observation of lipid-and polymer-shelled ultrasound microbubble contrast agents. Appl. Phys. Lett. 84, 631-633.

Bogart, L.K., Pourroy, G., Murphy, C.J., Puntes, V., Pellegrino, T., Rosenblum, D., et al., 2014. Nanoparticles for imaging, sensing, and therapeutic intervention. ACS Nano 8, 3107-3122.

Borden, M.A., Streeter, J.E., Sirsi, S.R., Dayton, P.A., 2013. In vivo demonstration of cancer molecular imaging with ultrasound radiation force and buried-ligand microbubbles. Mol. Imaging 12, 7290. 2013. 00052.

Britton, G.L., Kim, H., Kee, P.H., Aronowski, J., Holland, C.K., Mcpherson, D.D., et al., 2010. In vivo therapeutic gas delivery for neuroprotection with echogenic liposomes. Circulation 122, 1578-1587.

Brujan, E., 2004. The role of cavitation microjets in the therapeutic applications of ultrasound. Ultrasound Med. Biol. 30, 381-387.

Caskey, C.F., Qin, S., Dayton, P.A., Ferrara, K.W., 2009. Microbubble tunneling in gel phantoms. J. Acoust. Soc. Am. 125, EL183-EL189.

Chauhan, V.P., Stylianopoulos, T., Boucher, Y., Jain, R.K., 2011. Delivery of molecular and nanoscale medicine to tumors: transport barriers and strategies. Annu. Rev. Chem. Biomol. Eng. 2, 281-298.

Cheeke, J.D.N., 2012. Fundamentals and Applications of Ultrasonic Waves. CRC Press, London.

Chen, W., Du, J., 2013. Ultrasound and pH dually responsive polymer vesicles for anticancer drug delivery. Sci. Rep. 3, 2162.

Cochran, M.C., Eisenbrey, J., Ouma, R.O., Soulen, M., Wheatley, M.A., 2011. Doxorubicin and paclitaxel loaded microbubbles for ultrasound triggered drug delivery. Int. J. Pharm. 414, 161-170.

Collis, J., Manasseh, R., Liovic, P., Tho, P., Ooi, A., Petkovic-Duran, K., et al., 2010. Cavitation microstreaming and stress fields created by microbubbles. Ultrasonics 50, 273-279.

Crum, L.A., 1982. Nucleation and stabilization of microbubbles in liquids. Appl. Sci. Res. 38, 101-115.

D'addio, S.M., Prud'homme, R.K., 2011. Controlling drug nanoparticle formation by rapid precipitation. Adv. Drug Deliv. Rev. 63, 417-426.

Dalecki, D., 2004. Mechanical bioeffects of ultrasound. Annu. Rev. Biomed. Eng. 6, 229-248.

Davies, H.E., Rosenstengel, A., Lee, Y.G., 2011. The diminishing role of surgery in pleural disease. Curr. Opin. Pulm. Med. 17, 247-254.

Dayton, P.A., Allen, J.S., Ferrara, K.W., 2002. The magnitude of radiation force on ultrasound contrast agents. J. Acoust. Soc. Am. 112, 2183-2192.

De Assis, D.N., Mosqueira, V.C.F., Vilela, J.M.C., Andrade, M.S., Cardoso, V.N., 2008. Release profiles and morphological characterization by atomic force microscopy and photon correlation spectroscopy of 99m Technetium-fluconazole nanocapsules. Int. J. Pharm. 349, 152-160.

Deckers, R., Rome, C., Moonen, C.T., 2008. The role of ultrasound and magnetic resonance in local drug delivery. J. Magn. Reson. Imaging 27, 400-409.

Deelman, L.E., Declèves, A.-E., Rychak, J.J., Sharma, K., 2010. Targeted renal therapies through microbubbles and ultrasound. Adv. Drug Deliv. Rev. 62, 1369-1377.

Desilva, N.S., Ofek, I., Crouch, E.C., 2003. Interactions of surfactant protein D with fatty acids. Am. J. Respir. Cell Mol. Biol. 29, 757-770.

Díaz-López, R., Tsapis, N., Fattal, E., 2010. Liquid perfluorocarbons as contrast agents for ultrasonography and 19F-MRI. Pharm. Res. 27, 1-16.

Discher, D.E., Eisenberg, A., 2002. Polymer vesicles. Science 297, 967-973.

Dromi, S., Frenkel, V., Luk, A., Traughber, B., Angstadt, M., Bur, M., et al., 2007. Pulsed high intensity focused ultrasound and low temperature-sensitive liposomes for enhanced targeted drug delivery and antitumor effect. Clin. Cancer Res. 13, 2722-2727.

Ducry, L., Stump, B., 2009. Antibody2drug conjugates: linking cytotoxic payloads to monoclonal antibodies. Bioconjug. Chem. 21, 5-13.

Duvshani-Eshet, M., Haber, T., Machluf, M., 2013. Insight concerning the mechanism of therapeutic ultrasound facilitating gene delivery: increasing cell membrane permeability or interfering with intracellular pathways? Hum. Gene Ther. 25, 156-164.

Eisenbrey, J., Burstein, O.M., Kambhampati, R., Forsberg, F., Liu, J.-B., Wheatley, M., 2010. Development and optimization of a doxorubicin loaded poly (lactic acid) contrast agent for ultrasound directed drug delivery. J. Control. Release 143, 38-44.

Escoffre, J., Piron, J., Novell, A., Bouakaz, A., 2011. Doxorubicin delivery into tumor cells with ultrasound and microbubbles. Mol. Pharm. 8, 799-806.

Etame, A.B., Diaz, R.J., Smith, C.A., Mainprize, T.G., Kullervo, H.H., Rutka, J.T., 2012. Focused ultrasound disruption of the blood brain barrier: a new frontier for therapeutic delivery in molecular neuro-oncology. Neurosurg. Focus 32, E3.

Evjen, T.J., Nilssen, E.A., Rögnvaldsson, S., Brandl, M., Fossheim, S.L., 2010. Distearoylphosphatidylethanolamine-based liposomes for ultrasound-mediated drug delivery. Eur. J. Pharm. Biopharm. 75, 327-333.

Fan, C.-H., Ting, C.-Y., Lin, H.-J., Wang, C.-H., Liu, H.-L., Yen, T.-C., et al., 2013. SPIOconjugated, doxorubicin-loaded microbubbles for concurrent MRI and focused ultrasound enhanced brain-tumor drug delivery. Biomaterials 34, 3706-3715.

Fang, J., Nakamura, H., Maeda, H., 2011. The EPR effect: unique features of tumor blood vessels for drug delivery, factors involved, and limitations and augmentation of the effect. Adv. Drug Deliv. Rev. 63, 136-151.

Farokhzad, O.C., Langer, R., 2009. Impact of nanotechnology on drug delivery. ACS Nano 3, 16-20.

Feril Jr, L.B., Kondo, T., Tabuchi, Y., Ogawa, R., Zhao, Q.-L., Nozaki, T., et al., 2007. Biomolecular effects of low-intensity ultrasound: apoptosis, sonotransfection, and gene expression. Jpn. J. Appl. Phys. 46, 4435.

Fokong, S., Theek, B., Wu, Z., Koczera, P., Appold, L., Jorge, S., et al., 2012. Imageguided, targeted and triggered drug delivery to tumors using polymer-based microbubbles. J. Control. Release 163, 75-81.

Fuller, T.F., Sattler, B., Binder, L., Vetterlein, F., Ringe, B., Lorf, T., 2001. Reduction of severe ischemia/reperfusion injury in rat kidney grafts by a soluble p-selectin glycoprotein ligand1. Transplantation 72, 216-222.

Gabizon, A.A., 2001. Pegylated liposomal doxorubicin: metamorphosis of an old drug into a new form of chemotherapy. Cancer Invest. 19, 424-436.

Gasselhuber, A., Dreher, M.R., Rattay, F., Wood, B.J., Haemmerich, D., 2012. Comparison of conventional chemotherapy, stealth liposomes and temperature-sensitive liposomes in a mathematical model. PLoS One 7, e47453.

Grabarek, Z., Gergely, J., 1990. Zero-length crosslinking procedure with the use of active esters. Anal. Biochem. 185, 131-135.

Grüll, H., Langereis, S., 2012. Hyperthermia-triggered drug delivery from temperature sensitive liposomes using MRI-guided high intensity focused ultrasound. J. Control. Release 161, 317-327.

Hasanzadeh, H., Mokhtari-Dizaji, M., Bathaie, S.Z., Hassan, Z.M., 2011. Effect of local dual frequency sonication on drug distribution from polymeric nanomicelles. Ultrason. Sonochem. 18, 1165-1171.

Heath, C.H., Sorace, A., Knowles, J., Rosenthal, E., Hoyt, K., 2012. Microbubble therapy enhances anti-tumor properties of cisplatin and cetuximab in vitro and in vivo. Otolaryngol. Head Neck Surg. 146, 938-945.

Hildebrandt, B., Wust, P., Ahlers, O., Dieing, A., Sreenivasa, G., Kerner, T., et al., 2002. The cellular and molecular basis of hyperthermia. Crit. Rev. Oncol. Hematol. 43, 33-56.

Horie, T., Nishino, T., Baba, O., Kuwabara, Y., Nakao, T., Nishiga, M., et al., 2013. MicroRNA-33 regulates sterol regulatory element-binding protein 1 expression in mice. Nat. Commun. 4, 2883.

Huang, S.-L., 2008. Liposomes in ultrasonic drug and gene delivery. Adv. Drug Deliv. Rev. 60, 1167-1176.

Huang, S.-L., 2010. Ultrasound-responsive liposomes. Liposomes: methods and protocols, Volume 1: Pharmaceutical Nanocarriers. Humana Press, Totowa, NJ, pp. 113-128.

Huang, S.-L., Kee, P.H., Kim, H., Moody, M.R., Chrzanowski, S.M., Macdonald, R.C., et al., 2009. Nitric oxide-loaded echogenic liposomes for nitric oxide delivery and inhibition of intimal hyperplasia. J. Am. Coll. Cardiol. 54, 652-659.

Huang, S.-L., Kim, H., Klegerman, M., Mcpherson, D.D., 2016. Ultrasound-controlled nanosystems. Smart Pharmaceutical Nanocarriers. World Scientific, Singapore.

Huang, S.-L., Macdonald, R.C., 2004. Acoustically active liposomes for drug encapsulation and ultrasound-triggered release. Biochim. Biophys. Acta 1665, 134-141.

Hughes, M.S., Marsh, J.N., Zhang, H., Woodson, A.K., Allen, J.S., Lacy, E.K., et al., 2006. Characterization of digital waveforms using thermodynamic analogs: detection of contrast targeted tissue in vivo. IEEE Trans. Ultrason. Ferroelectr. Freq. Control 53, 1609-1616.

Husseini, G.A., Pitt, W.G., 2008a. Micelles and nanoparticles for ultrasonic drug and gene delivery. Adv. Drug Deliv. Rev. 60, 1137-1152.

Husseini, G.A., Pitt, W.G., 2008b. The use of ultrasound and micelles in cancer treatment. J. Nanosci. Nanotechnol. 8, 2205-2215.

Husseini, G.A., Myrup, G.D., Pitt, W.G., Christensen, D.A., Rapoport, N.Y., 2000. Factors affecting acoustically triggered release of drugs from polymeric micelles. J. Control. Release 69, 43-52.

Husseini, G.A., Christensen, D.A., Rapoport, N.Y., Pitt, W.G., 2002. Ultrasonic release of doxorubicin from Pluronic P105 micelles stabilized with an interpenetrating network of N, N-diethylacrylamide. J. Control. Release 83, 303-305.

Husseini, G.A., Velluto, D., Kherbeck, L., Pitt, W.G., Hubbell, J.A., Christensen, D.A., 2013. Investigating the acoustic release of doxorubicin from targeted micelles. Colloids Surf. B Biointerfaces 101, 153-155.

Kabalnov, A., Klein, D., Pelura, T., Schutt, E., Weers, J., 1998. Dissolution of multicomponent microbubbles in the bloodstream: 1. Theory. Ultrasound Med. Biol. 24, 739-749.

Karshafian, R., Bevan, P.D., Williams, R., Samac, S., Burns, P.N., 2009. Sonoporation by ultrasound-activated microbubble contrast agents: effect of acoustic exposure parameters on cell membrane permeability and cell viability. Ultrasound Med. Biol. 35, 847-860.

Kashfi, K., 2014. Anti-cancer activity of new designer hydrogen sulfide-donating hybrids. Antioxid. Redox Signal. 20, 831-846.

Kee, P.H., Kim, H., Huang, S., Laing, S.T., Moody, M.R., Vela, D., et al., 2014. Nitric oxide pretreatment enhances atheroma component highlighting in vivo with intercellular adhesion molecule-1-targeted echogenic liposomes. Ultrasound Med. Biol. 40, 1167-1176.

Kheirolomoom, A., Dayton, P.A., Lum, A.F., Little, E., Paoli, E.E., Zheng, H., et al., 2007. Acoustically-active microbubbles conjugated to liposomes: characterization of a proposed drug delivery vehicle. J. Control. Release 118, 275-284.

Koch, S., Pohl, P., Cobet, U., Rainov, N.G., 2000. Ultrasound enhancement of liposomemediated cell transfection is caused by cavitation effects. Ultrasound Med. Biol. 26, 897-903.

Komissarov, A.A., Mazar, A.P., Koenig, K., Kurdowska, A.K., Idell, S., 2009. Regulation of intrapleural fibrinolysis by urokinase-α-macroglobulin complexes in tetracyclineinduced pleural injury in rabbits. Am. J. Physiol. Lung Cell. Mol. Physiol. 297, L568-L577.

Korpanty, G., Chen, S., Shohet, R., Ding, J.-H., Yang, B.-Z., Frenkel, P., et al., 2005. Targeting of VEGF-mediated angiogenesis to rat myocardium using ultrasonic destruction of microbubbles. Gene Ther. 12, 1305-1312.

Krasovitski, B., Frenkel, V., Shoham, S., Kimmel, E., 2011. Intramembrane cavitation as a unifying mechanism for ultrasound-induced bioeffects. Proc. Natl. Acad. Sci. 108, 3258-3263.

Lai, J., Mu, X., Xu, Y., Wu, X., Wu, C., Li, C., et al., 2010. Light-responsive nanogated ensemble based on polymer grafted mesoporous silica hybrid nanoparticles. Chem. Commun. 46, 7370-7372.

Lanza, G.M., Wickline, S.A., 2003. Targeted ultrasonic contrast agents for molecular imaging and therapy. Curr. Prob. Cardiol. 28, 625-653.

Lawrie, A., Brisken, A.F., Francis, S.E., Wyllie, D., Kiss-Toth, E., Qwarnstrom, E.E., et al., 2003. Ultrasound-enhanced transgene expression in vascular cells is not dependent upon cavitation-induced free radicals. Ultrasound Med. Biol. 29, 1453-1461.

Lentacker, I., De Smedt, S.C., Sanders, N.N., 2009. Drug loaded microbubble design for ultrasound triggered delivery. Soft Matter 5, 2161-2170.

Li, Z., Barnes, J.C., Bosoy, A., Stoddart, J.F., Zink, J.I., 2012. Mesoporous silica nanoparticles in biomedical applications. Chem. Soc. Rev. 41, 2590-2605.

Light, R.W., 2006. Parapneumonic effusions and empyema. Proc. Am. Thorac. Soc. 3, 75-80.

Lin, H.-Y., Thomas, J.L., 2003. PEG-lipids and oligo（ethylene glycol）surfactants enhance the ultrasonic permeabilizability of liposomes. Langmuir 19, 1098-1105.

Lindner, J.R., Song, J., Xu, F., Klibanov, A.L., Singbartl, K., Ley, K., et al., 2000. Noninvasive ultrasound imaging of inflammation using microbubbles targeted to activated leukocytes. Circulation 102, 2745-2750.

Lindner, J.R., Song, J., Christiansen, J., Klibanov, A.L., Xu, F., Ley, K., 2001. Ultrasound assessment of inflammation and renal tissue injury with microbubbles targeted to P-selectin. Circulation 104, 2107-2112.

Liu, H.-L., Wai, Y.-Y., Chen, W.-S., Chen, J.-C., Hsu, P.-H., Wu, X.-Y., et al., 2008. Hemorrhage detection during focused-ultrasound induced blood-brain-barrier opening by using susceptibility-weighted magnetic resonance imaging. Ultrasound Med. Biol. 34, 598-606.

Liu, Y., Bowen, N.J., Matyunina, L., Mcdonald, J., Prausnitz, M.R., 2012. Gene transfection enhanced by ultrasound exposure combined with drug treatment guided by gene chip analysis. Int. J. Hyperthermia 28, 349-361.

Lu, Y., Park, K., 2013. Polymeric micelles and alternative nanonized delivery vehicles for poorly soluble drugs. Int. J. Pharm. 453, 198-214.

Mainardes, R.M., Gremião, M.P.D., Brunetti, I.L., Da Fonseca, L.M., Khalil, N.M., 2009. Zidovudine-loaded PLA and PLA-PEG blend nanoparticles: Influence of polymer type on phagocytic uptake by polymorphonuclear cells. J. Pharm. Sci. 98, 257-267.

Manzano, M., Vallet-Regí, M., 2010. New developments in ordered mesoporous materials for drug delivery. J. Mater. Chem. 20, 5593-5604.

Marmottant, P., Hilgenfeldt, S., 2003. Controlled vesicle deformation and lysis by single oscillating bubbles. Nature 423, 153-156.

Marum, S., Price, S., 2011. The use of echocardiography in the critically ill; the role of FADE (Fast Assessment Diagnostic Echocardiography) training. Curr. Cardiol. Rev. 7, 197-200.

Mcdannold, N.J., Vykhodtseva, N.I., Hynynen, K., 2006. Microbubble contrast agent with focused ultrasound to create brain lesions at low power levels: MR imaging and histologic study in rabbits 1. Radiology 241, 95-106.

Mcdannold, N., Vykhodtseva, N., Hynynen, K., 2007. Use of ultrasound pulses combined with Definity for targeted blood-brain barrier disruption: a feasibility study. Ultrasound Med. Biol. 33, 584-590.

Mehier-Humbert, S., Yan, F., Frinking, P., Schneider, M., Guy, R.H., Bettinger, T., 2007. Ultrasound-mediated gene delivery: influence of contrast agent on transfection. Bioconjug. Chem. 18, 652-662.

Meng, F., Engbers, G.H., Feijen, J., 2005. Biodegradable polymersomes as a basis for artificial cells: encapsulation, release and targeting. J. Control. Release 101, 187-198.

Michaelis, K., Hoffmann, M.M., Dreis, S., Herbert, E., Alyautdin, R.N., Michaelis, M., et al., 2006. Covalent linkage of apolipoprotein e to albumin nanoparticles strongly enhances drug transport into the brain. J. Pharmacol. Exp. Ther. 317, 1246-1253.

Migneault, I., Dartiguenave, C., Bertrand, M.J., Waldron, K.C., 2004. Glutaraldehyde: behavior in aqueous solution, reaction with proteins, and application to enzyme crosslinking. Biotechniques 37, 790-806.

Miller, D.L., 2007. Overview of experimental studies of biological effects of medical ultrasound caused by gas body activation and inertial cavitation. Prog. Biophys. Mol. Biol. 93, 314-330.

Miller, M.W., Miller, D.L., Brayman, A.A., 1996. A review of in vitro bioeffects of inertial ultrasonic cavitation from a mechanistic perspective. Ultrasound Med. Biol. 22, 1131-1154.

Munshi, N., Rapoport, N., Pitt, W.G., 1997. Ultrasonic activated drug delivery from Pluronic P-105 micelles. Cancer Lett. 118, 13-19.

Needham, D., Anyarambhatla, G., Kong, G., Dewhirst, M.W., 2000. A new temperaturesensitive liposome for use with mild hyperthermia: characterization and testing in a human tumor xenograft model. Cancer Res. 60, 1197-1201.

Negussie, A.H., Yarmolenko, P.S., Partanen, A., Ranjan, A., Jacobs, G., Woods, D., et al., 2011. Formulation and characterisation of magnetic resonance imageable thermally sensitive liposomes for use with magnetic resonance-guided high intensity focused ultrasound. Int. J. Hyperthermia 27, 140-155.

Néstor, M.-M., Kei, N.-P.E., Guadalupe, N.-A.M., Elisa, M.-E.S., Adriana, G.-Q., David, Q.-G., 2011. Preparation and in vitro evaluation of poly (D, L-lactide-co-glycolide) airfilled nanocapsules as a contrast agent for ultrasound imaging. Ultrasonics 51, 839-845.

Newman, C., Bettinger, T., 2007. Gene therapy progress and prospects: ultrasound for gene transfer. Gene Ther. 14, 465-475.

Niu, C., Wang, Z., Lu, G., Krupka, T.M., Sun, Y., You, Y., et al., 2013. Doxorubicin loaded superparamagnetic PLGA-iron oxide multifunctional microbubbles for dualmode US/MR imaging and therapy of metastasis in lymph nodes. Biomaterials 34, 2307-2317.

Oerlemans, C., Deckers, R., Storm, G., Hennink, W.E., Nijsen, J.F.W., 2013. Evidence for a new mechanism behind HIFU-triggered release from liposomes. J. Control. Release 168, 327-333.

Park, E.-J., Zhang, Y.-Z., Vykhodtseva, N., Mcdannold, N., 2012. Ultrasound-mediated blood- brain/ blood-tumor barrier disruption improves outcomes with trastuzumab in a breast cancer brain metastasis model. J. Control. Release 163, 277-284.

Patel, T., Zhou, J., Piepmeier, J.M., Saltzman, W.M., 2012. Polymeric nanoparticles for drug delivery to the central nervous system. Adv. Drug Deliv. Rev. 64, 701-705.

Pelletier, M., Babin, J., Tremblay, L., Zhao, Y., 2008. Investigation of a new thermosensitive block copolymer micelle: hydrolysis, disruption, and release. Langmuir 24, 12664-12670.

Phillips, G.D.L., Li, G., Dugger, D.L., Crocker, L.M., Parsons, K.L., Mai, E., et al., 2008. Targeting HER2-positive breast cancer with trastuzumab-DM1, an antibody-cytotoxic drug conjugate. Cancer Res. 68, 9280-9290.

Phillips, L.C., Klibanov, A.L., Wamhoff, B.R., Hossack, J.A., 2011. Localized ultrasound enhances delivery of rapamycin from microbubbles to prevent smooth muscle proliferation. J. Control. Release 154, 42-49.

Phillips, L.C., Klibanov, A.L., Wamhoff, B.R., Hossack, J.A., 2012. Intravascular ultrasound detection and delivery of molecularly targeted microbubbles for gene delivery. IEEE Trans. Ultrason. Ferroelectr. Freq. Control 59, 1596-1601.

Pitt, W.G., Husseini, G.A., Staples, B.J., 2004. Ultrasonic drug delivery-a general review. Expert Opin. Drug Deliv. 1, 37-56.

Postema, M., Schmitz, G., 2006. Bubble dynamics involved in ultrasonic imaging. Expert Rev. Mol. Diagn. 6, 493-502.

Predmore, B.L., Lefer, D.J., Gojon, G., 2012. Hydrogen sulfide in biochemistry and medicine.

Antioxid. Redox Signal. 17, 119-140.

Qin, S., Caskey, C.F., Ferrara, K.W., 2009. Ultrasound contrast microbubbles in imaging and therapy: physical principles and engineering. Phys. Med. Biol. 54, R27.

Ranjan, A., Jacobs, G.C., Woods, D.L., Negussie, A.H., Partanen, A., Yarmolenko, P.S., et al., 2012. Image-guided drug delivery with magnetic resonance guided high intensity focused ultrasound and temperature sensitive liposomes in a rabbit Vx2 tumor model. J. Control. Release 158, 487-494.

Rapoport, N., 1999. Stabilization and activation of Pluronic micelles for tumor-targeted drug delivery. Colloids Surf. B Biointerfaces 16, 93-111.

Rapoport, N., 2012. Ultrasound-mediated micellar drug delivery. Int. J. Hyperthermia 28, 374-385.

Rapoport, N.Y., Kennedy, A.M., Shea, J.E., Scaife, C.L., Nam, K.-H., 2009. Controlled and targeted tumor chemotherapy by ultrasound-activated nanoemulsions/microbubbles. J. Control. Release 138, 268-276.

Rapoport, N.Y., Nam, K.-H., Gupta, R., Gao, Z., Mohan, P., Payne, A., et al., 2011. Ultrasound-mediated tumor imaging and nanotherapy using drug loaded, block copolymer stabilized perfluorocarbon nanoemulsions. J. Control. Release 153, 4-15.

Rapoport, N.Y., Efros, A.L., Christensen, D.A., Kennedy, A.M., Nam, K.-H., 2009. Microbubble generation in phase-shift nanoemulsions used as anticancer drug carriers. Bubble Sci. Eng. Technol 1, 31-39.

Ruiz-Hernandez, E., Baeza, A., Vallet-Regi, M.A., 2011. Smart drug delivery through DNA/magnetic nanoparticle gates. ACS Nano 5, 1259-1266.

Sanson, C., Diou, O., Thevenot, J., Ibarboure, E., Soum, A., Brûlet, A., et al., 2011. Doxorubicin loaded magnetic polymersomes: theranostic nanocarriers for MR imaging and magneto-chemotherapy. ACS Nano 5, 1122-1140.

Schroeder, A., Avnir, Y., Weisman, S., Najajreh, Y., Gabizon, A., Talmon, Y., et al., 2007. Controlling liposomal drug release with low frequency ultrasound: mechanism and feasibility. Langmuir 23, 4019-4025.

Schroeder, A., Kost, J., Barenholz, Y., 2009. Ultrasound, liposomes, and drug delivery: principles for using ultrasound to control the release of drugs from liposomes. Chem. Phys. Lipids 162, 1-16.

Sheikov, N., Mcdannold, N., Vykhodtseva, N., Jolesz, F., Hynynen, K., 2004. Cellular mechanisms of the blood-brain barrier opening induced by ultrasound in presence of microbubbles. Ultrasound Med. Biol. 30, 979-989.

Shohet, R.V., Chen, S., Zhou, Y.-T., Wang, Z., Meidell, R.S., Unger, R.H., et al., 2000. Echocardiographic destruction of albumin microbubbles directs gene delivery to the myocardium. Circulation 101, 2554-2556.

Sirsi, S., Borden, M., 2009. Microbubble compositions, properties and biomedical applications. Bubble Sci. Eng. Technol. 1, 3-17.

Sirsi, S.R., Borden, M.A., 2012. Advances in ultrasound mediated gene therapy using microbubble contrast agents. Theranostics 2, 1208-1222.

Sirsi, S.R., Borden, M.A., 2014. State-of-the-art materials for ultrasound-triggered drug delivery. Adv. Drug Deliv. Rev. 72, 3-14.

Smith, D.A., Porter, T.M., Martinez, J., Huang, S., Macdonald, R.C., Mcpherson, D.D., et al., 2007.

Destruction thresholds of echogenic liposomes with clinical diagnostic ultrasound. Ultrasound Med. Biol. 33, 797-809.

Steichen, S.D., Caldorera-Moore, M., Peppas, N.A., 2013. A review of current nanoparticle and targeting moieties for the delivery of cancer therapeutics. Eur. J. Pharm. Sci. 48, 416-427.

Sun, N., Li, B., Shao, J., Mo, W., Hu, B., Shen, Z., et al., 2012. A general and facile onepot process of isothiocyanates from amines under aqueous conditions. Beilstein J. Org. Chem. 8, 61-70.

Suslick, K.S., Nyborg, W.L., 1990. Ultrasound: its chemical, physical and biological effects. J. Acoust. Soc. Am. 87, 919-920.

Taniuchi, M., Clark, H.B., Johnson, E.M., 1986. Induction of nerve growth factor receptor in Schwann cells after axotomy. Proc. Natl. Acad. Sci. 83, 4094-4098.

Tartis, M.S., Kruse, D.E., Zheng, H., Zhang, H., Kheirolomoom, A., Marik, J., et al., 2008. Dynamic microPET imaging of ultrasound contrast agents and lipid delivery. J. Control. Release 131, 160-166.

Ter Haar, G., 1988. Biological effects of ultrasound in clinical applications. Ultrasound: Its Chemical, Physical, and Biological Effects. VCH Publishers, New York, NY, pp. 305-320.

Tiukinhoy, S.D., Khan, A.A., Huang, S., Klegerman, M.E., Macdonald, R.C., Mcpherson, D.D., 2004. Novel echogenic drug-immunoliposomes for drug delivery. Invest. Radiol. 39, 104-110.

Torchilin, V., Weissig, V., 2003. Liposomes: A Practical Approach. Oxford University Press, Oxford.

Tucker, T., Idell, S., 2013. Plasminogen-plasmin system in the pathogenesis and treatment of lung and pleural injury. Semin. Thromb. Hemost. 39, 373-381.

Tung, Y.-S., Vlachos, F., Choi, J.J., Deffieux, T., Selert, K., Konofagou, E.E., 2010. In vivo transcranial cavitation threshold detection during ultrasound-induced blood-brain barrier opening in mice. Phys. Med. Biol. 55, 6141.

Uesugi, Y., Kawata, H., Saito, Y., Tabata, Y., 2012. Ultrasound-responsive thrombus treatment with zinc-stabilized gelatin nano-complexes of tissue-type plasminogen activator. J. Drug Target. 20, 224-234.

Vancraeynest, D., Havaux, X., Pouleur, A.-C., Pasquet, A., Gerber, B., Beauloye, C., et al., 2006. Myocardial delivery of colloid nanoparticles using ultrasound-targeted microbubble destruction. Eur. Heart J. 27, 237-245.

Vivero-Escoto, J.L., Slowing, I.I., Trewyn, B.G., Lin, V.S.Y., 2010. Mesoporous silica nanoparticles for intracellular controlled drug delivery. Small 6, 1952-1967.

Vykhodtseva, N., Mcdannold, N., Hynynen, K., 2006. Induction of apoptosis in vivo in the rabbit brain with focused ultrasound and Optison®. Ultrasound Med. Biol. 32, 1923-1929.

Wang, J., Pelletier, M., Zhang, H., Xia, H., Zhao, Y., 2009. High-frequency ultrasoundresponsive block copolymer micelle. Langmuir 25, 13201-13205.

Weng, J.C., Wu, S.K., Lin, W.L., Tseng, W.Y.I., 2011. Detecting blood-brain barrier disruption within minimal hemorrhage following transcranial focused ultrasound: a correlation study with contrast-enhanced MRI. Magn. Reson. Med. 65, 802-811.

Wood, A.K., Sehgal, C.M., 2015. A review of low-intensity ultrasound for cancer therapy. Ultrasound Med. Biol. 41, 905-928.

Xie, A., Belcik, T., Qi, Y., Morgan, T.K., Champaneri, S.A., Taylor, S., et al., 2012. Ultrasound-

基于脂质的纳米载体在药物递送和诊断中的应用

mediated vascular gene transfection by cavitation of endothelial-targeted cationic microbubbles. JACC Cardiovasc. Imaging 5, 1253-1262.

Yang, F.-Y., Lin, G.-L., Horng, S.-C., Chang, T.-K., Wu, S.-Y., Wong, T.-T., et al., 2011. Pulsed high-intensity focused ultrasound enhances the relative permeability of the blood-tumor barrier in a glioma-bearing rat model. IEEE Trans. Ultrason. Ferroelectr. Freq. Control 58, 964-970.

Yang, P., Li, D., Jin, S., Ding, J., Guo, J., Shi, W., et al., 2014. Stimuli-responsive biodegradable poly (methacrylic acid) based nanocapsules for ultrasound traced and triggered drug delivery system. Biomaterials 35, 2079-2088.

Yoshino, S.-I., Fukushima, T., Hayashi, S., Nonaka, M., Ogawa, K., Sasaki, K., et al., 2009. Effects of focused ultrasound sonodynamic treatment on the rat blood-brain barrier. Anticancer Res. 29, 889-895.

Zhang, H., Xia, H., Wang, J., Li, Y., 2009. High intensity focused ultrasound-responsive release behavior of PLA-b-PEG copolymer micelles. J. Control. Release 139, 31-39.

Zhang, Y., Ye, C., Wang, G., Gao, Y., Tan, K., Zhuo, Z., et al., 2013. Kidney-targeted transplantation of mesenchymal stem cells by ultrasound-targeted microbubble destruction promotes kidney repair in diabetic nephropathy rats. BioMed Res. Int. 2013, 13.

Zhou, Q.-L., Chen, Z.-Y., Wang, Y.-X., Yang, F., Lin, Y., Liao, Y.-Y., 2014. Ultrasound mediated local drug and gene delivery using nanocarriers. BioMed Res. Int. 2014, 13.

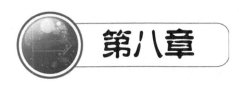

第八章

用于治疗癌症靶向给药的脂质体

8.1 引言

　　癌症是一种严重的疾病，每年有超过 1000 万的新增病例。癌症治疗的费用对患者而言是巨大的经济负担，同时其症状危重度和治疗引起的并发症也加重了患者负担。随着肿瘤生物学的发展及治疗和诊断方面的进步，癌症患者的死亡率得以降低。癌症的治疗方法有放疗、手术干预和化疗，或者采用两种或两种以上方法联合治疗。这些治疗方法与肿瘤细胞及肿瘤组织的毒性作用密切相关，但由于其不具备特异性，也会杀死正常细胞或组织(Peer et al.，2007；Garcia et al.，2007)。目前已发现了许多强效化疗药物，可广泛用于治疗各种类型的癌症。这些与其药理和药学特性有关。然而，化疗药物多具有较低的水溶性、较差的稳定性、高刺激性、代谢迅速、无法预期的药代动力学特征，以及对肿瘤组织非特异性等缺点。因此，它们会对其他正常组织产生不利影响，并导致总体癌症治疗的临床效果较差。由于剂量依赖的副作用，无法达到最大的治疗效果，以及患者的生活质量差，成功治疗癌症仍然是一个挑战。当癌症治疗能够以最小的副作用达到最大的治疗效果时，癌症治疗就会取得成功(Kong et al.，2014；Shao et al.，2013)。传统的药物递送系统未能提高治疗效果，这促使科学家们寻找新的药物递送系统。为了调节生物分布，改善药代动力学特征，增强药物的药理效应，科学家们引入了药物靶向递送的概念。肿瘤特异性化疗药物的概念受到肿瘤学家和制剂学家的高度重视，因为将此类药物靶向作用于肿瘤部位的需求越来越高(Tila et al.，2015)。

　　纳米科学在包括生物医学在内的多个研究领域具有重要应用。在过去 30 年内，纳米级别的药物递送载体一直是研究者关注的热点。在诊断和分析生物化学研究中，它们可作为药物载体、疫苗佐剂和生物标志物。在局部制剂中，它们可用作稳定剂、骨架材料和渗透促进剂。其中，脂质体双层囊泡药物递送系统是通用的药物递送载体。最近随着脂质体药物递送的发展，已有临床产品上市。因此，脂质体药物递送是开发抗肿瘤化疗药物的靶向递送系统的一个潜在领域(Tila et al., 2015)。

脂质体是一种具有高度生物相容性的纳米级别的双层囊泡磷脂，是磷脂在水环境中自组装而形成的。Bangham 等于 1965 年首次发现了它们，并将其描述为"磷脂液晶"。后来，脂质体被认为是药物递送载体(Gregoriadis and Ryman，1971)。脂质体领域的研究取得的重大进展，使脂质体产品大批上市(Zalba and Garrido，2013)。目前，抗癌药物由于其在正常细胞中的非特异性药物蓄积而面临毒性问题。采用脂质体包封这些药物可以有效地解决这些问题。脂质体将亲水性药物包裹在内部亲水性小室中，疏水药物则包封在磷脂双分子层中。这可以确保增加药物的溶解度，同时药物能从载体中持续释放。此外，脂质体对药物的包封防止了它们被各种酶降解，从而延长它们在系统循环的半衰期，使药物在靶部位蓄积。表面功能化的脂质体可以触发释放、长循环和具有各种组织的靶向性，使其成为靶向药物递送的首选载体。因此，可在较低的剂量，对正常组织的副作用较小的情况下提高药物的治疗效果(Sriraman and Torchilin，2014)。

抗癌药物是非选择性的，因此，它们无法区分正常细胞和癌细胞，从而对正常组织产生不必要的毒性作用。虽然存在更具选择性的治疗药物，在杀死肿瘤细胞的同时，不会损害正常的组织，但化疗的效果通常低于预期。因此，研究新的癌症疗法和药物递送策略，将抗癌药物选择性递送至病变组织，提高药物的治疗效果，并降低其毒性引起了科学家们的兴趣(Basile et al.，2012；Group，1998；Rumjanek et al.，2001)。近年来，脂质体方面的研究取得了长足进展，增强了在肿瘤治疗药物递送方面的潜力。科学家们将注意力集中于设计脂质体递送系统上，旨在将抗癌药物主动靶向到肿瘤部位，然后进行器官特异性靶向和触发装载药物在肿瘤微环境中的释放(Deshpande et al.，2013)。本章旨在探讨脂质体在靶向递送抗肿瘤药物中的应用，以提高其治疗效果。接下来会详细讨论、介绍所有涉及抗肿瘤药物靶向递送的方法。

≫≫ 8.2 抗肿瘤药物脂质体靶向的方法

抗肿瘤药物一个基本要求：在不丧失其在血液中的活性(降解代谢)的情况下，克服体内的各种屏障，并选择性地到达所需的肿瘤部位。因此，即便通过化疗，也能改善患者的生存和生活质量。已经有多种将脂质体靶向于肿瘤部位的方法。这些方法大致分为被动和主动靶向法。这些方法使脂质体表面功能化，以识别各种异常过度表达的生物标志物，并在局部刺激触发释放药物。以下各节将详细讨论这些方法。

8.2.1　抗肿瘤药物脂质体的被动靶向

在被动靶向条件下，纳米载体利用肿瘤的生理病理特征，如肿瘤的新生血管，被动地将装载的药物递送到癌细胞。因为肿瘤血管结构的缺陷和不良的淋巴引流，导致了所谓的增强渗透和滞留(EPR)效应(Sledge and Miller，2003；Teicher，2000)。被动靶向利用了药物递送系统的小尺寸和肿瘤血管的独特特性(Basile et al.，2012)(图8.1)。

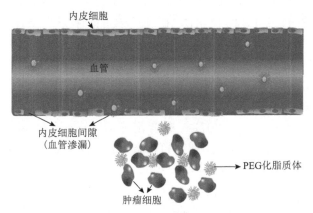

图 8.1　通过增强渗透和滞留效应产生的药物被动靶向

在肿瘤生长过程中，肿瘤细胞由于代谢率高，释放细胞因子和其他信号分子，先消耗了可用资源如氧气和营养物质，再进入肿瘤的新生血管，导致了血管生成调节因子的改变，如生长因子。此外，间质金属蛋白酶使肿瘤血管高度紊乱，表现为内皮细胞之间的间隙连接扩大和淋巴引流受损。事实上，肿瘤组织中的新生血管与正常血管不同，因为它的内皮细胞间会根据不同肿瘤类型而存在大小为100 nm~2 μm 的间隙(Hobbs et al.，1998；Rubin and Casarett，1966)。由于肿瘤导致了不良的淋巴系统，肿瘤中心的间质压力高于周围。内压的增加会导致外部对流间质液的流动，从而减少药物向肿瘤中心扩散，使药物进入间质，延长药物在间质中的滞留时间(Haley and Frenkel，2008)。脂质体抗肿瘤药物的有效被动靶向可以通过多种途径实现。

8.2.1.1　长循环脂质体

药物递送系统和其他引入体内的大分子通过系统循环而分布全身。肾脏系统或单核-吞噬细胞系统(MPS),也称为网状内皮系统(RES),负责在体内清除这些物质(Tila et al.,2015)。长循环可以延长脂质体与靶点的相互作用,因为通过靶点的血流量越大,EPR效应越强(Torchilin,2007)。保护药物递送系统免受调理素作用,也被称为隐身,一直是设计长期循环药物递送系统的一个重点。这种隐形脂质体的设计方法是在表面覆盖亲水性聚合物,从而使其免于RES识别(Li et al.,2009;Naicker et al.,2014)。为了设计能在更长时间内持续释放的脂质体,可用生物相容性好、惰性的亲水性聚合物,如聚乙二醇(PEG)修饰它的表面。PEG修饰表面的给药系统也称为聚乙二醇化。聚乙二醇化的过程会导致脂质体表面理化性质的变化,从而防止聚集和非特异性相互作用。此外,PEG涂层作为屏障,可防止脂质体表面吸附调理素和其他血清蛋白,从而延迟体内清除时间(Tila et al.,2015)。这也导致药物释放动力学的变化,使包封的药物从脂质体中缓慢而持续地释放(Er et al.,2009)。因此,在脂质体表面接入PEG类聚合物可以减少被单核-吞噬细胞系统和巨噬细胞的摄取,并延长其在血液中的循环时间。

有许多PEG隐形脂质体的化疗药物,如多柔比星(Grenader et al.,2011;Jung et al.,2009)、丝裂霉素C(Gabizon et al.,2012)、紫杉醇(Yang et al.,2007)、CKD-602(Zamboni et al.,2007)、更昔洛韦(Kajiwara et al.,2007)、顺铂(Seetharamu et al.,2010)和奥沙利铂(Tippayamontri et al.,2011)。同样,在一种新的方法中,抗癌药物多柔比星与PEG链的一端结合,然后用脂质体包封与简单的包封药物的脂质体相比,新的递送系统能更有效地抑制肿瘤的生长(Tippayamontri et al.,2011)。在其他研究中,将新型化疗药物和厚朴酚包封在PEG化的脂质体中,在小鼠体内进行克服顺铂耐药的卵巢癌研究(Luo et al.,2008)。与非治疗对照组相比,该制剂抑瘤率可以达到90%,并显著延长了生存时间。

8.2.1.2 脂质体的大小

影响通过EPR效应被动靶向的另一个重要参数是脂质体的大小。脂质体在肿瘤中的累积在很大程度上取决于特定肿瘤的毛细血管内皮间隙大小。为了利用EPR效应,脂质体的大小通常应小于400 nm(Danhier et al.,2010)。据报道,大小约为400 nm的囊泡能进入肿瘤。然而,许多200 nm粒子会出现更有效的外渗(Sawant and Torchilin,2012)。对于同样的制剂,增加粒径可提高脾脏摄取,并且相比于大小为200 nm的脂质体,高比例的胆固醇(约50%mol)可以对该器官显示出更强的亲和力(Moghimi,1995)。相比于较大的脂质体,较小的脂质体通常能更均匀分布于肿瘤。与大小最大可达1000 nm的多室脂质体相比,单室脂质体(小于100 nm)在肿瘤球中表现出最均匀的分布(Waite and Roth,2012)。最近,研究者制备了粒径在10~20 nm范围的PEG化磷脂,提高了多柔比星的肿瘤渗透效果和抗肿瘤疗效，原因可能是由于它们体积较小(Tang et al.，2007)。

8.2.1.3 脂质体表面电荷

脂质体的表面电荷是决定其肿瘤分布的另一个重要因素，需要细致考察。已发现阳离子脂质体由于与肿瘤血管中血管生成内皮细胞的静电相互作用而积聚在肿瘤脉管系统中。然而，由于与肿瘤细胞和细胞外基质成分的静电结合，高度带电的阳离子脂质体不能较好地扩散到肿瘤组织中。

而较少阳离子或中性脂质体能更有效穿透体外肿瘤球和外渗于体内血管(Kostarelos et al.，2004，2005；Thurston et al.，1998；Krasnici et al.，2003)。总之，使脂质体保持适度的阳离子电荷似乎有利于维持它们在肿瘤脉管系统中积聚的能力。阳离子脂质体也可用于基因递送，因为它们能够包封和递送阴离子核酸(De Lima et al.，2001)。用 PEG 功能化脂质能屏蔽了它们的阳离子基团，以防止与肿瘤细胞和细胞外基质不利的静电相互作用。PEG 化阳离子脂质体在体内肿瘤脉管系统中积聚并且能在肿瘤中均匀分布。PEG 化在某种程度上屏蔽了阳离子脂质体的正电荷，可以作为非常有用的结构构建高效靶向和穿透实体瘤的脂质体(Lila et al.，2009；Waite and Roth，2012)。

PEG 化阳离子脂质体的序贯给药是另一种改善其渗透到实体瘤中的成功方法。用脂质体序贯给药三次后，在肺癌荷瘤小鼠中观察到载奥沙利铂的脂质体能穿透深部肿瘤。据推测，其原因可能为通过前次给药扩大了瘤内间隙空间。使用这种序贯给药方法可以进一步改善分布并最终改善基于脂质体的抗肿瘤药物的功效(Lila et al.，2010；Waite and Roth，2012)。

尽管被动靶向模式是用于脂质体抗肿瘤药物靶向较好的方式，但由于某些原因，其有效利用受到了限制。由于肿瘤的状态和类型不同，其肿瘤血管的孔径和孔隙率也不同，所以抗肿瘤药物的被动靶向不能有效地适用于所有类型的癌症。同样地，一些药物不能有效扩散，因此肿瘤细胞中药物浓度不足，导致了较差的临床结果。增加组织间隙液压也会导致药物递送系统的不均匀分布，因此一些细胞无法摄取到药物。被动药物靶向的这些局限性可能会导致多重耐药性(Hobbs et al.，1998；Allen and Cullis，2004；Ferrari，2005)。

8.2.2 抗肿瘤药物脂质体的主动靶向

主动靶向是通过在药物载体表面上添加靶向配体来克服这些限制的策略。用作靶向材料的部分能识别与肿瘤相关的特异性受体或抗原。因此，它将药物靶向至作用部位，同时减少正常细胞对药物的非特异性摄取。此外，一些配体可以通过受体介导的内吞作用触发脂质体在靶细胞内释放药物(Drummond et al.，1999)。因此，增加了细胞内药物浓度并提高治疗的总体效果。靶向内化受体的脂质体也能或多或少克服耐药性(Gabizon，2001)。已有各种方法广泛用于脂质体的主动靶向。

主动靶向利用了附着在药物递送系统表面的靶向配体。这些靶向配体能够与在靶点表达的合适的受体结合。所选择的配体与由肿瘤血管系统或癌细胞过度表达的受体结合，而不与正常细胞表达的受体结合。同样地，靶向的受体必须在肿瘤细胞上均匀表达。用于靶向目的的配体可以是单克隆抗体、抗体片段和非抗体配体。配体结合的亲和度在穿透肿瘤中起重要作用。对于细胞易于接近的靶点，通常是肿瘤血管系统，由于血流的动态流动环境，高亲和力结合似乎是更胜一筹的(Adams et al.，2001；Gosk et al.，2008)。以下部分讨论了针对抗肿瘤药物靶向脂质体的报道方法。

8.2.2.1 受体介导脂质体用于抗肿瘤药物靶向

因为许多类型的肿瘤细胞的肿瘤特异性受体过表达，所以由细胞表面受体介导的主动靶向已在抗肿瘤领域有着广泛的研究。靶向肿瘤细胞上过度表达的细胞表面受体的最常见方法是使用受体特异性配体或抗体(Allen，2002)。以下部分描述了在抗肿瘤脂质体药物递送中，最常见的肿瘤细胞过度表达的靶向受体。

8.2.2.1.1 基于叶酸受体的脂质体抗肿瘤药物靶向

叶酸对核苷酸碱基合成很重要，并且是一个碳代谢反应的必需物质。约40%的人类肿瘤细胞过度表达叶酸受体-α。另一方面，活化的巨噬细胞和造血来源的癌变细胞能过度表达叶酸受体-β(Low and Kularatne，2009)。将叶酸修饰的脂质体用于抗肿瘤药物靶向是一种热门的途径。在其他受体中，已发现靶向叶酸受体(FRs)能更有效降低化学治疗毒性，因为它们的靶向部位位于上皮的顶侧而不是腔侧。

FR作为众所周知的肿瘤标志物，因其高亲和力而结合叶酸、叶酸连接的药物递送系统或叶酸-药物轭合物，并通过受体介导的内吞作用将这些结合的分子带入细胞中。据报道，多柔比星和柔红霉素的脂质体能通过FR递送至不同的肿瘤细胞，并且能增强细胞毒性(Ni et al.，2001；Pan et al.，2003)。在另一项研究中，载有多柔比星的叶酸修饰的脂质体能与用全反式视黄酸诱导的FR结合，以治疗急性髓性白血病(Pan et al.，2002)。同样地，据报道，与简单的PEG化脂质体相比，包封载去甲斑蝥素的二酸代谢物(临床上有效对抗肝癌细胞)的FR修饰的PEG化脂质体，能增强针对H22肝癌细胞系的细胞毒性。该研究还表明，FR修饰脂质体可提高抗肿瘤靶向效率(Liu et al.，2016)。在另一项研究中，FR修饰脂质体能用于紫杉醇的靶向递送。与 KB 细胞中的非靶向对照脂质体相比，含有紫杉醇的 FR 靶向脂质体细胞毒性高 3.8 倍(Wu et al.，2006)。

8.2.2.1.2　基于转铁蛋白受体脂质体抗肿瘤药物靶向

转铁蛋白是一种参与通过血液转运铁的糖蛋白，通过与转铁蛋白受体(TR)结合进入细胞，最终通过受体介导的内吞作用而内化铁。TR 是参与维持铁稳态和调节细胞生长的重要蛋白质。因为肿瘤细胞的急剧生长需要大量的铁，所以它们会在多种肿瘤细胞的表面上过度表达。针对抗癌药物递送靶向的 TR 靶向是一种重要的方法。通过这些受体进行药物靶向可实现双重效果。当针对药物递送时，它们将药物递送到细胞中，同时阻断细胞的原生功能，从而夺走细胞中的铁。此外，它还涉及将铁递送至大脑的过程。这为将药物透过血脑屏障提供了独特的药物靶向方法(Soni et al.，2008；Van Rooy et al.，2011)。

载多柔比星偶联转铁蛋白的脂质体能增强与 C6 神经胶质瘤细胞的结合和增强细胞毒性(Zolnik et al.，2008)。类似的，Li 等(2009)使用载多柔比星的转铁蛋白靶向隐形脂质体来证明 TR 靶向的多柔比星脂质体系统改善了多柔比星的细胞内摄取、药代动力学特征和生物学分布，并且改善了肝癌的治疗效果。Sharma 等研究了一种将转铁蛋白和聚-L-精氨酸结合双功能脂质体，并证明系统是有效的：转铁蛋白修饰的脂质体具有肿瘤靶向作用，并且聚-L-精氨酸能促进其对细胞的渗透性，使药物转运穿过血脑屏障的内皮(Sharma et al.，2012)。类似的，还有用于穿透血脑屏障和肿瘤靶向的双功能脂质体。有研究表明在 Bend3 血脑屏障模型中，用转铁蛋白和叶酸修饰的多柔比星脂质体有利于药物在细胞中的累积，使 P-糖蛋白(P-gp)表达，使得药物穿过血脑屏障。体内研究表明，双靶向多柔比星脂质体可以通过血脑屏障，并主要分布在脑胶质瘤中。这种双重靶向方法也可以减少肿瘤大小和延长生存时间(Gao et al.，2013)。

8.2.2.1.3　基于内皮生长因子受体的脂质体抗肿瘤药物靶向

表皮生长因子受体(EGFR)，是一种介导非肿瘤细胞的细胞生长、分化和修复的酪氨酸激酶受体(Lehtinen et al.，2012)。表皮生长因子能在许多实体肿瘤中过度表达，包括结肠直肠癌、非小细胞肺癌、卵巢癌、肾癌、头癌、胰腺癌、颈癌和前列腺癌，尤其是乳腺癌，这使其成为热门的药物递送靶点(Kim and Huang，2012；Danhier et al.，2010)。EGFR 介导了癌细胞的增殖、血管生成和转移。

据报道，EGFR 靶向的免疫脂质体能增强细胞内多柔比星向肿瘤细胞的递送，并增强在异种移植瘤动物模型中对靶向肿瘤的细胞毒性(Mamot et al.，2003，2005，2006)。与脂质体系统相关的 EGFR 靶向单克隆抗体已被广泛研究，以提高肿瘤主动靶向性。这种抗体作为靶向配体附着于脂质体表面，具有高特异性，并且已经成为最有前景的药物递送方法之一。在一项相关研究中，西妥昔单抗(一种抗 EGFR 抗体)-生物素脂质体与非靶向生物素脂质体相比,在多柔比星浓度为 10 mmol/L 时,对 SKOV-3 细胞的细胞毒性更高。在与 SKOV-3 细胞结合方面,靶向脂质体比非靶向脂质体高 22~38 倍(Deshpande et al., 2013)。这些发现表明该方法具有治疗卵巢癌的潜力。

8.2.2.1.4 基于其他受体的脂质体抗肿瘤药物靶向

除了先前讨论的基于受体的脂质体抗肿瘤药物靶向药物递送之外,还有其他一些受体被证实可用于靶向递送抗肿瘤药物。血管活性肠肽(VIP)受体通常存在于肿瘤细胞的表面,并已用作靶向位点。具有放射性核素的 VIP 包被的 PEG 脂质体能靶向 VIP 受体,更好抑制大鼠的乳腺癌(Dagar et al., 2003)。基于 EGFR 的免疫脂质体能递送至 EGFR 过度表达的多种肿瘤细胞(Mamot et al., 2003)。同样地,透明质酸受体(HR)也在许多肿瘤细胞中过度表达,因此,可作为脂质体抗肿瘤药物靶向的标志物。当丝裂霉素 C 被包封在透明质酸靶向长循环脂质体中时,增强了对于表面有 HR 过度表达的肿瘤的治疗效果(Peer and Margalit, 2004)。载顺铂脂质体可选择性结合在多种肿瘤细胞中。此外,半乳糖基化脂质体能选择性地聚集在实质细胞中,因而能有效地向这些细胞递送基因(Hashida et al., 2001)。

具有两亲性肽的脂质体的表面功能化是其靶向的另一种方法(Tu et al., 2004)。在炎症刺激期间,由内皮细胞表达的各种细胞黏附分子(CAM)在白细胞从血液循环向内皮细胞的聚集中发挥重要作用。由于 CAM 涉及包括肿瘤在内的炎性疾病,所以它们是抗肿瘤治疗的理想靶点(Deshpande et al., 2013)。在 CAM 中,VCAM-1 在肿瘤血管中过表达,并且是抗肿瘤药物递送的有吸引力的靶点(Kang et al., 2011)。因为在众多肿瘤中过表达的整合素能促进肿瘤细胞黏附到其他器官和组织的血管的内衬里,所以它在侵袭和转移中发挥重要作用。RGD 是一种三肽,对整合素具有很强的结合能力,并且对肿瘤细胞的黏附和血管生成具有抑制作用(Du et al., 2011)。整合素受体的肿瘤组织特异性表达这一性质已用于靶向递送药物。Chen 等开发了一种将环状 RGD 与脂质体共价偶联用于递送多柔比星的整合素靶向脂质体。与 U87MG 细胞系中未修饰脂质体相比,RGD 偶联的脂质体对多柔比星的细胞摄取高 2.5 倍。竞争性结合实验表明脂质体的内吞作用是经由整合素受体介导的内吞途径(Chen et al., 2012)。

8.2.2.2 刺激响应型脂质体抗肿瘤药物靶向

在肿瘤细胞中积累抗肿瘤药物并不足以进行有效的化疗。此外,用 PEG 表面修饰脂质体虽然可延长它们在血液中的循环,但同时由于空间位阻而减少了脂质体的细胞内化。这个问题可以通过外部刺激和内部刺激来解决。这些刺激能够在脂质体积聚于目标部位后,使 PEG 保护膜失稳(Sriraman and Torchilin, 2014)。

刺激敏感性的概念基于肿瘤微环境的某些特征，包括较低 pH、较高温度和几种蛋白水解酶的过度表达(Torchilin，2007)。对刺激敏感的脂质体在整个系统循环中保持着自身的结构和物理性质。然而，它们应该能经历快速变化(聚集、破坏和渗透性)，当暴露于特定的肿瘤微环境时，这些变化会触发药物的释放(Deshpande et al.，2013)。以下部分讨论了抗肿瘤药物的刺激响应型脂质体的靶向递送。

8.2.2.2.1 pH 敏感脂质体抗肿瘤靶向递送

脂质体的 PEG 化是使它们在体循环中长循环的一个有价值的方法，但它也阻碍了药物从制剂中的释放和细胞内的药物递送。由于肿瘤组织中葡萄糖与乳酸的糖酵解代谢，肿瘤微环境具有呈弱酸性(pH6.0~7.0)，比正常组织(pH7.4)的 pH 低，已被用于构建 pH 敏感型药物脂质体(Cardone et al.，2005)。脂质体载体的 pH 敏感性降解使其能在低 pH 的组织中，如肿瘤、细胞质或内涵体中释放包封的药物。由 pH 敏感组分制成的脂质体在内吞后与内泡膜融合，随后在体内较低 pH 的作用下将其内容物释放到细胞质中(Torchilin，2007；Arias，2011)。

Wang 等(2014)研究了改进的脂质体的 pH 敏感型药物递送系统。该系统在生理(pH 7.4)环境中能缓慢稳定释放，同时在类似肿瘤组织(pH 6.0)的微酸环境能快速释放。体外肿瘤细胞毒性研究显示，仅 35.0%的肿瘤细胞在用 pH 敏感脂质体处理 48 小时后存活，而正常细胞在相同条件下存活率为 100%。Júnior 等(2007)将含有顺铂的隐形 pH 敏感脂质体与游离顺铂相比，考察了其在 Ehrlich 荷瘤小鼠中的组织分布。隐形 pH 敏感脂质体的长循环导致了较高的血药暴露量并在肿瘤中有较高的积累。

8.2.2.2.2 温敏脂质体抗肿瘤靶向递送

肿瘤组织由于代谢迅速，通常会引起发热，相应地，发热通常发生在与炎症反应类似的肿瘤部位。这种现象促使了温敏脂质体的发展。在温度升高的情况下，温敏脂质体可以在病理性发热或外部升温的条件下在肿瘤部位释放抗癌药物，通过外部能量源(如红外线照射)的受控装置也可以加热实体肿瘤。这是因为温敏脂质体由脂质组成，该脂质可在临界温度下经历凝胶-液相相变。之后，随着温度的升高，磷脂的双分子链将会更加紊乱并获得更高的活性，从而使药物从脂质体囊泡中释放(Hu et al.，2016)。

温敏脂质体系统因能靶向递送抗肿瘤药物而备受关注。研究发现溶血脂质类温敏脂质体能提升肿瘤靶向药物递送的功效(May and Li，2013；Grull and Langereis，2012)。该制剂处于治疗肝癌的III期临床试验和用于乳腺癌和结肠直肠肝转移的 II 期临床试验中。Kakinuma 等(1996)研究了一种含有顺铂的温敏脂质体，用于治疗荷脑胶质瘤大鼠。结果显示，脑胶质瘤部位的顺铂浓度显著增加。Yatvin 等(1978)研究表明当温度比生理温度高几度时，温敏脂质体能够释放亲水性药物。

8.2.2.2.3　酶敏感脂质体抗肿瘤靶向递送

最近，在肿瘤微环境中过度表达的酶系统(如基质金属蛋白酶)已被用于触发抗癌药物从脂质体中释放。Mura 等(2013)通过 MMP2 可裂解键将单克隆抗体 2C5 与 PEG 链偶联，建立了酶敏感脂质体。同样地，已在肿瘤部位发现磷脂酶 A2(sPLA2)的过量分泌，并可用于启动酶敏感型脂质体的药物释放。Hansen 等 (2015)研究发现人 sPLA2 的活性对脂质体的磷脂酰基链长度和负表面电荷密度高度敏感，从而引发酶敏感性脂质体的药物释放。

8.2.2.2.4　物理吸附的脂质体抗肿瘤药物靶向

为了吸附到肿瘤细胞膜上，利用阳离子材料修饰该脂质体的表面以产生一种带正电荷的脂质体，并通过物理吸附介导使脂质体实现靶向效应。正电性脂质体能够强烈吸附在肿瘤细胞的电负性细胞膜上。此外，在被肿瘤细胞摄取后，阳离子脂质体可以响应线粒体膜电位而进一步在活细胞的线粒体中积聚(Hu et al.，2016)。Wang 等研究了采用地喹氯铵(DQA)与聚乙二醇二硬脂酰磷脂酰乙醇胺 (PEG2000-DSPE)的结合物修饰的线粒体靶向白藜芦醇脂质体。该脂质体在肿瘤细胞或耐药肿瘤细胞中显示出明显的抗肿瘤效果(Wang et al.，2011)。另外，Ma 等(2013)研究了用 DQA-PEG2000-DSPE 修饰线粒体靶向小檗碱脂质体。该脂质体可穿过肿瘤干细胞膜，并选择性地积聚到肿瘤细胞的线粒体中。与紫杉醇脂质体联用后，线粒体靶向小檗碱脂质体显著增强了其对人乳腺癌干细胞移植瘤荷瘤裸鼠的抗肿瘤功效。

8.2.2.2.5　磁响应型脂质体抗肿瘤靶向递送

装载磁赤铁矿(γFe_2O_3)或磁铁矿(Fe_3O_4)的纳米级脂质体，被称为磁性脂质体 (MLs)。它们用于将药物靶向特定部位，同时施加外部磁场作为刺激物 (Kulshrestha et al.，2012)。这种 MLs 已经在肿瘤学的许多领域中得到广泛应用。它们可用于诊断，如用于 MRI 造影剂，也用于基于热疗有效治疗肿瘤。在施加外部磁场时，MLs 可用作热介质(Eloy et al.，2014)。此外，在联合用药中，它们可触发释放，以获得更安全和更有效的个性化治疗(Fattahi et al.，2011)。纳米载体的毒性一直是一个非常令人关注的问题，并使其在药物递送中的应用受到限制。但 MLs 足够安全，因为当用于靶向药物递送和诊断目的的磁性纳米粒被包封在脂质体中时，其毒性能被降低或达到最小化(Al-Jamal and Kostarelos，2007；Martina et al.，2005)。

磁性纳米粒用于肿瘤治疗时，能使肿瘤部位获得更高的药物浓度，并降低化学治疗剂对其他正常组织的毒性作用(Saiyed et al.，2010)。此外，这种系统在目标区域的详尽成像方面更有效，并且可以有效地使药物穿越血脑屏障，从而维持用于治疗脑癌的药物或诊断剂所需的浓度(Saiyed et al., 2010; Riviere et al., 2007)。据报道，包封在 MLs 中的 5-氟尿嘧啶具有增强生物相容性并且在施加磁梯度时控制药物释放的能力。有趣的是，该制剂极易通过热疗引发药物释放，并能增强整体的联合抗肿瘤效果(Clares et al., 2013)。另一项研究报道了将谷氨酸螯合的 γ-Fe_2O_3 和甲氨蝶呤包封于脂质体水性核心内。该研究揭示了一个有趣的结果：与不施加磁场的相同制剂相比，在处于外部磁场中时，该制剂能增加目标肿瘤组织中的累积药物浓度(Andresen et al., 2005)

8.2.2.2.6 超声响应型脂质体抗肿瘤靶向递送

基于超声的靶向递送研究广泛，因为它能非侵入性地深入穿透体内并渗透到血液组织屏障中(Huang and Macdonald, 2004)。超声触发的药物释放系统中含有气体，使它们对超声刺激做出反应并释放装载的内容物。超声响应脂质体可设定超声参数而释放药物内容物。因此，可以根据需要来调节这种刺激响应型脂质体的药物释放。当药物需要突释时，需要施加高强度单个超声脉冲；而当药物需要持续释放时，则在较长的时间段内施加多个低超声脉冲(Eloy et al., 2014)。 超声响应型脂质体制剂能够通过增加膜通透性将药物递送到动脉壁中促进细胞转染(Buchanan et al., 2010; Newman et al., 2001)。据报道，超声响应型脂质体制剂能用于多柔比星的控制释放。该系统含有全氟戊烷纳米液滴乳剂并装载在基于 DPPC 的脂质体中。在施加低强度的超声脉冲时，该系统能将多柔比星递送至肿瘤部位。与相同药物的普通乳剂相比，当该制剂处于远低于前者的低强度超声条件下，仍能释放 80% 的包载药物。与没有应用超声的游离药物、普通乳剂和脂质体乳剂相比，该制剂还能提升药物对 HeLa 细胞的抗肿瘤活性(Lin et al., 2014)。

8.2.2.2.7 光敏脂质体抗肿瘤靶向递送

基于光学方法可诊断和治疗皮肤伤口、炎症和肿瘤等疾病，由于其高空间成像分辨率和在局部治疗的可行性，而引起了科学界更大的兴趣(Nguyen et al., 2013)。在近红外区域的光能深入渗透到组织中，因而，能用于治疗肿瘤。目前，用光动力疗法治疗浅表肿瘤已颇为常见。二氢卟酚、卟啉、卟啉衍生物和酞菁为光敏制剂，在光作用下时能够产生氧自由基。因此，它们用于增敏和消除癌变细胞(Zhu and Torchilin, 2013; Drummond et al., 2000)。两亲化合物替莫泊芬是临床广泛使用的光敏剂之一。Foscan 是一种用于姑息性治疗颈部和头部晚期鳞状细胞癌的临床获批制剂。该制剂含有乙醇、丙二醇和作为光敏剂的替莫泊芬。FosPEG 和 Foslip 是另外两种脂质体制剂，它们是分别采用 PEG 和 DPPC 制备的制剂(De Visscher et al., 2011)。最近，报道了另一种光敏和热敏脂质体制剂。它含有空心的金纳米球和药物多柔比星。当该制剂暴露于辐射时，能通过光触发释放多柔比星。与对照组相比，增强了抗肿瘤效果(You et al., 2014)。

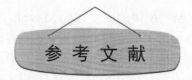

Adams, G.P., Schier, R., Mccall, A.M., Simmons, H.H., Horak, E.M., Alpaugh, R.K., et al., 2001. High affinity restricts the localization and tumor penetration of single chain fv antibody molecules. Cancer Res. 61, 4750-4755.

Al-Jamal, W.T., Kostarelos, K., 2007. Liposome-nanoparticle hybrids for multimodal diagnostic and therapeutic applications. Nanomedicine (Lond.) 2, 85-98.

Allen, T.M., 2002. Ligand-targeted therapeutics in anticancer therapy. Nat. Rev. Cancer 2, 750-763.

Allen, T.M., Cullis, P.R., 2004. Drug delivery systems: entering the mainstream. Science 303, 1818-1822.

Andresen, T.L., Jensen, S.S., Jørgensen, K., 2005. Advanced strategies in liposomal cancer therapy: problems and prospects of active and tumor specific drug release. Prog. Lipid Res. 44, 68-97.

Arias, J.L., 2011. Drug targeting strategies in cancer treatment: an overview. Mini Rev. Med. Chem. 11, 1-17.

Bangham, A., Standish, M.M., Watkins, J., 1965. Diffusion of univalent ions across the lamellae of swollen phospholipids. J. Mol. Biol. 13, 238-IN27.

Basile, L., Pignatello, R., Passirani, C., 2012. Active targeting strategies for anticancer drug nanocarriers. Curr. Drug Deliv. 9, 255-268.

Buchanan, K.D., Huang, S.-L., Kim, H., Mcpherson, D.D., Macdonald, R.C., 2010. Encapsulation of NF-κB decoy oligonucleotides within echogenic liposomes and ultrasound-triggered release. J. Control. Release 141, 193-198.

Cardone, R.A., Casavola, V., Reshkin, S.J., 2005. The role of disturbed pH dynamics and the Na+/H+ exchanger in metastasis. Nat. Rev. Cancer 5, 786-795.

Chen, Z., Deng, J., Zhao, Y., Tao, T., 2012. Cyclic RGD peptide-modified liposomal drug delivery system: enhanced cellular uptake in vitro and improved pharmacokinetics in rats. Int. J. Nanomedicine 7, 3803-3811.

Clares, B., Biedma-Ortiz, R.A., Sáez-Fernández, E., Prados, J.C., Melguizo, C., Cabeza, L., et al., 2013. Nano-engineering of 5-fluorouracil-loaded magnetoli posomes for combined hyperthermia and chemotherapy against colon cancer. Eur. J. Pharm. Biopharm. 85, 329-338.

Dagar, S., Krishnadas, A., Rubinstein, I., Blend, M.J., Önyüksel, H., 2003. VIP grafted sterically stabilized liposomes for targeted imaging of breast cancer: in vivo studies. J. Control. Release 91, 123-133.

Danhier, F., Feron, O., Préat, V., 2010. To exploit the tumor microenvironment: passive and active tumor targeting of nanocarriers for anti-cancer drug delivery. J. Control. Release 148, 135-146.

De Araújo Lopes, S.C., Dos Santos Giuberti, C., Rocha, T.G.R., Dos Santos Ferreira, D., Leite, E.A., Oliveira, M.C., 2013. Liposomes as carriers of anticancer drugs. Cancer Treatment—Conventional and Innovative Approaches. InTech, Rijeka.

De Lima, M.C.P., Simões, S., Pires, P., Faneca, H., Düzgüneş, N., 2001. Cationic lipid-DNA complexes in gene delivery: from biophysics to biological applications. Adv. Drug Deliv. Rev. 47, 277-294.

De Visscher, S.A., Kaščáková, S., De Bruijn, H.S., Van Den Heuvel, A.V.D., Amelink, A., Sterenborg, H.J., et al., 2011. Fluorescence localization and kinetics of mTHPC and liposomal formulations of mTHPC in the window-chamber tumor model. Lasers Surg. Med. 43, 528-536.

Deshpande, P.P., Biswas, S., Torchilin, V.P., 2013. Current trends in the use of liposomes for tumor targeting. Nanomedicine 8, 1509-1528.

Drummond, D.C., Meyer, O., Hong, K., Kirpotin, D.B., Papahadjopoulos, D., 1999. Optimizing liposomes for delivery of chemotherapeutic agents to solid tumors. Pharmacol. Rev. 51, 691-744.

Drummond, D.C., Zignani, M., Leroux, J.-C., 2000. Current status of pH-sensitive liposomes in drug delivery. Prog. Lipid Res. 39, 409-460.

Du, H., Cui, C., Wang, L., Liu, H., Cui, G., 2011. Novel tetrapeptide, RGDF, mediated tumor specific liposomal doxorubicin (DOX) preparations. Mol. Pharm. 8, 1224-1232.

Eloy, J.O., De Souza, M.C., Petrilli, R., Barcellos, J.P.A., Lee, R.J., Marchetti, J.M., 2014. Liposomes as carriers of hydrophilic small molecule drugs: strategies to enhance encapsulation and delivery. Colloids Surf. B Biointerfaces 123, 345-363.

Er, Y., Barnes, T.J., Fornasiero, D., Prestidge, C.A., 2009. The encapsulation and release of guanosine from PEGylated liposomes. J. Liposome Res. 19, 29-36.

Fattahi, H., Laurent, S., Liu, F., Arsalani, N., Elst, L.V., Muller, R.N., 2011. Magnetoliposomes as multimodal contrast agents for molecular imaging and cancer nanotheragnostics. Nanomedicine 6, 529-544.

Ferrari, M., 2005. Cancer nanotechnology: opportunities and challenges. Nat. Rev. Cancer 5, 161-171.

Gabizon, A., Amitay, Y., Tzemach, D., Gorin, J., Shmeeda, H., Zalipsky, S., 2012. Therapeutic efficacy of a lipid-based prodrug of mitomycin C in pegylated liposomes: studies with human gastro-entero-pancreatic ectopic tumor models. J. Control. Release 160, 245-253.

Gabizon, A.A., 2001. Pegylated liposomal doxorubicin: metamorphosis of an old drug into a new form of chemotherapy. Cancer Invest. 19, 424-436.

Gao, J.-Q., Lv, Q., Li, L.-M., Tang, X.-J., Li, F.-Z., Hu, Y.-L., et al., 2013. Glioma targeting and blood-brain barrier penetration by dual-targeting doxorubincin liposomes. Biomaterials 34, 5628-5639.

Garcia, M., Jemal, A., Ward, E., Center, M., Hao, Y., Siegel, R., et al., 2007. Global Cancer Facts & Figures 2007, vol. 1. American Cancer Society, Atlanta, GA, p. 52.

Gosk, S., Moos, T., Gottstein, C., Bendas, G., 2008. VCAM-1 directed immunoliposomes selectively target tumor vasculature in vivo. Biochim. Biophys. Acta 1778, 854-863.

Gregoriadis, G., Ryman, B., 1971. Liposomes as carriers of enzymes or drugs: a new approach to the treatment of storage diseases. Biochem. J. 124, 58P.

Grenader, T., Vernea, F., Reinus, C., Gabizon, A., 2011. Malignant epithelioid hemangioendothelioma of the liver successfully treated with pegylated liposomal doxorubicin. J. Clin. Oncol. 29, e722-e724.

Group, E.B.C.T.C., 1998. Polychemotherapy for early breast cancer: an overview of the randomised trials. Lancet 352, 930-942.

Grüll, H., Langereis, S., 2012. Hyperthermia-triggered drug delivery from temperature-sensitive liposomes using MRI-guided high intensity focused ultrasound. J. Control. Release 161, 317-327.

Haley, B., Frenkel, E., 2008. Nanoparticles for drug delivery in cancer treatment. Urol. Oncol. 26, 57-64.

Hansen, A.H., Mouritsen, O.G., Arouri, A., 2015. Enzymatic action of phospholipase A 2 on liposomal drug delivery systems. Int. J. Pharm. 491, 49-57.

Hashida, M., Nishikawa, M., Yamashita, F., Takakura, Y., 2001. Cell-specific delivery of genes with glycosylated carriers. Adv. Drug Deliv. Rev. 52, 187-196.

Hobbs, S.K., Monsky, W.L., Yuan, F., Roberts, W.G., Griffith, L., Torchilin, V.P., et al., 1998. Regulation of transport pathways in tumor vessels: role of tumor type and microenvironment. Proc. Natl. Acad. Sci. 95, 4607-4612.

Hu, Y., Zeng, F., Ju, R., Lu, W., 2016. Advances in liposomal drug delivery system in the field of chemotherapy. Clin. Oncol. 1, 1092.

Huang, S.-L., Macdonald, R.C., 2004. Acoustically active liposomes for drug encapsulation and ultrasound-triggered release. Biochim. Biophys. Acta 1665, 134-141.

Jung, S.H., Jung, S.H., Seong, H., Cho, S.H., Jeong, K.-S., Shin, B.C., 2009. Polyethylene glycol-complexed cationic liposome for enhanced cellular uptake and anticancer activity. Int. J. Pharm. 382, 254-261.

Júnior, Á .D., Mota, L.G., Nunan, E.A., Wainstein, A.J., Wainstein, A.P.D., Leal, A.S., et al., 2007. Tissue distribution evaluation of stealth pH-sensitive liposomal cisplatin versus free cisplatin in Ehrlich tumor-bearing mice. Life Sci. 80, 659-664.

Kajiwara, E., Kawano, K., Hattori, Y., Fukushima, M., Hayashi, K., Maitani, Y., 2007. Long-circulating liposome-encapsulated ganciclovir enhances the efficacy of HSV-TK suicide gene therapy. J. Control. Release 120, 104-110.

Kakinuma, K., Tanaka, R., Takahashi, H., Sekihara, Y., Watanabe, M., Kuroki, M., 1996. Drug delivery to the brain using thermosensitive liposome and local hyperthermia. Int. J. Hyperthermia 12, 157-165.

Kang, D.I., Lee, S., Lee, J.T., Sung, B.J., Yoon, J.-Y., Kim, J.-K., et al., 2011. Preparation and in vitro evaluation of anti-VCAM-1-Fab0-conjugated liposomes for the targeted delivery of the poorly water-soluble drug celecoxib. J. Microencapsul. 28, 220-227.

Kim, S.K., Huang, L., 2012. Nanoparticle delivery of a peptide targeting EGFR signaling. J. Control. Release 157, 279-286.

Kong, X., Yu, K., Yu, M., Feng, Y., Wang, J., Li, M., et al., 2014. A novel multifunctional poly (amidoamine) dendrimeric delivery system with superior encapsulation capacity for targeted delivery of the chemotherapy drug 10-hydroxycamptothecin. Int. J. Pharm. 465, 378-387.

Kostarelos, K., Emfietzoglou, D., Papakostas, A., Yang, W.H., Ballangrud, Å., Sgouros, G., 2004. Binding and interstitial penetration of liposomes within avascular tumor spheroids. Int. J. Cancer 112, 713-721.

Kostarelos, K., Emfietzoglou, D., Papakostas, A., Yang, W.-H., Ballangrud, Å. M.,Sgouros, G., 2005. Engineering lipid vesicles of enhanced intratumoral transport capabilities: correlating liposome characteristics with penetration into human prostate tumor spheroids. J. Liposome Res. 15, 15-27.

Krasnici, S., Werner, A., Eichhorn, M.E., Schmitt-Sody, M., Pahernik, S.A., Sauer, B., et al., 2003. Effect of the surface charge of liposomes on their uptake by angiogenic tumor vessels. Int. J. Cancer 105, 561-567.

Kulshrestha, P., Gogoi, M., Bahadur, D., Banerjee, R., 2012. In vitro application of paclitaxel loaded magnetoliposomes for combined chemotherapy and hyperthermia. Colloids Surf. B Biointerfaces 96, 1-7.

Lee, C.M., Tanaka, T., Murai, T., Kondo, M., Kimura, J., Su, W., et al., 2002. Novel chondroitin sulfate-binding cationic liposomes loaded with cisplatin efficiently suppress the local growth and liver metastasis of tumor cells in vivo. Cancer Res. 62, 4282-4288.

Lehtinen, J., Raki, M., Bergström, K.A., Uutela, P., Lehtinen, K., Hiltunen, A., et al., 2012. Pre-targeting and direct immunotargeting of liposomal drug carriers to ovarian carcinoma. PLoS One 7, e41410.

Li, X., Ding, L., Xu, Y., Wang, Y., Ping, Q., 2009. Targeted delivery of doxorubicin using stealth liposomes modified with transferrin. Int. J. Pharm. 373, 116-123.

Lila, A.S.A., Doi, Y., Nakamura, K., Ishida, T., Kiwada, H., 2010. Sequential administration with oxaliplatin-containing PEG-coated cationic liposomes promotes a significant delivery of subsequent dose into murine solid tumor. J. Control. Release 142, 167-173.

Lila, A.S.A., Kizuki, S., Doi, Y., Suzuki, T., Ishida, T., Kiwada, H., 2009. Oxaliplatin encapsulated in PEG-coated cationic liposomes induces significant tumor growth suppression via a dual-targeting approach in a murine solid tumor model. J. Control. Release 137, 8-14.

Lin, C.-Y., Javadi, M., Belnap, D.M., Barrow, J.R., Pitt, W.G., 2014. Ultrasound sensitive eLiposomes containing doxorubicin for drug targeting therapy. Nanomedicine 10, 67-76.

Liu, M.-C., Liu, L., Wang, X.-R., Shuai, W.-P., Hu, Y., Han, M., et al., 2016. Folate receptor-targeted liposomes loaded with a diacid metabolite of norcantharidin enhance antitumor potency for H22 hepatocellular carcinoma both in vitro and in vivo. Int. J. Nanomedicine 11, 1395.

Low, P.S., Kularatne, S.A., 2009. Folate-targeted therapeutic and imaging agents for cancer. Curr. Opin. Chem. Biol. 13, 256-262.

Luo, H., Zhong, Q., Chen, L.-J., Qi, X.-R., Fu, A.-F., Yang, H.-S., et al., 2008. Liposomal honokiol, a promising agent for treatment of cisplatin-resistant human ovarian cancer. Journal of Cancer Res. Clin. Oncol. 134, 937-945.

Ma, X., Zhou, J., Zhang, C.-X., Li, X.-Y., Li, N., Ju, R.-J., et al., 2013. Modulation of drug-resistant membrane and apoptosis proteins of breast cancer stem cells by targeting berberine liposomes. Biomaterials 34, 4452-4465.

Mamot, C., Drummond, D.C., Greiser, U., Hong, K., Kirpotin, D.B., Marks, J.D., et al., 2003. Epidermal growth factor receptor (EGFR)-targeted immunoliposomes mediate specific and efficient drug delivery to EGFR-and EGFRvIII-overexpressing tumor cells. Cancer Res. 63, 3154-3161.

Mamot, C., Drummond, D.C., Noble, C.O., Kallab, V., Guo, Z., Hong, K., et al., 2005. Epidermal growth factor receptor-targeted immunoliposomes significantly enhance the efficacy of multiple anticancer drugs in vivo. Cancer Res. 65, 11631-11638.

Mamot, C., Ritschard, R., Küng, W., Park, J.W., Herrmann, R., Rochlitz, C.F., 2006. EGFR-targeted immunoliposomes derived from the monoclonal antibody EMD72000 mediate specific and efficient drug delivery to a variety of colorectal cancer cells. J. Drug Target. 14, 215-223.

Martina, M.-S., Fortin, J.-P., Ménager, C., Clément, O., Barratt, G., Grabielle-Madelmont, C., et al., 2005. Generation of superparamagnetic liposomes revealed as highly efficient MRI contrast agents for in vivo imaging. J. Am. Chem. Soc. 127, 10676-10685.

May, J.P., Li, S.-D., 2013. Hyperthermia-induced drug targeting. Expert Opin. Drug Deliv. 10, 511-527.

Moghimi, S.M., 1995. Mechanisms of splenic clearance of blood cells and particles: towards development of new splenotropic agents. Adv. Drug Deliv. Rev. 17, 103-115.

Mura, S., Nicolas, J., Couvreur, P., 2013. Stimuli-responsive nanocarriers for drug delivery. Nat. Mater. 12, 991-1003.

Naicker, K., Ariatti, M., Singh, M., 2014. PEGylated galactosylated cationic liposomes for hepatocytic gene delivery. Colloids Surf. B Biointerfaces 122, 482-490.

Newman, C.M., Lawrie, A., Brisken, A.F., Cumberland, D.C., 2001. Ultrasound gene therapy: on the road from concept to reality. Echocardiography 18, 339-347.

Nguyen, K.T., Menon, J.U., Jadeja, P.V., Tambe, P.P., Vu, K., Yuan, B., 2013. Nanomaterials for photo-based diagnostic and therapeutic applications. Theranostics 3, 152-166.

Ni, S., Stephenson, S.M., Lee, R.J., 2001. Folate receptor targeted delivery of liposomal daunorubicin into tumor cells. Anticancer Res. 22, 2131-2135.

Pan, X.Q., Zheng, X., Shi, G., Wang, H., Ratnam, M., Lee, R.J., 2002. Strategy for the treatment of acute myelogenous leukemia based on folate receptor β-targeted liposomal doxorubicin combined with receptor induction using all-trans retinoic acid. Blood 100, 594-602.

Pan, X.Q., Wang, H., Lee, R.J., 2003. Antitumor activity of folate receptor-targeted liposomal doxorubicin in a KB oral carcinoma murine xenograft model. Pharm. Res. 20, 417-422.

Peer, D., Margalit, R., 2004. Loading mitomycin C inside long circulating hyaluronan targeted nano-liposomes increases its antitumor activity in three mice tumor models. Int. J. Cancer 108, 780-789.

Peer, D., Karp, J.M., Hong, S., Farokhzad, O.C., Margalit, R., Langer, R., 2007. Nanocarriers as an emerging platform for cancer therapy. Nat. Nanotechnol. 2, 751-760.

Riviere, C., Martina, M.-S., Tomita, Y., Wilhelm, C., Tran Dinh, A., Menager, C., et al., 2007. Magnetic targeting of nanometric magnetic fluid-loaded liposomes to specific brain intravascular areas: a dynamic imaging study in mice 1. Radiology 244, 439-448.

Rubin, P., Casarett, G., 1966. Microcirculation of tumors part II: the supervascularized state of irradiated regressing tumors. Clin. Radiol. 17, 346-355.

Rumjanek, V.M., Trindade, G.S., Wagner-Souza, K., Meletti-De-Oliveira, M.C., Marques-Santos, L.F., Maia, R.C., et al., 2001. Multidrug resistance in tumour cells: characterisation of the multidrug resistant cell line K562-Lucena 1. An. Acad. Bras. Cienc. 73, 57-69.

Saiyed, Z.M., Gandhi, N.H., Nair, M., 2010. Magnetic nanoformulation of azidothymidine 5'-triphosphate for targeted delivery across the blood-brain barrier. Int. J. Nanomedicine 5, 157-166.

Sawant, R.R., Torchilin, V.P., 2012. Challenges in development of targeted liposomal therapeutics.

AAPS J. 14, 303-315.

Seetharamu, N., Kim, E., Hochster, H., Martin, F., Muggia, F., 2010. Phase II study of liposomal cisplatin (SPI-77) in platinum-sensitive recurrences of ovarian cancer. Anticancer Res. 30, 541-545.

Shao, W., Paul, A., Zhao, B., Lee, C., Rodes, L., Prakash, S., 2013. Carbon nanotube lipid drug approach for targeted delivery of a chemotherapy drug in a human breast cancer xenograft animal model. Biomaterials 34, 10109-10119.

Sharma, G., Modgil, A., Sun, C., Singh, J., 2012. Grafting of cell-penetrating peptide to receptor-targeted liposomes improves their transfection efficiency and transport across blood-brain barrier model. J. Pharm. Sci. 101, 2468-2478.

Sledge, G., Miller, K., 2003. Exploiting the hallmarks of cancer: the future conquest of breast cancer. Eur. J. Cancer 39, 1668-1675.

Soni, V., Kohli, D., Jain, S., 2008. Transferrin-conjugated liposomal system for improved delivery of 5-fluorouracil to brain. J. Drug Target. 16, 73-78.

Sriraman, S.K., Torchilin, V.P., 2014. Recent advances with liposomes as drug carriers. Advanced Biomaterials and Biodevices. John Wiley & Sons, Hoboken, NJ, pp. 79-119.

Tang, N., Du, G., Wang, N., Liu, C., Hang, H., Liang, W., 2007. Improving penetration in tumors with nanoassemblies of phospholipids and doxorubicin. J. Nat. Cancer Inst. 99, 1004-1015.

Teicher, B.A., 2000. Molecular targets and cancer therapeutics: discovery, development and clinical validation. Drug Resist. Updates 3, 67-73.

Thurston, G., Mclean, J.W., Rizen, M., Baluk, P., Haskell, A., Murphy, T.J., et al., 1998. Cationic liposomes target angiogenic endothelial cells in tumors and chronic inflammation in mice. J. Clin. Invest. 101, 1401.

Tila, D., Ghasemi, S., Yazdani-Arazi, S.N., Ghanbarzadeh, S., 2015. Functional liposomes in the cancer-targeted drug delivery. J. Biomater. Appl. 30, 3-16.

Tippayamontri, T., Kotb, R., Paquette, B., Sanche, L., 2011. Cellular uptake and cytoplasm/ DNA distribution of cisplatin and oxaliplatin and their liposomal formulation in human colorectal cancer cell HCT116. Invest. New Drugs 29, 1321-1327.

Torchilin, V.P., 2007. Targeted pharmaceutical nanocarriers for cancer therapy and imaging. AAPS J. 9, E128-E147.

Tu, R., Mohanty, K., Tirrell, M., 2004. Liposomal targeting through peptide-amphiphile functionalization. Am. Pharm. Rev. 7, 36-48.

Van Rooy, I., Mastrobattista, E., Storm, G., Hennink, W.E., Schiffelers, R.M., 2011. Comparison of five different targeting ligands to enhance accumulation of liposomes into the brain. J. Control. Release 150, 30-36.

Waite, C.L., Roth, C.M., 2012. Nanoscale drug delivery systems for enhanced drug penetration into solid tumors: current progress and opportunities. Crit. Rev. Biomed. Eng. 40, 21-41.

Wang, L., Geng, D., Su, H., 2014. Safe and efficient pH sensitive tumor targeting modified liposomes with minimal cytotoxicity. Colloids Surf. B Biointerfaces 123, 395-402.

Wang, X.-X., Li, Y.-B., Yao, H.-J., Ju, R.-J., Zhang, Y., Li, R.-J., et al., 2011. The use of mitochondrial targeting resveratrol liposomes modified with a dequalinium polyethylene glycoldistearoylphosphatidyl ethanolamine conjugate to induce apoptosis in resistant lung cancer cells. Biomaterials 32, 5673-5687.

Wu, J., Liu, Q., Lee, R.J., 2006. A folate receptor-targeted liposomal formulation for paclitaxel. Int. J. Pharm. 316, 148-153.

Yang, T., Cui, F.-D., Choi, M.-K., Cho, J.-W., Chung, S.-J., Shim, C.-K., et al., 2007. Enhanced solubility and stability of PEGylated liposomal paclitaxel: in vitro and in vivo evaluation. Int. J. Pharm. 338, 317-326.

Yatvin, M.B., Weinstein, J.N., Dennis, W.H., Blumenthal, R., 1978. Design of liposomes for enhanced local release of drugs by hyperthermia. Science 202, 1290-1293.

You, J., Zhang, P., Hu, F., Du, Y., Yuan, H., Zhu, J., et al., 2014. Near-infrared light-sensitive liposomes for the enhanced photothermal tumor treatment by the combination with chemotherapy. Pharm. Res. 31, 554-565.

Zalba, S., Garrido, M.J., 2013. Liposomes, a promising strategy for clinical application of platinum derivatives. Expert Opin. Drug Deliv. 10, 829-844.

Zamboni, W.C., Strychor, S., Joseph, E., Walsh, D.R., Zamboni, B.A., Parise, R.A., et al., 2007. Plasma, tumor, and tissue disposition of STEALTH liposomal CKD-602 (S-CKD602) and nonliposomal CKD-602 in mice bearing A375 human melanoma xenografts. Clin. Cancer Res. 13, 7217-7223.

Zhu, L., Torchilin, V.P., 2013. Stimulus-responsive nanopreparations for tumor targeting. Integr. Biol. 5, 96-107.

Zolnik, B.S., Stern, S.T., Kaiser, J.M., Heakal, Y., Clogston, J.D., Kester, M., et al., 2008. Rapid distribution of liposomal short-chain ceramide in vitro and in vivo. Drug Metab. Dispos. 36, 1709-1715.

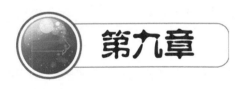

第九章

基于脂质的纳米载体用于肿瘤基因治疗

>>> 9.1 引言

　　每年，美国癌症协会汇编有关癌症发病率、存活率和死亡率的最新数据，并预测当年美国将新增的癌症病例数和死亡人数。根据美国国家癌症研究所和国家卫生统计中心 2016 年收集的数据，在美国有 595 690 例癌症死亡病例和 1 685 210 例新增病例。总体而言，癌症在女性中更为常见。从 2009 年到 2012 年，男性癌症发病率每年下降 3.1%。这归因于最近对前列腺癌的快速诊断和治疗。自 1991 年以来，癌症死亡率下降了 23%，这意味着到 2012 年将有超过 170 万人死于癌症。尽管心脏病死亡率降低，但胰腺癌、肝癌和子宫癌死亡率仍在上升，癌症现在被认为是 21 个州中的主要死因。由于对白血病的治疗进度显著，脑癌成为导致儿童和青少年死亡的主要原因。促进和增强抗癌效果，须增加对癌症研究领域的投入，并充分利用现有统计数据(Siegel et al.，2016)。

　　癌症是由不受控制的细胞分裂和增长所致的，给人类带来痛苦，是威胁人类健康的一个主要问题。为了调控癌症，到目前为止，人们在设计有效的癌症治疗方案上已经做出了各种努力。然而，癌症不断显示出高度多样性和耐药性，因为这种疾病在遗传和表型水平上具有高度复杂性(Holohan et al.，2013)。化疗、手术、放疗、激素疗法和分化疗法是癌症的一些常见治疗方法。但是目前所有类型的癌症治疗形式的有效性都受限于它们不能选择性地识别癌细胞。因此，正常组织势必会受到不利影响。这导致患者的不适和治疗效果较差。在许多可用和可实践的治疗方案中，基因治疗正受到越来越多的关注(Naldini，2015)。在基因治疗的初始阶段，主要是由于递送机制和技术的限制，它只适用于单基因缺陷等遗传性疾病(Verma and Somia，1997)。但是，在过去几十年中，研究已证实基因治疗的必要性，可作为一种有效方法治疗癌症(Amer，2014；Kumar et al.，2016)。

基因疗法是药物递送中的新方法，它利用患者的细胞内蛋白质合成机制来产生治疗剂。通过这种技术，患者通常可以治疗自身疾病，因此，需要制造高度纯化的蛋白质。它还克服了反复使用胃肠外药物（如在遗传性高胆固醇血症中）和蛋白质（如在血友病中）的频率，并最大限度地提高了药物治疗方案的可遵从性。基因治疗不仅限于罕见的遗传性疾病，还可能扩展到常见的疾病，如心脏病、癌症和获得性免疫缺陷综合征。因此，基因治疗在未来的医学实践中具有广泛的应用（Blau and Springer，1995）。

》》》 9.2　历史角度

父系特征遗传至后代从一开始就为人类所知，甚至从古文明时代就为人类所知。这个观点是由早期的希腊科学家提出的。长期以来，他们的性状遗传的理论一直是科学知识的基础。在 19 世纪 50 年代，奥地利僧人格雷戈尔·孟德尔提出了他著名的豌豆植株性状遗传原理，为性状遗传奠定了实验基础。现代遗传学在很大程度上是建立在孟德尔的理论基础上的。基因的物理性质直到 20 世纪 50 年代才被完全知晓（Smýkal et al.，2016）。超声生物化学家詹姆斯·沃森和英国生物物理学家弗朗西斯·克里克提出了 DNA 双螺旋结构模型，遗传学领域的研究也因此发生了革命性的转变。20 世纪 70 年代，另一个突破就是特定酶的发现，这些酶可以沿着 DNA 分子在某些特定的位点分离基因，然后再以设定好的方式将它们重新结合起来。因此，这些研究为现代基因工程铺平了道路，最终在从 DNA 中分离出基因后，于 1980 年引入了基因治疗（Misra，2013）。

在 1990 年首次基因治疗临床试验之后，特别是在过去 15 年中，世界各地在这一领域进行了广泛的研究。在最初的临床试验中，腺苷脱氨酶（ADA）基因被递送给患有严重联合免疫缺陷（ADA-SCID）的患者的 T 细胞（Blaese 等，1995 年）。在大约 10 年的时间里，基于基因的治疗取得了成功，因为 400 多个基于基因的治疗系统已进入临床试验阶段。这些基于基因的治疗系统有 70% 以上是为治疗癌症而设计的（Breyer et al.，2001），由此可见这些基因在癌症治疗中的突出应用。

尽管将正常细胞转化为肿瘤细胞涉及许多基因改变，但致癌基因和肿瘤抑制基因一直是主导癌症发展的主要基因群。顾名思义，肿瘤抑制基因促使细胞凋亡，而致癌基因则促进癌细胞的生长。因此，抑癌基因和凋亡基因被广泛应用于癌症基因治疗且疗效显著。此外，通过激活自杀基因，化疗也可以与基因治疗相结合。自杀基因被编码为一种非哺乳动物酶，是一种在癌细胞中转化为具有细胞毒性代谢物的无毒原药前体。所有的这些基因，如抗癌基因、自杀基因和肿瘤抑制基因都以分子水平的存在方式靶向癌细胞。由于癌症本身具有免疫原性的特质，因此，它也可以通过利用白细胞介素-12 基因等细胞因子编码的方式增强免疫系统（El-Aneed，2004a），从而在免疫水平上被靶向。

要使基因治疗获得成功，必须清晰全面地了解疾病的发病机制，如何选择有效的治疗基因、特定的组织基因递送，如何采用模拟疾病的动物模型进行临床前评价。然而，有效地将治疗基因转移到目标组织始终是基因治疗的关键步骤（Robbins and Ghivizzani，1998）。图 9.1 说明了基因治疗中涉及的几个独立步骤：给药、转移和表达。给药的目的是将含有选择性基因的基因或制剂引入体内。转移过程须确保基因从给药位点转移到目标细胞的细胞核。

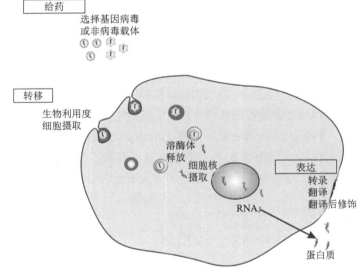

图 9.1 参与基因治疗的几个独立步骤(给药、转移和表达)的原理图

基因转移的过程是一个复杂的过程，因为它必须使转移的基因在靶向细胞中被生物利用，确保它们被细胞摄取和进入细胞核。在表达的最后一步，被转移的基因进行自我表达和复制。此表达式步骤包括转录、翻译和翻译后调控。成功的基因治疗取决于其有效递送到靶向部位和以有效的方式表达（Thomas et al.，2003）。

以载体的媒介可将治疗基因导入人体和靶向细胞，用于基因治疗。为此，使用了病毒和非病毒基因递送载体。非病毒基因疗法和病毒基因疗法的区别在于：在病毒基因治疗中，利用基因工程病毒将治疗基因递送至靶向细胞，而在非病毒基因疗法中，则应用合成或半合成基因制剂（Kay et al.，2001）。病毒基因治疗包括选择适当的病毒载体、从病毒基因库中移除部分基因及插入针对特定疾病编码的外源基因。选择好病毒载体并插入治疗基因后，病毒被注射到患者体内，到达受感染靶细胞的细胞核，并稳定地整合到宿主基因组中。整合后的原病毒转录并生成编码了病毒蛋白的 RNA，从而将全长无拼接的病毒 RNA 与治疗基因（表达）进行组装（Glover et al.，2005）。

基因递送在细胞内和细胞外都面临许多障碍，阻碍了它们的有效利用（Schatzlein，2001）。体内和体外实验结果之间缺乏适当的相关性是科学和研究人员面临的主要问题（Wells et al.，2000），因此，在体外表现出良好特征和高效转染的载体可能并不总是对体内研究有效的。因此，很难确定克服细胞外内障碍的载体的特定特征。特定器官、细胞或组织类型靶向是系统性障碍，而细胞内屏障，如子宫内膜系统和核膜穿越，则对基因治疗的成功构成挑战。第 9.3 节详细讨论了这些障碍。

》》》 9.3　基因递送的屏障

理想的基因递送疗法将是一种具有活性的口服固体剂型，能将治疗基因以一个很好比例的剂量输送到靶向组织中的细胞核。然而，大多数有记录的非病毒基因疗法在直接用于目标组织或接近病理部位时是高度活跃的，上述理想情况与实际情况相去甚远（Nabel et al.，1996；Stopeck et al.，1997；Porteous et al.，1997）。通过肌内注射或静脉注射方式给药时，治疗基因的活性会减小或者没有基因治疗载体在到达靶向细胞或组织时遇到的障碍。如图 9.2 所示，这些屏障大致分为系统性屏障和细胞内屏障。

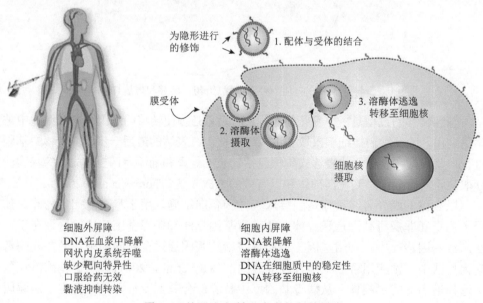

图 9.2　基因治疗/转移存在的各种屏障

9.3.1　系统屏障

特定的器官、组织或细胞类型都受到系统屏障的影响。如表 9.1 所示，已采用各种方法克服这些屏障，并在靶部位提供足量的治疗基因。对病变组织状态的了解也可能在确定基因治疗的屏障方面有重要作用，如排出脓性黏液，这是肺囊性纤维化(CF)的特征，减少基因转移至肺(Brown et al.，2001)。与裸 DNA 相比，静脉注射脂质复合物(脂质体/DNA 复合物)和聚阳离子颗粒复合物(聚合物/DNA 复合物)，增加了蛋白质表达，揭示这些载体在防止血浆中 DNA 降解方面(Liu et al.，1995；Barron et al.，1999；Bragonzi et al.，1999)和促进细胞摄取方面(Kichler et al.，2001；Labat-Moleur et al.，1996)发挥突出作用。另一方面，也有研究发现，由于这些系统(脂质体和聚合物)的非特异性相互作用而导致的转染主要发生在肺内皮细胞中，限制了这些系统的应用(Song and Liu，1998；Jayant et al.，2016；Goula et al.，1998)。利用 PEG 结合脂质复合物和聚阳离子颗粒复合物将降低这些系统的非特异性相互作用，并能在实体瘤上转染(Schäfer et al.，2010；Anwer et al.，2000a，b)。图 9.2 表示基因治疗的各种屏障(细胞外系统性的和细胞内)。将配体如半乳糖、甘露糖、脱唾液酸黏蛋白、叶酸、转铁蛋白等附着在脂质复合物和聚阳离子颗粒复合物上，也可以克服全身屏障(Collins，2006；Moghimi et al.，2016；Jiang et al.，2009)。

表 9.1　用来克服基因治疗的系统和细胞内屏障的方法

屏障	采用的方法	引文
血清核酸酶降解 DNA	与阳离子脂质形成 DNA 复合物(脂质复合物)	Schäfer et al.(2010)，Collins(2006)
将 DNA 靶向特定组织、细胞、器官	与阳离子聚合物形成 DNA 复合物(聚阳离子颗粒复合物)，附着于靶向配体，如转铁蛋白、脱唾液酸黏蛋白	Simoes et al.(1998)，Lim et al.(2000)，Fisher and Wilson(1997)
细胞摄取 DNA	与阳离子脂质形成脂质复合物与阳离子脂质形成聚阳离子颗粒复合物电穿孔	Moghimi et al.(2016)，Wagner et al.(2004)，Pathak et al.(2009)
内体逃逸	使用聚乙烯胺聚合物和结合核内体溶解肽	De Ilarduya et al.(2010)，Gump and Dowdy(2007)，Cho et al.(2003)
将 DNA 从细胞质转运到细胞核	使用核定位核苷酸序列和核定位肽	Cartier and Reszka(2002)，Dean et al.(2005)

9.3.2　细胞屏障

目前，已知直接基因递送取决于细胞类型。大多数非病毒基因递送载体是通过内吞作用被摄取的，已经对这些粒子的内涵体逃逸与释放进行了广泛的研究，以设想出避免细胞器内的破坏基因的机制(Funhoff et al.，2004；Kichler et al.，2001；Khalil et al.，2006)。通过应用电穿孔、电离辐射或超声等物理机制，以及因配体介导的靶向作用而促进的受体摄取，可以提高内涵体摄取(Wagner et al.，2004；Wells et al.，2000)。使用 DOPE 脂质和聚合物，如聚乙基苯胺(PEI)等作为基因递送载体，有助于某些类型细胞的内涵体逃逸(De Ilarduya et al.，2010；Pathak et al.，2009)。使用内涵体干扰肽也可以促进基因递送到某些类型的细胞中(Gump and Dowdy，2007；Cho et al.，2003)。

将配体介导和内涵体干扰肽介导相结合，进行基因转运，克服细胞内和系统屏障已经显示出一些积极的结果。已有研究采用转铁蛋白作为靶向配体，结合 GALA 作为干扰肽，制备阳离子脂质体。同样，也有以脱唾液酸黏蛋白作为靶向配体，以白喉毒素的跨膜结构域作为内涵体裂解剂(Fisher and Wilson，1997)。也有研究以聚二甲氨基乙基丙烯酸酯聚合物偶联的半乳糖和内体裂解肽作为配体(Lim et al.，2000)。所有这些方法都相对成功。通过利用具有细胞靶向能力的蛋白质结构，在递送系统中插入 DNA 结合域，以及具备内涵体逃逸能力，是针对该问题的更进一步想法(Fominaya and Wels，1996；Kostiainen et al.，2007；Qian et al.，2014)。将咪唑类作为内涵体逃逸功能基团与 PLL 结合进行基因递送。转染率增加呈现剂量依赖性(Yin et al.，2014)。

虽然用于内涵体逃逸的内体裂解功能基与用于靶向受体摄取的配体的混合物形成复杂的递送系统，但它们的使用却改善了基因转运。一旦基因从内涵体转移到细胞质，它就会遇到另一个最重要的屏障，即核膜(Zhang et al.，2012；Zabner et al.，1995)。质粒 DNA 向细胞核的转运/进入发生在细胞分裂过程中核膜破裂或细胞周期中核膜孔破裂时。被动扩散将小的 DNA 片段或质粒送入细胞核，而较大的片段则通过依赖能量的核孔复合过程而被运送至核内(Lechardeur and Lukacs，2002，2006)。还有证据表明，核孔是尺寸排阻的屏障。另一方面，未复合 DNA 也面临着被细胞质降解的问题，这种降解甚至在几个小时内就会发生，并可能对实际可递送到细胞核中的质粒 DNA 总量产生不利影响(Lechardeur et al.，1999；Zhou et al.，2016)。

为了克服这些屏障，人们还研究了某些机制，如附着核定位信号肽和加入具有细胞蛋白亲和力并介导真核转运的转录因子(Cartier and Reszka，2002；Dean et al.，2005；Zanta et al.，1999)。研究 T7 RNA 聚合酶基因转染细胞质表达系统可以作为另一种方法。如果大量制备和 RNA 稳定问题得到充分解决，那么使用 RNA 表达系统作为核屏障将具有特别的吸引力(Brown et al.，2001)。

9.4　基因递送载体

载体用于能保护遗传物质并将其转运到细胞或预定细胞类型的细胞核内。基因递送载体大致可分为病毒载体和非病毒载体两类，如图 9.3 所示。

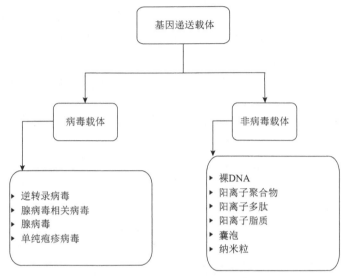

图 9.3　常用基因递送载体的分类

病毒载体是基因工程重组病毒，具有较高的基因转染效率，但由于毒性问题，它们很难处理。另一方面，非病毒载体毒性较小，但转染效率较低。理想的基因转染系统应满足以下要求：保护基因免受核酸酶降解、细胞转染效率高和低毒性（Liu et al.，2012）。

9.4.1　病毒载体

应该高度关注并研究用于基因递送的新型载体。到目前为止，由于病毒的先天转染效率高，杀灭机制不同，大多数基因治疗都使用病毒作为载体。腺病毒和逆转录酶病毒是病毒作为递送载体研究最多的家族。稳定性、有限转染效率、免疫原性、缺乏肿瘤特异性和基因表达水平是获得理想载体必须克服的主要障碍（Lentz et al.，2012）。

9.4.1.1　逆转录病毒载体

迄今为止，基因治疗的成功主要是由于使用逆转录酶病毒作为基因递送载体。

逆转录酶病毒除了感染哺乳动物细胞所需基因外几乎缺乏所有的病毒基因。事实上，这些病毒是有缺陷的，如果处理得当，以至于在感染了适当的靶细胞后，它们就不能复制或感染其他细胞。逆转录酶病毒作为基因递送载体的另一个最明显的优势是它们与宿主基因的稳定整合能力，从而进行稳定转换。最早使用逆转录酶病毒作为基因递送载体可以追溯到 1990 年，当时它被首次用来治疗严重的联合免疫缺陷(SCID)。然而，经过 3 年的治疗，发现其中两名最年轻的患者的 T 细胞增殖失控(Hacein-Bey-Abina et al.，2003)。腺嘌呤脱氨酶缺乏和 SCID-X1 症状消退是 2012 年初大规模基因组改变后的两大成功案例。据估计，截至 2015 年，在近 18.4%的所有基因治疗临床试验中，逆转录病毒被用作传递系统(Aiuti et al.，2002)。

使用逆转录酶病毒作为基因递送载体也是有利的，因为它们不仅易于产生，而且注射给患者之前，其在组织培养中可进行简单而广泛的表征，同时可以与宿主细胞进行稳定结合。随着感染效率降低到只有一种病毒才能感染细胞的水平，宿主肿瘤抑制基因失活或原癌基因激活的风险可降至最低。使用逆转录酶病毒作为基因递送载体的两个主要限制因素是它只能容纳大小有限的基因，同时它无法感染非分裂细胞。由于这些主要的局限性，逆转录病毒通常是首选的；并用于体外原位基因递送：其中分离的细胞在体外增殖，并通过基因工程与逆转录病毒进行感染，然后移植到受体患者体内。逆转录病毒载体可用于体内感染快速分裂的细胞与肝细胞、某些肿瘤细胞、发炎关节和滑膜增殖细胞系等。最近在生产较高滴度病毒和开发能够感染非分裂细胞的慢病毒载体方面取得了进展，这可能会使逆转录病毒载体主要应用于体外原位基因治疗(Kumar et al.，2016)。

9.4.1.2 腺病毒相关病毒

腺病毒相关病毒属于细小病毒家族，是单链 DNA 病毒，需要单纯疱疹病毒(HSV)或腺病毒等辅助病毒进行复制。AAV 作为一种基因递送载体，由于其在人类中的非致病性而广泛欢迎。这种病毒存在于动物组织周围，但尚未被发现为任何疾病的病原体(Bell et al.，2006；Ponnazhagan et al.，2001)。除了其低致病性和免疫原性外，它还能够转移分裂和非分裂细胞，从而使其成为治疗神经母细胞瘤等某些疾病的选择(Daya and Berns，2008)。野生型 AAV 能够感染并稳定地整合到非分裂人类细胞 19 号染色体上一个不编码重要基因的位点(Samulski，1993)。AAV 作为基因治疗载体的另一个原因是其独特的持续和长期表达的能力，从而建立了长时间递送治疗基因的简便方法(Streck et al.，2004)。以 AAV 为载体，可以在不干扰神经母细胞瘤正常血管生成过程的情况下，实现稳定的转基因表达，提升转移性侵袭性肿瘤的靶向性。在所有经批准的基因治疗临床试验中，约 6%的试验采用了 AAV 作为载体(Robbins and Ghivizzani，1998)。

白细胞介素(IL)和干扰素(IFN)等细胞因子在细胞间交流中起着至关重要的作用。IFN 还具有通过防止内皮细胞分化的抗肿瘤潜力(Albini et al.，2000)。血管生成是肿瘤转移的主要原因之一，众所周知，各种 IFN 刺激的基因是导致细胞因子的产生和增殖的原因，而细胞因子是阻止血管生成所必需的。研究表明以 AAV 为载体递送的肝导向 IFN-β 可通过降低骨髓内血管组织密度而减小神经母细胞瘤大小。以 AAV 为载体递送趋化因子和 IL-2 也增强了抗肿瘤作用(Zeng et al.，2005)。尽管事实上 AAV 在神经母细胞瘤的人体试验中没有显示出丰硕的成果，但考虑到它的安全性，它在最柔韧的病毒载体中仍然是表现突出的。在从小鼠模型到人体试验的研究中，这种病毒未能引起肿瘤消退是引起关注的一个主要原因。然而，只要结合化疗或其他疗法，它仍然是一种多功能的基因治疗疗法(Streck et al.，2005)。

9.4.1.3 腺病毒

腺病毒(Ad)是目前应用最广泛的体内基因传递载体，在神经母细胞瘤、CF 等某些病例中已经得到广泛应用。它们是长 30~35 kb 的双链线性 DNA 病毒(Graham and Prevec，1995)。尽管腺病毒也会引起人类的流行性结膜炎和婴儿肠胃炎，Ad 最初是从急性呼吸道感染患者的腺样体中分离出来的。在具有完整免疫系统的患者中，Ad 的感染具有自限性并且是轻度的，但在免疫抑制的患者中，有报告显示其会引起弥漫性肝、肺、肾和膀胱感染。腺病毒具有有效地感染体内和体外的非分裂细胞的能力，从而导致转基因高水平表达。复制能力强(溶瘤性)的腺病毒载体可用于癌症基因治疗，而复制缺陷型腺病毒可用作疫苗和基因的传递载体(Sm Wold and Toth，2013)。溶瘤病毒具有(固有的或基因改造的)特异性识别和杀死肿瘤细胞的能力。它们还能够在细胞周期抑制过程中分化成神经细胞(Wong et al.，2010)。

Ad 用作基因治疗载体的三个主要问题是器官功能障碍和炎症、产生耐受性及野生型病毒。对 Ad 的免疫应答是引起器官功能障碍和炎症的原因，而耐受性可引起暴发性疾病与野生型病毒感染。随着免疫应答的调节或降低 Ad 载体转染细胞免疫原性，可以减少炎症，但腺病毒载体免疫调节尚未在人体上得到很好的研究。在动物模型中，Ad 无法复制，因此，无法在动物模型中评估这些风险(Kresina，2001)。

9.4.1.4 单纯疱疹病毒

单纯疱疹病毒 1(HSV-1)也是双链线性 DNA 病毒，长度约为 152 kb。这个家族的病毒会感染人的眼睛、口腔和阴道黏膜，导致面部、口腔和眼睛的黏膜病变，可侵入神经系统，导致脑膜炎和脑炎。据报告，相关家庭 2 型单纯疱疹病毒可感染生殖器。在 1 型单纯疱疹病毒的生命周期中，它们事先通过感染感觉神经末梢而迁移到神经元细胞，从而引发潜伏性感染(Corey and Spear，1986)。利用这种向病毒神经元细胞迁移的特征，HSV 已用于向脑瘤递送有效的基因（Parker et al., 2000）。HSV 载体是通过删除早期感染中表达的一些病毒蛋白序列[如感染的细胞多肽(ICP)4、(ICP)0、(ICP)27 和(ICP)22 基因]而产生的。它们还能够引发产生许多其他重要病毒成分(Wu et al., 1996)。

HSV 载体已成功地用于递送 IL-2 和粒细胞-巨噬细胞集落刺激因子至小鼠皮下肿瘤，并延长了治疗小鼠的寿命(Toda et al., 2000)。由于 HSV 是天然大基因组(150 kb，比 Ad 和慢病毒分别大 4 倍和 15 倍)，它可以很容易地容纳将近 40 kb 的外源基因，也可以用于同时递送多个基因。此能力已成功地用于体内同时递送 HSV-tk 和胞嘧啶脱氨酶自杀基因，同时与更昔洛韦和 5-氟胞嘧啶前药联用治疗恶性胶质瘤(Latchman, 2001)。

另一方面，HSV 作为载体的治疗应用受到潜伏感染和原始病理性质的限制。在癌症基因治疗中，潜伏期并不是主要问题，因为临时活性基因的表达能够产生破坏癌细胞的预期效果。但是，人们怀疑病毒载体在体外具有毒性，当病毒以更高剂量到达大脑时，会导致脑炎(El-Aneed, 2004b)。

9.4.2 非病毒载体

一个完美的基因递送载体可能是非生物的载体或合成载体，该载体结合了大多数病毒载体的优势(它们在数百万年的进化过程中获得了这些优势，如细胞识别、DNA 包装、胞质运输、细胞摄取、高效基因表达和宿主细胞核的核摄取)，并避免不必要的病毒载体的致病性、免疫原性和炎症特性(Rubanyi, 2001)。因此，研究非病毒或合成载体是开发载体最有希望的领域。设计合成载体是用于递送治疗基因，而无须使用完整的病毒递送基因到细胞。这一组载体由裸 DNA、分子偶联物和脂质组成，通过机械方法递送基因。当脂质与能够递送多种类型细胞的 DNA 结合时，就会形成脂复合物(Roth and Cristiano, 1997)。

目前使用的合成基因递送载体基于三种主要材料，即聚合物、肽和阳离子脂质（正电荷头部基团），所有这些物质都与治疗性质粒 DNA 形成物理复合物(Schatzlein, 2001)。脂质或聚合物具有阳离子，能与负电荷 DNA 分子发生静电相互作用，从而使治疗性 DNA(基因)有效内化。该系统的总净正电荷值也有利于与负电荷细胞膜的相互作用，从而有效地将外源 DNA 内化(Morille et al., 2008)。

9.4.2.1 裸 DNA

在不使用任何合成的载体或病毒载体的情况下，外源裸 DNA 递送是基因递送系统最简单的方式。裸 DNA 能将治疗基因(2~19 kb)直接注入皮肤、心肌、胸腺，特别是骨骼肌和肝细胞(Shi et al.，2002)。通过使用机械方法完成裸 DNA 递送，如直接将 DNA 注射到组织或与连接 DNA 的金颗粒进行高速组织轰击。肌内注射后，已观察到的骨骼肌能超过 19 个月长期表达。单次注射时，仅在不到 1% 的总肌纤维中产生转基因表达，但多次注射可以改善转基因表达(Hartikka et al.，1996)。因此，裸 DNA 注射法简单、安全，但它的基因递送效率很低，因此只适用于如 DNA 疫苗接种等特殊的应用。该技术已经通过三项临床试验测试，并应用于黑色素瘤和结肠癌疫苗的抗肿瘤免疫生成(Widera et al.，2000)。可以通过粒子轰击的 DNA 递送，在肿瘤和肝脏中获得基因表达，但此法也缺乏靶向能力，无法转导大量细胞，需要通过外科手术才能进入靶向组织，这些是该技术的主要关注点(Cheng et al.，1993)。目前通用基因递送系统仍有待确定，但优化这些载体有望发挥它们各自的独特应用。

9.4.2.2　阳离子聚合物

用于基因载体的阳离子聚合物本质上是在生理 pH 下合成的阳离子聚合物，具有与 DNA 结合并形成能够将基因转染到靶细胞的多复合体(聚合物/DNA 复合物)或颗粒复合物的能力。它们的合成性质是一种美，能对其进行理想的修饰，如与配体附着和改变分子量。PEI 和 PLL 是基因治疗中最广泛研究和使用的聚合物(图 9.4)。

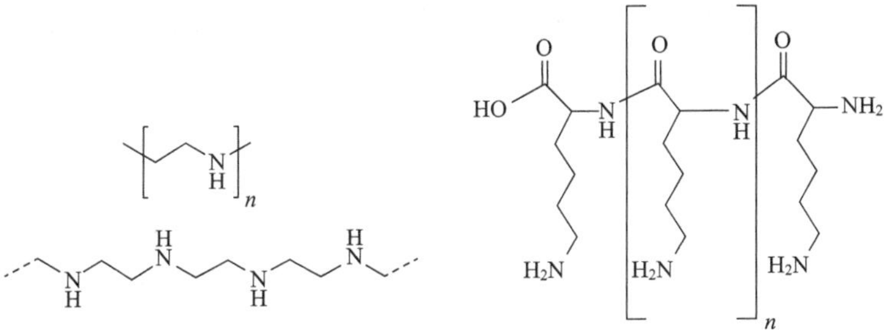

链状PEI　　　　　　　　　　PLL

图 9.4　最广泛应用的基因递送载体的结构

9.4.2.2.1　聚乙烯亚胺

与 PLL 相比，PEI 是最近使用的基因传递载体。与在任何 pH(质子海绵)具有相对固定缓冲能力的 PLL 不同，PEI 有支化的质子化氨基氮(Boussif et al.，1995)。这一特征和 PEI 本身具有的破坏溶酶体膜的能力有效防止了 PEI 聚合物在酸性内环境中降解。这些载体的合成特性使研究人员能够成功地将聚乙二醇 (PEG)等靶向配体(能够制备空间稳定基因载体)引至外表面。PEG 化 PEI 聚合物可被功能化用于受体靶向，以提高转染效率和肿瘤特异性。例如，在一项研究中，

PEG 化的 PEI 聚合物和转铁蛋白(一种脱唾液酸糖蛋白)相连接，然后静脉注射，与无转铁蛋白的 PEG 化 PEI 聚合物相比，其毒性降低，转染效率提高了五倍(Kichler et al.，2001)。

大多数非病毒载体和 PEI 聚合物的细胞毒性效率曲线受一些因素的影响，如支化度、分子量、粒径、溶液的离子强度和 Zeta 电位(Kircheis et al.，1999)。例如，在一项研究报告中，与市售的高分子量 PEI 相比，低分子质量(10 kDa)和中度支化的 PEI 显示出高效的递送和较低的毒性(Fischer et al.，1999)。在另一项研究中比较了线性 PEI(22 kDa)和支化聚合物(25 kDa 和 800 kDa)，结果表明在盐和无盐缓冲液中线性 PEI 均比支化聚合物更有效(Wightman et al.，2001)。另一方面，在治疗窗内向小鼠体内静脉注射线性 PEI(22 kDa)聚合物时，也观察到致死性的副作用(Chollet et al.，2002)。这表明，需要进行更多的研究，以根据毒性/效率制备最佳 PEI 载体。

9.4.2.2.2　聚左旋赖氨酸

PLL 是早期应用的阳离子聚合物(Wu and Wu，1987)。它们是以赖氨酸为重复单元的线性多肽(如图 9.4 所示)，因而具有可生物降解性，因此，能在体内应用。然而，它们极易与血浆蛋白结合，进而迅速从血液循环中清除(Ward et al.，2001)。此外，为了转染成功还需要共同应用像氯喹这样的溶酶体药物，因为这种药物可以防止多聚体复合物的溶酶体降解(Pouton et al.，1998)。氯喹的溶酶机制尚不完全清楚，因此，它可以替代根据 pH 发生构象变化的融合肽，并导致内体溶酶体膜破裂，从而成功进行 DNA 胞质传递(Lee et al.，2002)。

事实上，如果不进行修饰或在无溶酶体活性剂的情况下，PLL 几乎没有转染能力(Brown et al.，2000)。在 PLL 表面覆盖一层 PEG 涂层是一种最流行的修饰技术，它既能提高环氨酸的循环半衰期，又能提高其转染能力(Ogris et al.，2001；Ward et al.，2002)。同样，靶向配体也可以纳入 PEG 聚合物链，从而增强转染和靶向细胞摄取(Suh et al.，2001)。将组氨酸部分引入 PLL 骨架是产生与 PEI 复合物类似的理想质子海绵效应的另一种方法(Pichon et al.，2001)。与 PLL/氯喹混合物相比，组氨酸接枝的 PLL 载体具有良好的转染效率(Midoux and Monsigny，1999)。

PLL 聚合物的分子量不同。经测试，PLL 可作为基因转移的基因递送载体(Männistöet al.，2002)。研究表明，使用高分子量的 PLL 可增加 DNA 转染和缩合，但聚合物毒性和副作用的可能性也会增加(Wolfert et al.，1999)。将棕榈酰基和 PEG 部分结合，可使 PLL 两亲性降低毒性，同时不影响基因传递效应(Brown et al.，2000)。

9.4.2.2.3　其他聚合物递送系统

壳聚糖是一种可生物降解的线性氨基多糖聚合物，其衍生物(Erbacher et al.，

1998；Saranya et al.，2011)、二聚体(支链聚酰氨基胺)(Dufès et al.，2005)和几种其他阳离子聚合物已经被测试用于基因转移中。由肽 Cys-Lys10-Cys 通过氧化缩聚法合成的一种新型可还原多聚阳离子(RPC)，在各种癌细胞系中显示出比 PLL 更高的转染量(Read et al.，2003)。这表明细胞内减少的 RPC 二硫键将导致细胞毒性降低和基因递送增强。尽管使用聚合物作为基因递送载体的临床试验数量较少，但预计在不久的将来，该领域会得以发展。

9.4.3　阳离子多肽

用作基因递送载体的阳离子多肽是两亲性肽，在相对酸性环境中会发生构象变化，从而使它们能够从溶酶体/内体途径中逃逸。它们由带正电的氨基酸组成，如赖氨酸、精氨酸和(或)组氨酸，因此它们具有有效浓缩带负电荷的 DNA 的内在能力。KALA 肽是最早在培养细胞中用作基因递送载体的肽。它是源自流感 HA-2 亚基的螺旋阳离子多肽，能使病毒注入细胞膜(Wyman et al.，1997)。尽管在 KALA 肽(30 AA)中存在 7 个带正电荷的赖氨酸，但已证明在其他 α-螺旋肽(总共 16 个 AA)中仅有 4 个阳离子精氨酸 AA 足以缩拢并将 DNA 递送至细胞质(Niidome et al.，1999)。阳离子多肽载体的疏水部分也在 DNA 转染、内体逃逸和聚集中起关键作用(Haines et al.，2001)。然而，多肽聚集和有效转染的关系尚未清楚。将半胱氨酸部分引入多肽骨架可以增强 DNA 向细胞质的递送，因为 DNA/多肽复合物中形成的二硫键极易还原并释放 DNA 至细胞质(Mckenzie et al.，2000)。该还原反应在复合物内化递送到细胞后发生。

与其他基因递送载体一样，受体介导的靶向基因递送可以通过配体与阳离子多肽的连接实现(Niidome et al.，2000)。肽基因递送载体目前主要以体外评价为主，其体内研究尚处于探索阶段(Mccarthy et al.，2014；Yao et al.，2015；Kuang et al.，2016)。据报道，对小鼠静脉注射多肽载体后，转染主要发生在肺部，然而，其转染效率与 PEI 和脂质体相比低 10~40 倍(Kurrikoff et al.，2016)。可准确容易地确定合成肽的纯度和分子结构，因此，其优于其他递送载体(El-Aneed，2004b)。这些系统的灵活性是另一个优点，能使人们设计最终复合物的组成，该复合物极易根据体外和体内实验结果进行修饰。还可以设计出优于其他多肽载体的特定肽序列，用于克服细胞内和细胞外基因递送屏障。这些特定序列可以结合和保护 DNA，以用于受体介导的摄取，作为内体溶解多肽从内体释放 DNA，以及将 DNA 运输到细胞核(Smith et al.，1998)。

9.4.4 基于脂质的载体

脂质是两亲性分子，在水性环境中能自行组装形成脂质双层囊泡（脂质体）。近几十年来，递送亲脂性药物的脂质纳米载体系统（脂质乳剂和脂质体）引起了极大的兴趣。由于脂质分子（特别是 N-[1-(2，3-二烯氧基)丙基]-N，N，N-三甲基氯化铵（DOTMA）和 N-[1-(2，3-二烯氧基)丙基]-N，N，N-三甲基硫酸铵（DOTAP））可广泛应用及易于制备，使脂质体可作为基因传递载体用于肿瘤基因治疗（Liu and Huang，2002）。尽管目前使用的非病毒载体的转染效率低于病毒载体，但从安全性角度来看，该系统对于需要基因表达的许多应用是有用的。当 DOTMA 和 DOTAP 作为基因递送载体时，主要在给药部位进行非靶向基因递送和基因转导。糖脂可用于靶向特定器官如肝脏。非特异性网状内皮系统摄取会导致这些系统丧失靶向特异性（Barratt and Schuber，1993）。

阴离子脂质在基因递送中的应用不如阳离子脂质好，并且对它的研究也不是很普遍。然而，一些涉及使用阴离子脂质进行基因递送的研究已经进行并且已经取得了一些进展（Sviridov et al.，2000）。中性脂质主要作为阳离子脂质的转染增强剂，因此将在 9.4.4.1 节中介绍一些中性脂质。

9.4.4.1 中性脂质

中性脂质主要与阳离子脂质结合形成脂质体，只起辅助作用。最广泛使用的用于脂质体基因递送的中性脂质是二油酰磷脂酰胆碱（DOPC）、二油酰磷脂酰乙醇胺（DOPE）和胆固醇，尤其是胆固醇-3β-羧基-酰氨基乙二胺（DC-Chol）。DOPC 和 DOPE 的化学结构如图 9.5 所示。

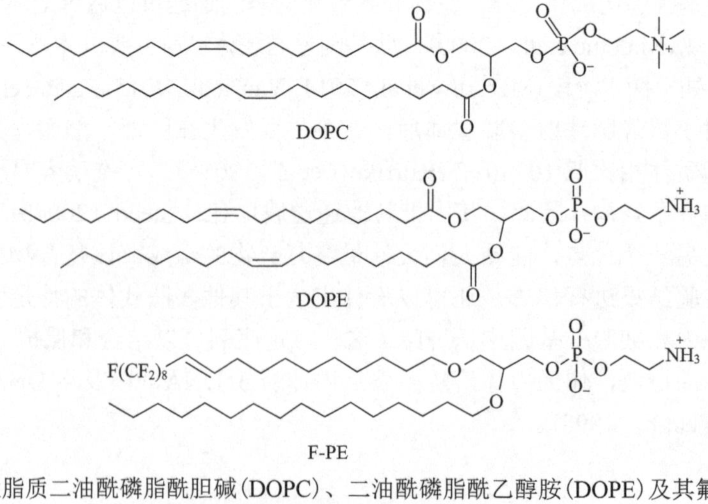

DOPC

DOPE

F-PE

图 9.5 中性脂质二油酰磷脂酰胆碱（DOPC）、二油酰磷脂酰乙醇胺（DOPE）及其氟化类似物氟化甘油磷酸乙醇胺（F-PE）的化学结构

在大多数情况下，使用等摩尔比的阳离子脂质与 DOPE 能引发最佳和有效的转染(Felgner et al.，1994)。除了 DOPE 能增强转染能力之外，Farhood 等(1995)还提出它能使脂质双分子层不稳定从而有助于内体逃逸。他们利用一种精细的方案，用浓度从低到高 DC-Chol/DOPE 和表达氯霉素乙酰转移酶基因的质粒的复合物脉冲细胞，结果表明使用高剂量中性脂质起到显著的辅助作用。使用 DC-Chol/DOPC 的脂质体进行类似的实验，但结果显示 DOPE 中性脂质未显示出任何辅助作用(Templeton et al.，1997)。

使用中性脂质如胆固醇及其衍生物可以在体内获得更高水平的转染(Hong et al.，1997；Lasic，1997b)。与不含胆固醇的脂质体相比，含胆固醇的脂质体在各种器官中有相对较高的表达(Templeton et al.，1997；Bennett et al.，1995)。当使用含胆固醇衍生物和 DOPE 的脂质体时，能降低人肝癌细胞(HepG2)的毒性和提高转染效率。这种效率增强与对具有肝实质细胞特异性的去唾液酸糖蛋白受体的亲和力相关(Kawakami et al.，1998)。一些研究表明，在体内应用中，胆固醇是比 DOPE 更有效的中性脂质(Lasic，1997a)。氟化甘油磷酸乙醇胺(F-PE，图 9.5)是 DOPE 的部分氟化类似物，与 DOPE 作为具有阳离子脂多胺 pcTG90 的辅助脂质相比，能提高在体外和体内基因转染能力。这表明氟化脂质复合物在体内应用中比 DOPE 更有吸引力(Boussif et al.，2001)。

9.4.4.2　阳离子脂质

阳离子脂质大多数具有带电荷的胺基团，其所带电荷与带负电或两性的天然脂质不同。由阳离子脂质配制的脂质体能立即与带负电的化合物相互作用。因此，当与受静电相互作用驱动的核酸(寡核苷酸或整个基因)混合时，极易有效形成脂质复合物。pH 敏感脂质体的血清敏感性和低包封率阻碍了其更广泛的应用，直到Felgner 等(1987)发现和引入第一种阳离子脂质(DOTMA)。在引入这种脂质后，已经合成了许多阳离子脂质，并取得商业化进展。如前所述，将中性脂质与阳离子脂质联合会增强转染效率。已经设计并研究了几种在体内和体外筛选阳离子脂质的方法(Love et al.，2010；Hoekstra，2001)。根据阳离子头基团的不同，阳离子脂质可分为五类。

9.4.4.2.1　一价阳离子脂质

研究发现，由于结构特性，具有两个脂肪族碳链的化合物很容易形成双层结构，而只有一个长脂肪链的季铵盐不利于脂质体的形成。二十八烷基、二甲基氯化铵(DODAC)和十二烷基、二甲基溴化铵(DODAB)都是典型的双链脂质(Lasic and Templeton，1996)。

在一项研究中，进行了 DODAB 和 DNA 相互作用的研究。结果表明，脂质体失去了完整性，而 DNA 也因失去了双螺旋而成为单链。此外，从这项研究中得出的结论是，DODAB/DNA 的相互作用并不仅仅是电荷相反的分子之间静电相互作用的表面现象（Kikuchi and Carmona-Ribeiro，2000）。单链阳离子脂基乙酰三甲基溴化铵（CTAB，图 9.6）作为基因递送载体的研究表明，与 *N*-[1-（2，3-二烯氧氧基）丙基]-*N*，*N*-三甲基氨基盐酸（DADMA）相比，其效率更低，毒性更大（Pinnaduwage et al.，1989）。与此相反，Tang 等研究了图 9.6 所示的 6-月桂己基鸟咯烷单链脂（LHON），发现与 DOTAP（1，2-二烷基-3-三甲基氨基丙烷）相比，它的毒性更小，效率更高（Tang and Hughes，1999）。这些研究的结果表明，单链阳离子脂质在基因传递应用中的作用是不可能完全消除的。

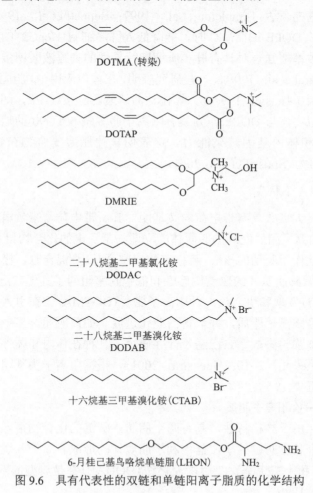

DOTMA（转染）

DOTAP

DMRIE

二十八烷基二甲基氯化铵
DODAC

二十八烷基二甲基溴化铵
DODAB

十六烷基三甲基溴化铵（CTAB）

6-月桂己基鸟咯烷单链脂（LHON）

图 9.6 具有代表性的双链和单链阳离子脂质的化学结构

DOTAP 脂质家族在亲脂尾部和极性阳离子头之间具有酯键。Felgne 等合成的第一种合成阳离子脂质 DOTMA 实际上是 DOTAP 的类似物，具有醚键而不是酯键。二肉豆蔻酰氧丙基二甲基羟乙基溴化铵(DMRIE)也是这种类型的阳离子脂质(Felgner et al.，1994)。对于体内基因转移，用于形成复合物的等摩尔比的脂质有 DOPE/DOTAP(1:1)、DOPE/DOTMA(1:1)、羟十六烷基溴化铵(DDAB)、有胆固醇的 DOTAP(1:1)和双十八烷基氨基精氨酸(1:1)(mol/mol)(DLS)/DOPE (Templeton et al.，1997；Liu et al.，1995)。DOTAP 也成功地应用于具有稳定 DNA 结合和转移体特征的柔性阳离子脂质体(Kim et al.，2004)。有大量如何使用 DOTMA 和 DOTAP 的文献阐明了基于阳离子脂质的基因治疗机制(Massing and Jantscheff，2016；Keles et al.，2016)。

由于脂质作为药物和基因递送载体的广泛研究，几种一价阳离子脂质的生产和合成应运而生。其中，O，O-二肉豆蔻酰基-N-(a-三甲基氨基乙酰)二乙醇胺氯化物(DC-6-14)是最重要的。DC-6-14 和胆固醇或 DOPE 作为脂质体系统中的辅助脂质，在弥漫性腹膜肿瘤细胞中的研究显示出良好的转染效率。与市售阳离子脂质体(如 lipofectACE、lipofectin 和 lipofectamine)相比，它们的效率更高。体内 DC-6-14 脂质体制剂和培养细胞的研究表明，DC-6-14 脂质体与其他脂质制剂相比具有最高的转染潜能(Kikuchi et al.，1999)。Ishiwata 等(2000)研究了 DC-6-14 脂质体作为基因治疗基因载体在体内和体外的生物分布和物理化学特性。这些脂质体在体外更安全，溶血更少。这些结果表明，DC-6-14 脂质体制剂作为基因和药物递送载体在体内应用的潜力。

此外，也有人研究了阳离子头部基团与亲脂链之间的连接链长度对转染效果的影响。如图 9.7A~C 所示对三种脂质外消旋-[(2，3-二十六烷基氧丙基)(2-羟乙

(A) CLIP-I

(B) CLIP-6

(C) CLIP-9

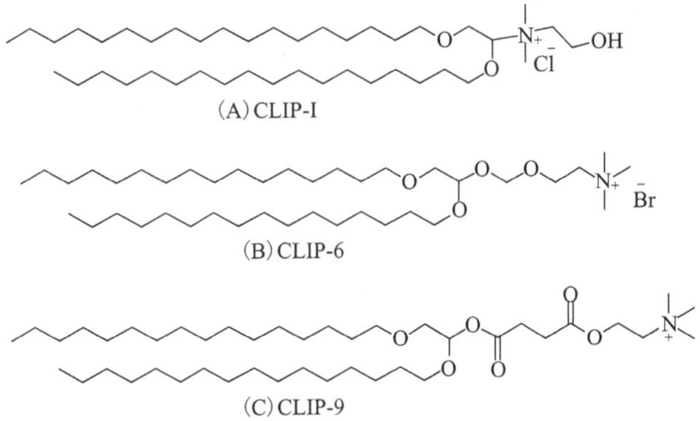

图 9.7　(A)外消旋-[(2，3-二十六烷基氧丙基)(2-羟乙基)]-二甲基氯化铵(CLIP-I)、(B)外消旋-[2(2，3-二十六烷基氧丙基-氧甲基氧基)乙基]三甲基溴化铵(CLIP-6)、(C)外消旋-[2(2，3-二十六烷基氧丙基-氧基琥珀氧基)乙基]-三甲基铵(CLIP-9)的化学结构

基)]-二甲基氯化铵(CLIP-I)、外消旋-[2(2, 3-二十六烷基氧丙基-氧甲基氧基)乙基]三甲基溴化铵(CLIP-6)和外消旋-[2(2, 3-二十六烷基氧丙基-氧基琥珀氧基)乙基]-三甲基铵(CLIP-9)分别进行了一个、六个和九个键链长度研究。结果表明，随着链长的增加，所使用的一些细胞系的转染效率也相应提高(Fraley et al., 1981)。

亲脂尾部对称性对转染效率和制备也有影响。Obika 等(2001)研究了对称和非对称阳离子脂质的转染效率，发现在制备过程中，对称阳离子甘油三酯比非对称型甘油三酯更有利。同样，Subramanian 等(2000)也制备了三种新型阳离子脂质，并对其在基于阳离子脂质的脂质体中的 DNA 稳定性进行了研究。结果发现，这些脂质与阳离子脂质结合可防止加热这些复合物时的 DNA 的热变性。同样，Ilies 等(2003)还合成了基于吡咯阳离子脂质，可用作毒性低、转染效率好的基因递送载体。

9.4.4.2.2 多价阳离子脂质

在 DOTMA 和 DOTAP 被成功用于基因递送载体之后，研究者也合成了各种其他类型的脂类。多价阳离子脂质一直是非常重要的脂质，它的头部有一个以上的正电荷。二辛代乙酰氨基吡咯酯(DOGS/转铁蛋白)是转染中使用最广泛的多价阳离子脂质(Behr et al., 1989)。这一类多价阳离子脂质还包括 DPPES、DOSPA、$(C18)_2$ Sper^{3+}和$(C8)_2$Gly Sper^{3+}(Lasic and Templeton, 1996)。DOGS 和 DOTMA 与 DNA 相互作用的方式不同。由于 DOGS 头部基团中富含阳离子基团，它们能通过多胺基团与 DNA 的小沟发生强烈相互作用，并产生一个核小体类型的结构，在这种结构中，DNA 分子被牢固地包裹。相反，DOTMA 在水溶液中自发聚集并形成脂质体，并封装带负电荷的 DNA 分子(Fortunati et al., 1996)。Imaoka 等(1998)采用 DOGS 治疗中枢神经系统疾病，与单次注射相比，连续注射 DOGS 组转染效率较高(图 9.8)。

Gilot 等使用了一组天然甘氨酸甜菜碱(GB)衍生的多价阳离子脂质，它们与具有酶敏感酯和肽键的丙烯酸链共价偶联，提高了原代培养的大鼠肝细胞的转染效率。为了研究脂质结构对脂质复合物 lipoplex 形成和转染效率的影响，考察了六种具有不同酰基链和间隔臂的 GB。与其他物质，如脂合素 2 和 Fugeny62 相比，具有短的酰基链[$(CH_2)_{10}$]和间隔基的 GB12(图 9.9)具有良好的质粒摄取，且细胞毒性较低，多达 40%的肝细胞表达报告基因，转染效率更高(Gilot et al., 2002)。

Lleres 等(2001)合成了一种新型的半胱氨酸基表面活性剂鸟氨酸半胱氨酸四氰胺(C14-CO)，并用荧光技术以单体形式或氧化二聚形式对脂复合物 lipoplex 结构进行了表征。

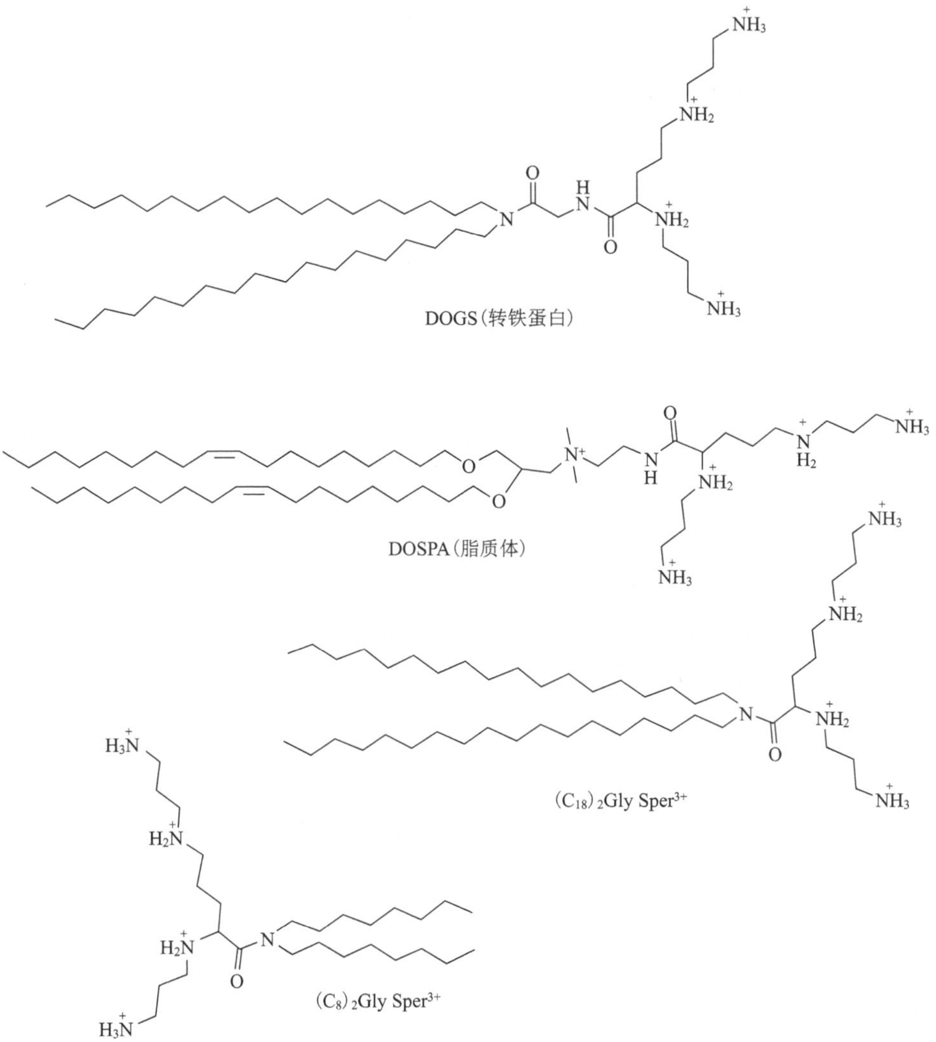

图 9.8　具有代表性的多价阳离子脂质及其化学结构：二十八氨基精胺（DOGS/转铁蛋白）、2，3-二油基氧基-*N*-[2（精氨酰基酰胺基）乙基]-*N*，*N*-二甲基-1-丙酰胺（DOSPA/脂质体）

　　类似地，MVL5（图 9.9）是一种不溶性阳离子脂质，是 3，4-二羟基苯甲酸的衍生物，其头部具有五个电荷的不饱和双脂肪链（Ewert et al.，2002）。MVL5 和中性脂质 DOPC（1，2-二烯酰基-*sn*-甘油磷脂酰胆碱）也用于形成脂质复合物 lipoplexes，在含有荧光素酶报告基因的质粒 DNA 的实验中高效转染哺乳动物细胞。与单价阳离子脂质 DOTAP 相比，这种新型多价阳离子脂质（MVL5）可以获得更大程度的 DNA 脂质复合和良好的转染效率，揭示了使用阳离子脂质能降低毒性作用。

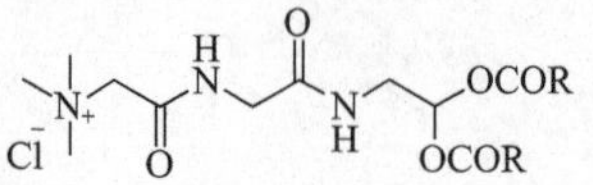

GB12

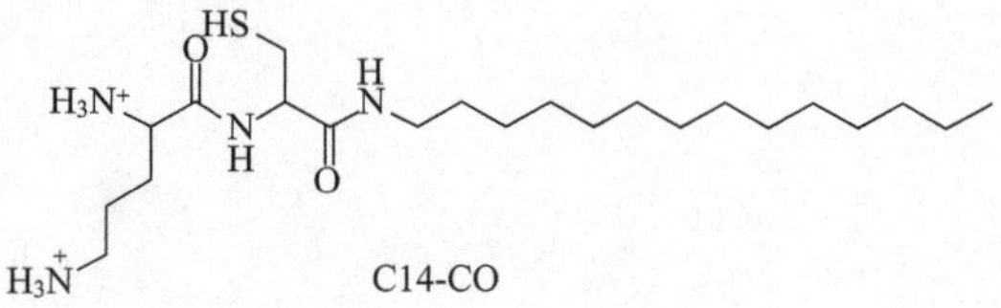

C14-CO

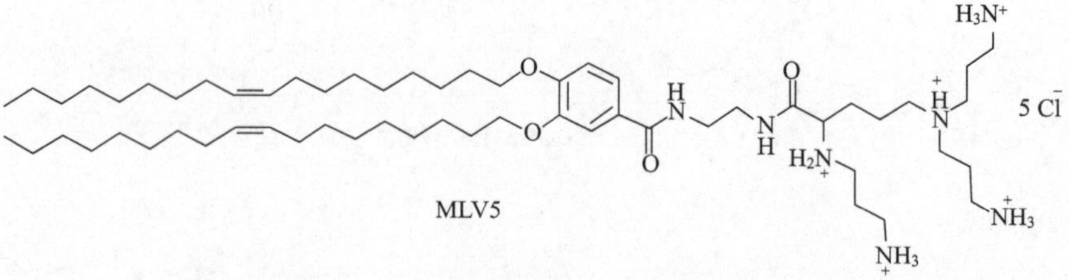

5 Cl⁻

MLV5

图 9.9　来自 Gilot et al.，2002（GB12），Lleres et al. 2001（C14-CO）
和 Ewert et al.，2002（MLV5）的代表性脂质

9.4.4.3　含胍类化合物

除了具有合成阳离子脂类头部基团的功能外，含胍类化合物及其盐类还是有
机合成和医药中的重要中间体。含不同类型的单链、双脂肪链和单头基、双头基
的胍类物质同样可作为基因递送载体，如图 9.10 所示。

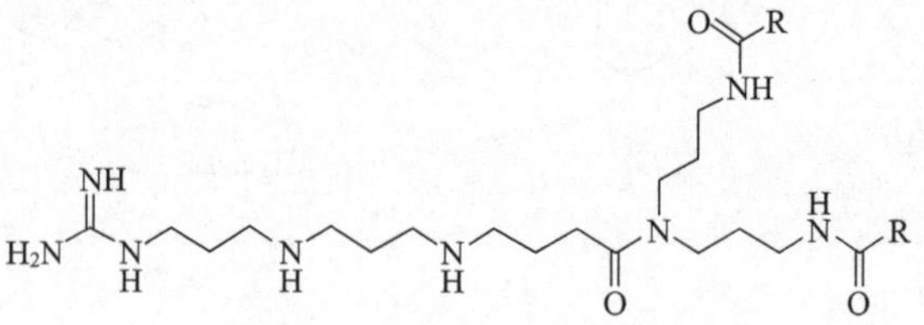

代表性化合物来自 Yingyongnarongkul et al.，2004

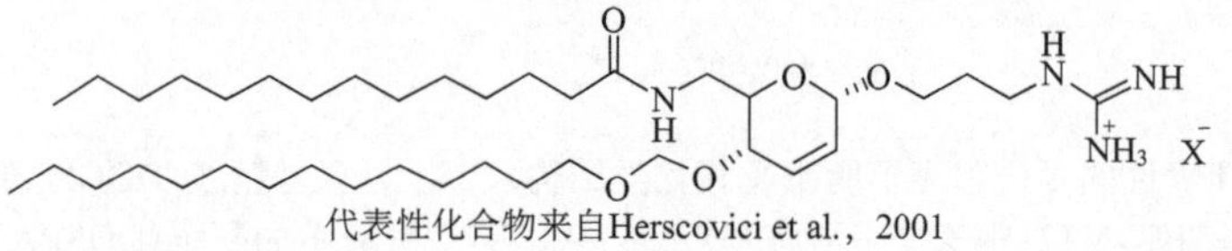

代表性化合物来自 Herscovici et al.，2001

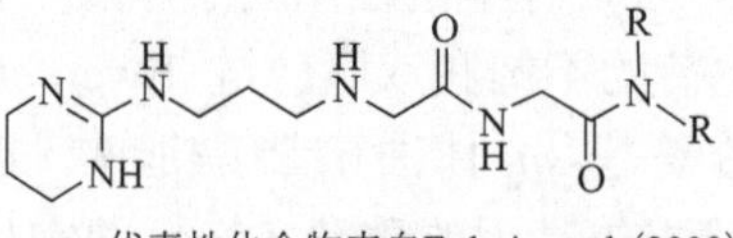

代表性化合物来自 Frderic et al.（2000）

图 9.10　具有代表性的用于基因递送的含胍类化合物的化学结构

与单脂肪链表面活性剂相比，含胍类化合物毒性较低，在哺乳动物细胞系中
具有高效的转染效果。Yingyongnarongkul 等（2004）合成了三种含胍类的化合物

库，并对其转染效果进行了评价，研究结果表明，具有两个头部基团和一个脂肪链的化合物可以有效地转染哺乳动物的细胞系。不饱和糖苷支架为基因递送系统的设计和合成提供了多种优势。Herscovici 等(2001)通过不饱和糖苷支架将胍类基团连接到疏水链中，制备脂质复合物 lipoplex，并对转染效率进行了评价。研究结果表明，这些化合物能有效地缩拢 DNA。Frederic 等(2000)在阳离子脂质头部基团引入环状胍基作为非病毒基因递送载体应用。目前，研究者正在进行多种含脂质的脂多氨基环胍类的理化性质表征和生物学评价。

氨基糖苷(AG)和 AG 衍生的阳离子脂质在基因递送系统中的应用前景广阔。当单独使用基于氨基糖的阳离子脂质或与中性脂质 DOPE 等脂质联用时，在多种哺乳动物细胞系中具有较高的转染效率(Belmont et al.，2002)。聚胍类衍生物也能用作基因递送载体，具有良好的体外基因转染。卡那霉素-胆固醇/DOPE 脂质 DNA 复合物表现出良好的胶体稳定性，在体内可更有效地将基因转染至小鼠气道。

9.4.4.4　胆固醇衍生物

由于增加浓度而产生的毒性、在血浆蛋白中失活及脂质复合物 lipoplex 体内作用时间较短是限制脂质体基因递送应用的重要因素。通常用于基因递送的胆固醇是 O-[(N, N-二甲基氨基乙基)-氨基甲酰基]胆固醇(DC-Chol)，如图 9.11 所示。它主要与其他脂质结合形成脂质体，从而延长体内作用时间，增强膜融合和转染效果。在一项研究中，DC-Chol 与 DOPE 混合，通过激光共聚焦扫描显微镜检查荧光素偶联的反义寡核苷酸的细胞内分布，从而将寡核苷酸较理想地转移到不同靶宿主细胞的细胞核中(如 COS-7、NIH3T3 和 HeLa 细胞)(Noguchi et al.，1998)。

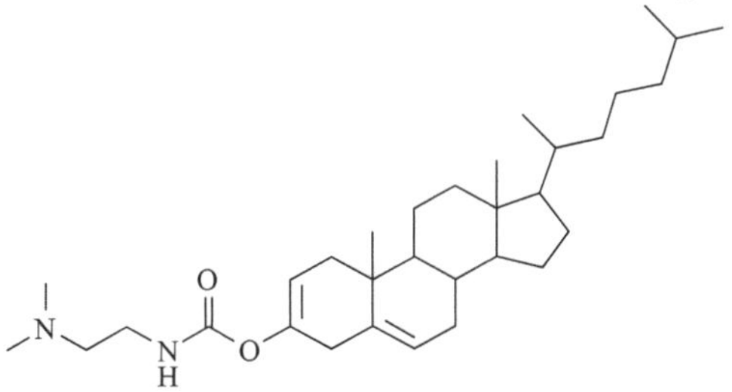

DC-Chol

图 9.11　基因递送中最常用的胆固醇衍生物 O-[(N, N-二甲基氨基乙基)-氨基甲酰基]胆固醇
(DC-Chol)的化学结构

考虑到胆固醇在成熟的基因递送载体中的重要作用，Zhdanov 等(2005)合成了含有 1、2 和 3 个胆固醇基部分的低聚物(乙烯丙烯亚胺)化合物库，并对真核细胞体外/体内基因转移进行了研究。研究表明，降低脂质的疏水基/亲水基之比和增

加头部基团的正电荷，可有效地转染真核细胞。

Kawakami 等合成了三种新型半乳糖化胆固醇衍生物胆甾醇-5-羟基-*N*-(4-((1-亚氨基-c-b-d-硫代半乳糖乙基)氨基)丁基)甲酰胺(Gal-C4-Chol)，它的己基甲酰胺衍生物和乙基甲酰胺衍生物(Gal-C6-Chol 和 Gal-C2-Chol)(图 9.12)。它们的脂质复合物 lipoplex 在人肝癌(HepG2)细胞中表现出较少的细胞毒性。他们还将这些胆固醇衍生物与其他脂质联用，表明 Gal-C4-Chol/DC-Chol/DOPE(摩尔比 3：3：4)脂质复合物 lipoplex 比 DC-Chol/DOPE(6：4)脂质复合物 lipoplex 具有更高的 32P DNA 摄取和转染活性。20 mmol/L 半乳糖可显著降低 Gal-C4-Chol/DOPE(6：4)和 Gal-C4-Chol/DC-Chol/DOPE(3：3：4)对 DNA 的摄取和转染效率，而 DC-Chol/DOPE(6：4)脂质组未观察到这种作用。结果表明，使用这些新型半乳糖化胆固醇衍生物形成的脂质复合物 lipoplex 能被唾液酸糖蛋白受体有效识别，并增强基因表达。改变半乳糖化胆固醇衍生物的间隔臂长度对转染效率有影响，增加间隔臂长度能提高转染活性(Kawakami et al.，1998；Hashida et al.，2005)。

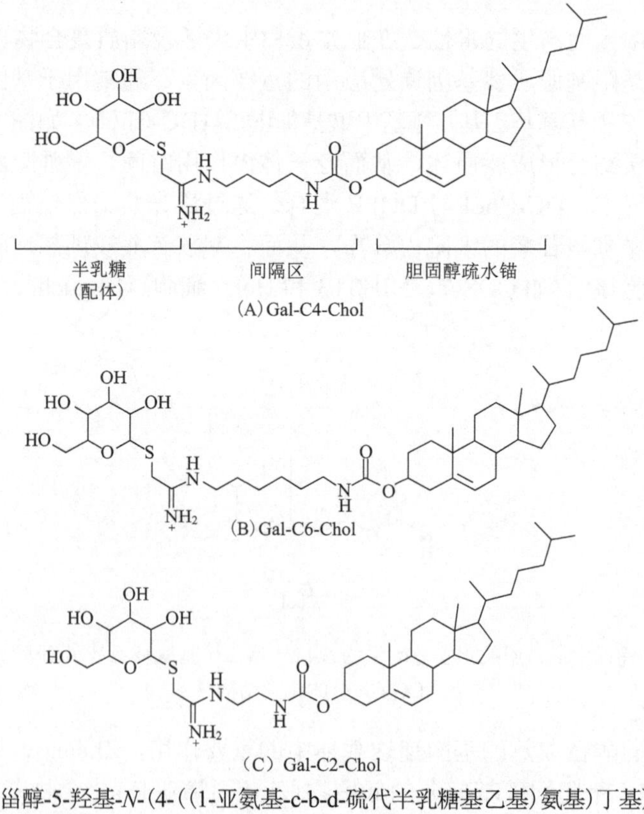

半乳糖
(配体)　　　　间隔区　　　　胆固醇疏水锚

(A) Gal-C4-Chol

(B) Gal-C6-Chol

(C) Gal-C2-Chol

图 9.12　(A)胆甾醇-5-羟基-*N*-(4-((1-亚氨基-c-b-d-硫代半乳糖基乙基)氨基)丁基)甲酰胺(Gal-C4-Chol)，(B)己基甲酰胺衍生物(Gal-C6-Chol)和(C)乙基甲酰胺衍生物(Gal-C2-Chol)的化学结构

9.4.4.5 脂质囊泡

用于基因递送的脂质囊泡含有非离子表面活性剂、辅助脂质和阳离子脂质。其中阳离子脂质与带负电荷的 DNA 分子进行静电作用而形成所谓的 nioplexes (Ojeda et al., 2016)。其具有更好的物理化学稳定性，进而延长储存时间和保质期，最长可达 84 个月，并且生产成本较低，因此它们比脂质体更受欢迎。尽管这些 (niosomes) 设计为基因递送带来优势，但其阳离子电荷与血浆蛋白的非特异性相互作用，引发了复杂的缔合与解离，降低了靶向特异性。PEG 化的脂质囊泡在保留储存稳定性的同时，与血浆蛋白的非特异性相互作用相对较少，从而增强了靶向特异性 (He et al., 2010; Huang et al., 2011)。

Huang 等研究者首次研究了用于基因递送的阳离子脂质囊泡。他们用 DC-Chol (作为阳离子脂质) 和山梨糖单酯 (司盘 20、40、60 和 80) 合成脂质囊泡，并考察其向 COS-7 细胞系递送反义寡核苷酸。研究结果表明，特别是对于司盘 40 和 60 的载反义寡核苷酸脂质囊泡细胞能被高效摄取 (Huang et al., 2005)。Khositsuntiwong 等研究了经皮给药的载酪氨酸酶质粒 (pMEL34) 的 DDAB/吐温-61/Chol 脂质体，基因表达成功并具有稳定性 (Manosroi et al., 2010)。将人酪氨酸酶质粒包封于阳离子脂质囊泡中，该质粒成功表达，并在酪氨酸酶基因敲除人类黑色素瘤 (M5) 细胞及酪氨酸酶生成小鼠黑色素瘤 (B16F10) 细胞中均促进了黑色素的形成 (Khositsuntiwong et al., 2012)。最近，Puras 等以 2，3-二 (十四烷氧基) 丙烷-1-胺阳离子脂质与聚山梨醇酯 80 和角鲨烯合成新的脂质囊泡，并评价 pCMSEGFP 转染体外细胞系 (ARPE-19 和 HEK-293) 和体内转染大鼠视网膜的效果。结果表明，脂质囊泡成功转染 HEK-293 细胞系及 ARPE-19 细胞系，同时观察到 EGFP 在大鼠视网膜不同细胞中的表达 (Puras et al., 2014)。这些结果表明，脂质囊泡作为基因递送载体具有发展潜力。

9.4.4.6 纳米粒

由于新型聚合物生物材料的发展，纳米粒领域在基因治疗和药物递送方面应用前景广阔。目前，已有研究制备众多基因递送纳米载体，将 DNA 包封于其中，利用纳米载体递送 DNA 至细胞内 (Dobson, 2006)，如用 PLL 聚合物包覆氧化铁纳米粒。该纳米载体已经成功地将基因转染到神经胶质和神经元中，用于表达报告基因 (Mok and Zhang, 2013)。另一个例子是使用氨基末端有机改性二氧化硅 (ORMOSIL) 纳米粒作为基因递送载体。ORMOSIL 纳米粒包载质粒 DNA 能成功转染神经元，其免疫原性低、毒性低，成功率与 HSV 相似 (Xia et al., 2009)。

近年来，固体脂质纳米粒 (SLNs) 作为药物递送载体受到了越来越广泛的关注。SLNs 是以脂质 (在室温或体温下为固体) 为基础的纳米载体，由于其粒径较小

(<200 nm)而具有出色的细胞跨膜转运能力，能防止巨噬细胞的摄取，并可以静脉注射(Pensado et al.，2014)。由于中性、阳离子或阴离子 SLNs 都极易制备，已经开发了几种方法制备 SLNs。这些系统大多用作药物递送载体，关于使用 SLNs 作为基因递送载体的研究较少。然而，如果在制剂中加入阳离子脂质，可以将阳离子 SLNs 用作基因递送载体(Bondì and Craparo，2010)。DNA-SLNs 复合物是由带正电荷的 SLNs 和带负电的 DNA 通过表面的静电相互作用形成的。复合物的整体大小和电荷取决于混合物中脂质与 DNA 的重量比。与其他基因递送系统一样，SLNs 表面也可以用 PEG 进行修饰，使其具有靶向性，不被巨噬细胞吞噬(Harashima et al.，1998)。为了获得具有这些特性的 SLNs，可以使用 PEG 化的脂质，如卡普托醇 HT5、ATO。加入其他阳离子脂质如十八胺或硬脂胺可增加 SLNs 在作用部位的滞留时间(Başaran et al.，2010；Li et al.，2008)。

Bondì 等用卡普托醇 ATO 888 制备阳离子型 SLNs，体外评价其对人肝癌细胞的基因递送能力。SLNs 和 SLNs-DNA 复合物都表现出较低的细胞毒性，并且 SLNs-DNA 复合物能够将 DNA 转染至肝癌细胞。研究结果表明，阳离子 SLNs 可能对基因治疗有益(Bondì et al.，2007)。Del Pozo-Rodriguez 等首次将 SLNs 用于体内基因递送，并使用该系统在小鼠体内表达外源蛋白。用 Preirol ATO 5、DOTAP(阳离子脂质)和吐温 80(表面活性剂)制备 SLNs，并评价了将 pDNA 转染至 Arpe-19 和 HEK-293 细胞系中的作用(Del Pozo-Rodríguez et al.，2010)。他们还研究了 SLNs-DNA 复合物中 DOTAP/DNA 比例对转染效率的影响。结果表明，提高脂质-DNA 比率会增大 DNA 缩合程度，但他们也建议，必须综合考虑每个处方并对其进行优化。他们首次评价了 SLNs-DNA 载体静脉给药后外源蛋白的表达情况。如前所述，SLNs 主要用作药物递送系统，目前，人们正致力于将其引入基因递送载体中。使用 SLNs 作为基因递送系统将是理想的，因为在这些制剂中使用的大部分脂质耐受性良好，并且已经被批准用于制药工业。

⟫⟫⟫ 9.5 基于脂质的癌症基因治疗的现状

基于脂质纳米载体作为癌症治疗的工具值得深入研究，该系统将治疗基因传递到原发性靶肿瘤部位和远端转移区域，而对正常组织无毒性。脂质纳米载体是由单一脂质或其混合物形成的，粒径较小、呈中性、带正电荷或负电荷，具有特征的几何形状和流动性，它们还可用于疾病检测和诊断(Yezhelyev et al.，2006)。此外，为了使癌症治疗更加有效安全，研究者对基因递送越来越感兴趣。

目前，已制备多种靶向和非靶向的脂质纳米载体，并将其作为基因递送载体进行了研究，结果表明其能够在体外有效递送治疗基因并产生抗癌作用（Harivardhan Reddy et al.，2006；Peer et al.，2007）。然而，在临床前研究中，只有少数的纳米载体可成功转向临床研究。大多数纳米载体未能通过临床试验的主要原因是有毒性、稳定性差和难以大规模生产。此外，尽管已有 PEG 化和其他方法用于降低纳米载体的毒性，提高其体内的稳定性，但仍未实现完全消除毒性，从而影响了这些非病毒载体临床试验。

迄今为止，已经进入 I 期临床试验的所有纳米载体都是阳离子脂质制剂，通过腹腔注射（IP）或静脉途径给药考察其抗实体瘤效果。最早进行临床试验的脂质纳米载体是 DC-Chol 阳离子脂质制剂，用于 E1A 基因转染治疗人乳腺癌和卵巢癌（Hung et al.，2002；Hortobagyi et al.，2001）。在 I 期临床试验中，将 E1A 基因包封在 DC-Chol 纳米载体（DCC-E1A）中，用于乳腺癌或卵巢癌患者，这些患者有的对常规癌症治疗无效，有的肿瘤 HER-2/neu 表达较低或高。DCC-E1A 制剂通过 IP 和胸膜内途径每周给药一次。本研究旨在考察 DCC-E1A、E1A 基因载体的最大耐受剂量（MTD），并考察在肿瘤细胞中 E1A 对 HER-2/neu 抑制情况。在成功完成 DCC-E1A 的 I 期试验后，对 HER-2/neu 过度表达的复发性上皮性卵巢癌患者启动 DCC-EA 的多中心 I 期临床试验（Madhusudan et al.，2004）。

基于 DCC 纳米载体的 E1A 疗法也在另一项头颈癌复发治疗的临床试验中进行测试（Yoo et al.，2001）。在该项试验中测试的 DNA 剂量为 15 μg、30 μg、60 μg 和 120 μg DNA/cm 肿瘤。虽然所有的剂量都耐受性良好，但大多数患者在注射部位出血和疼痛。试验未给出作为治疗策略的最终 MTD。此外，试验中的一些患者出现轻微肿瘤反应或病情稳定。在对患有复发的、不能切除的头颈癌患者进行 II 期随访试验期间，进行了 DCC-E1A 纳米治疗（Villaret et al.，2002）。通过 IT 注射给予患者 DCC-E1A（30 μg/cm^3），共 10 个剂量，注射 8 周。试验结束时得到了明确结果，DCC-E1A 治疗安全且可耐受。也进行了 IL-2 基因递送 I 期的临床试验。该基因是通过阳离子 N-[1-（2,3-二肉豆蔻基氧基）丙基]-N,N-二甲基-N-（2-羟乙基）溴化铵（DMRIE）：DOPE 制剂进行转染的。含有基因的递送系统由 IT 注射，给予晚期头颈部癌症患者（O'malley et al.，2005）。试验的结论是：IL-2 纳米载体系统无毒、耐受性良好。这项研究尚未进入 II 期临床试验，因为在 I 期试验中只在一个患者身上观察到临床效果。

DOTAP：胆固醇制剂是另一种阳离子脂质载体系统，目前正在进行 I 期临床试验。正在评价该载体能否在非小细胞肺癌治疗中用于递送基因。这是临床试验中第一个用于全身递送的基于脂质的纳米载体系统。该系统用于静脉注射递送 Fus1 TSG，并且确定 MTD。初步结果表明它具有安全性和良好的耐受性（Rajagopal Ramesh et al.，2011）。

9.6 总结

未来癌症基因治疗将以基于阳离子脂质的载体传递治疗基因为主导。迄今为止的研究表明，与基于病毒载体的基因治疗相比，阳离子脂质易于合成，免疫原性也较低。研究表明由阳离子脂质组成脂质体是有效的载体，因为阳离子脂质可与负电荷 DNA 自发反应而形成复合物(Zhang et al.，2004)。此外，它们的正电荷使它们能够与负电荷的细胞膜表面结合。

许多普通的阳离子脂质的制备已经很成熟了，长期以来一直被用于基因转移。其中一些产品如 transfectam、lipofectamine 与 lipofectin 已上市。但是，它们在具体应用上存在某些缺点使得临床效果不佳。因此，寻找新型高效阳离子脂质引起了制剂学家的关注。具有更广泛应用范围的新一代阳离子脂质应运而生。目前，多价阳离子头基和亲脂尾通过二醚、1，2，4-丁三醇、二硫化物、氧乙烯间隔物和糖苷基连接的阳离子脂质成为基因传递新时代的研究趋势(Shirazi et al.，2011；Montier et al.，2008；Guo et al.，2014；Zhi et al.，2013)。胍类、吡啶、聚酰胺和聚氨基化合物是此类脂质阳离子头基团。同样，据报道，合成的四烷基阳离子脂质具有优异的所需性能(Savarala et al.，2013；Elgezeery et al.，2013)。可供选择的用于基因递送的阳离子总是受转染效率的降低和毒性的增加所困扰。因此，合成新型阳离子脂质旨在提高其转染效率，最大限度地减少相关毒性。在这方面，对可再生资源的各种天然产物进行结构修饰至关重要。蔗糖酯化物是一种有效的策略，因为它们的多价阳离子头基和阴离子基团共存于相同的分子结构中，所以降低了毒性并提高了转染效率(Zhang et al.，2004)。

脂质体与阳离子脂质结合是实现高效脂质抗肿瘤基因治疗的另一种策略。由此递送系统能够将装载的内容物有效地内化到靶细胞中(Fenske et al.，2001)。阳离子脂质化合物的性质对其分子设计影响极大。结构和性质之间有着非常密切的关系。氧乙烯间隔臂可较好地转移基因。但是，当聚乙二醇被连接到各种磷脂的头部基团中时，则会产生具有药理活性的分子配体。

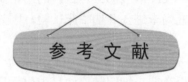

参 考 文 献

Aiuti, A., Slavin, S., Aker, M., Ficara, F., Deola, S., Mortellaro, A., et al., 2002. Correction of ADA-SCID by stem cell gene therapy combined with nonmyeloablative conditioning. Science 296, 2410-2413.

Albini, A., Marchisone, C., Del Grosso, F., Benelli, R., Masiello, L., Tacchetti, C., et al., 2000.

Inhibition of angiogenesis and vascular tumor growth by interferon-producing cells: a gene therapy approach. Am. J. Pathol. 156, 1381-1393.

Amer, M.H., 2014. Gene therapy for cancer: present status and future perspective. Mol. Cell. Ther. 2, 1.

Anwer, K., Kao, G., Proctor, B., Anscombe, I., Florack, V., Earls, R., et al., 2000a. Ultrasound enhancement of cationic lipid-mediated gene transfer to primary tumors following systemic administration. Gene therapy 7, 1833-1839.

Anwer, K., Kao, G., Proctor, B., Rolland, A., Sullivan, S., 2000b. Optimization of cationic lipid/DNA complexes for systemic gene transfer to tumor lesions. J. Drug Target. 8, 125-135.

Barratt, G., Schuber, F., 1993. Targeting of liposomes with mannose terminated ligands. Liposome Technol. 3, 199-218.

Barron, L., Uyechi, L., Szoka, F., 1999. Cationic lipids are essential for gene delivery mediated by intravenous administration of lipoplexes. Gene Ther. 6, 1179-1183.

Başaran, E., Demirel, M., Sırmagül, B., Yazan, Y., 2010. Cyclosporine-A incorporated cationic solid lipid nanoparticles for ocular delivery. J. Microencapsul. 27, 37-47.

Behr, J.-P., Demeneix, B., Loeffler, J.-P., Perez-Mutul, J., 1989. Efficient gene transfer into mammalian primary endocrine cells with lipopolyamine-coated DNA. Proc. Natl. Acad. Sci. 86, 6982-6986.

Bell, P., Moscioni, A.D., Mccarter, R.J., Wu, D., Gao, G., Hoang, A., et al., 2006. Analysis of tumors arising in male B6C3F1 mice with and without AAV vector delivery to liver. Mol. Ther. 14, 34-44.

Belmont, P., Aissaoui, A., Hauchecorne, M., Oudrhiri, N., Petit, L., Vigneron, J.P., et al., 2002. Aminoglycoside-derived cationic lipids as efficient vectors for gene transfection in vitro and in vivo. J. Gene Med. 4, 517-526.

Bennett, M.J., Nantz, M.H., Balasubramaniam, R.P., Gruenert, D.C., Malone, R.W., 1995. Cholesterol enhances cationic liposome-mediated DNA transfection of human respiratory epithelial cells. Biosci. Rep. 15, 47-53.

Blaese, R.M., Culver, K.W., Miller, A.D., Carter, C.S., 1995. T lymphocyte-directed gene therapy for ADAnegative SCID: initial trial results after 4 years. Science 270, 475.

Blau, H.M., Springer, M.L., 1995. Gene therapy—a novel form of drug delivery. N. Engl. J. Med. 333, 1204-1207.

Bondì, M.L., Craparo, E.F., 2010. Solid lipid nanoparticles for applications in gene therapy: a review of the state of the art. Expert Opin. Drug Deliv. 7, 7-18.

Bondì, M.L., Azzolina, A., Craparo, E.F., Lampiasi, N., Capuano, G., Giammona, G., et al., 2007. Novel cationic solid-lipid nanoparticles as non-viral vectors for gene delivery. J. Drug Target. 15, 295-301.

Boussif, O., Lezoualc'h, F., Zanta, M.A., Mergny, M.D., Scherman, D., Demeneix, B., et al., 1995. A versatile vector for gene and oligonucleotide transfer into cells in culture and in vivo: polyethylenimine. Proc. Natl. Acad. Sci. 92, 7297-7301.

Boussif, O., Gaucheron, J., Boulanger, C., Santaella, C., Kolbe, H.V., Vierling, P., 2001. Enhanced in vitro and in vivo cationic lipid-mediated gene delivery with a fluorinated glycerophosphoe-thanolamine helper lipid. J. Gene Med. 3, 109-114.

Bragonzi, A., Boletta, A., Biffi, A., Muggia, A., Sersale, G., Cheng, S., et al., 1999. Comparison between cationic polymers and lipids in mediating systemic gene delivery to the lungs. Gene Ther. 6, 1995-2004.

Breyer, B., Jiang, W., Cheng, H., Zhou, L., Paul, R., Feng, T., et al., 2001. Adenoviral vector-mediated gene transfer for human gene therapy. Curr. Gene Ther. 1, 149-162.

Brown, M., Schätzlein, A., Brownlie, A., Jack, V., Wang, W., Tetley, L., et al., 2000. Preliminary characterization of novel amino acid based polymeric vesicles as gene and drug delivery agents. Bioconjug. Chem. 11, 880-891.

Brown, M.D., Schätzlein, A.G., Uchegbu, I.F., 2001. Gene delivery with synthetic (non viral) carriers. Int. J. Pharm. 229, 1-21.

Cartier, R., Reszka, R., 2002. Utilization of synthetic peptides containing nuclear localization signals for nonviral gene transfer systems. Gene Ther. 9, 157-167.

Cheng, L., Ziegelhoffer, P.R., Yang, N.-S., 1993. In vivo promoter activity and transgene expression in mammalian somatic tissues evaluated by using particle bombardment. Proc. Natl. Acad. Sci. 90, 4455-4459.

Cho, Y.W., Kim, J.D., Park, K., 2003. Polycation gene delivery systems: escape from endosomes to cytosol. J. Pharm. Pharmacol. 55, 721-734.

Chollet, P., Favrot, M.C., Hurbin, A., Coll, J.L., 2002. Side-effects of a systemic injection of linear polyethylenimine-DNA complexes. J. Gene Med. 4, 84-91.

Collins, L., 2006. Nonviral vectors. Transplantation Immunology: Methods and Protocols. Springer, New York, USA, pp. 201-225.

Corey, L., Spear, P.G., 1986. Infections with herpes simplex viruses. N. Engl. J. Med. 314, 686-691.

Daya, S., Berns, K.I., 2008. Gene therapy using adeno-associated virus vectors. Clin. Microbiol. Rev. 21, 583-593.

De Ilarduya, C.T., Sun, Y., Düzgüneş, N., 2010. Gene delivery by lipoplexes and polyplexes. Eur. J. Pharm. Sci. 40, 159-170.

Dean, D., Strong, D., Zimmer, W., 2005. Nuclear entry of nonviral vectors. Gene Ther. 12, 881-890.

Del Pozo-Rodríguez, A., Delgado, D., Solinís, M.Á., Pedraz, J.L., Echevarría, E., Rodríguez, J.M., et al., 2010. Solid lipid nanoparticles as potential tools for gene therapy: in vivo protein expression after intravenous administration. Int. J. Pharm. 385, 157-162.

Dobson, J., 2006. Gene therapy progress and prospects: magnetic nanoparticle-based gene delivery. Gene Ther. 13, 283-287.

Dufès, C., Uchegbu, I.F., Schätzlein, A.G., 2005. Dendrimers in gene delivery. Adv. Drug Deliv. Rev. 57, 2177-2202.

El-Aneed, A., 2004a. Current strategies in cancer gene therapy. Eur. J. Pharmacol. 498, 1-8.

El-Aneed, A., 2004b. An overview of current delivery systems in cancer gene therapy. J. Control. Release 94, 1-14.

Elgezeery, A., Shalaby, M., Elansary, A., 2013. Non-viral gene therapy. Life Sci. J. 10, 1969-1979.

Erbacher, P., Zou, S., Bettinger, T., Steffan, A.-M., Remy, J.-S., 1998. Chitosan-based vector/DNA complexes for gene delivery: biophysical characteristics and transfection ability. Pharm. Res. 15, 1332-1339.

Ewert, K., Ahmad, A., Evans, H.M., Schmidt, H.-W., Safinya, C.R., 2002. Efficient synthesis and cell-transfection properties of a new multivalent cationic lipid for nonviral gene delivery. J. Med. Chem. 45, 5023-5029.

Farhood, H., Serbina, N., Huang, L., 1995. The role of dioleoyl phosphatidylethanolamine in cationic liposome mediated gene transfer. Biochim. Biophys. Acta 1235, 289-295.

Felgner, J.H., Kumar, R., Sridhar, C., Wheeler, C.J., Tsai, Y.J., Border, R., et al., 1994. Enhanced gene delivery and mechanism studies with a novel series of cationic lipid formulations. J. Biol. Chem. 269, 2550-2561.

Felgner, P.L., Gadek, T.R., Holm, M., Roman, R., Chan, H.W., Wenz, M., et al., 1987. Lipofection: a highly efficient, lipid-mediated DNA-transfection procedure. Proc. Natl. Acad. Sci. 84, 7413-7417.

Fenske, D.B., Palmer, L.R., Chen, T., Wong, K.F., Cullis, P.R., 2001. Cationic poly (ethyleneglycol) lipids incorporated into pre-formed vesicles enhance binding and uptake to BHK cells. Biochim. Biophys. Acta 1512, 259-272.

Fischer, D., Bieber, T., Li, Y., Elsässer, H.-P., Kissel, T., 1999. A novel non-viral vector for DNA delivery based on low molecular weight, branched polyethylenimine: effect of molecular weight on transfection efficiency and cytotoxicity. Pharm. Res. 16, 1273-1279.

Fisher, K.J., Wilson, J.M., 1997. The transmembrane domain of diphtheria toxin improves molecular conjugate gene transfer. Biochem. J. 321, 49-58.

Fominaya, J., Wels, W., 1996. Target cell-specific DNA transfer mediated by a chimeric multidomain protein novel non-viral gene delivery system. J. Biol. Chem. 271, 10560-10568.

Fortunati, E., Bout, A., Zanta, M.A., Valerio, D., Scarpa, M., 1996. In vitro and in vivo gene transfer to pulmonary cells mediated by cationic liposomes. Biochim. Biophys. Acta 1306, 55-62.

Fraley, R., Straubinger, R.M., Rule, G., Springer, E.L., Papahadjopoulos, D., 1981. Liposome-mediated delivery of deoxyribonucleic acid to cells: enhanced efficiency of delivery by changes in lipid composition and incubation conditions. Biochemistry 20, 6978-6987.

Frederic, M., Scherman, D., Byk, G., 2000. Introduction of cyclic guanidines into cationic lipids for non-viral gene delivery. Tetrahedron Lett. 41, 675-679.

Funhoff, A.M., Van Nostrum, C.F., Koning, G.A., Schuurmans-Nieuwenbroek, N.M., Crommelin, D.J., Hennink, W.E., 2004. Endosomal escape of polymeric gene delivery complexes is not always menhanced by polymers buffering at low pH. Biomacromolecules 5, 32-39.

Gilot, D., Miramon, M.L., Benvegnu, T., Ferrieres, V., Loreal, O., Guguen-Guillouzo, C., et al., 2002. Cationic lipids derived from glycine betaine promote efficient and nontoxic gene transfection in cultured hepatocytes. J. Gene Med. 4, 415-427.

Glover, D.J., Lipps, H.J., Jans, D.A., 2005. Towards safe, non-viral therapeutic gene expression in humans. Nat. Rev. Genet. 6, 299-310.

Goula, D., Benoist, C., Mantero, S., Merlo, G., Levi, G., Demeneix, B., 1998. Polyethylenimine-based intravenous delivery of transgenes to mouse lung. Gene Ther. 5, 1291-1295.

Graham, F.L., Prevec, L., 1995. Methods for construction of adenovirus vectors. Mol. Biotechnol. 3, 207-220.

Gump, J.M., Dowdy, S.F., 2007. TAT transduction: the molecular mechanism and therapeutic prospects. Trends Mol. Med. 13, 443-448.

Guo, X., Gagne, L., Chen, H., Szoka, F.C., 2014. Novel ortho ester-based, pH-sensitive cationic lipid for gene delivery in vitro and in vivo. J. Liposome Res. 24, 90-98.

Hacein-Bey-Abina, S., Von Kalle, C., Schmidt, M., Mccormack, M., Wulffraat, N., Leboulch, P., et al., 2003. LMO2-associated clonal T cell proliferation in two patients after gene therapy for SCID-X1. Science 302, 415-419.

Haines, A., Irvine, A., Mountain, A., Charlesworth, J., Farrow, N., Husain, R., et al., 2001. CL22-a novel cationic peptide for efficient transfection of mammalian cells. Gene Ther. 8, 99-110.

Harashima, H., Matsuo, H., Kiwada, H., 1998. Identification of proteins mediating clearance of liposomes using a liver perfusion system. Adv. Drug Deliv. Rev. 32, 61-79.

Harivardhan Reddy, L., Vivek, K., Bakshi, N., Murthy, R., 2006. Tamoxifen citrate loaded solid lipid nanoparticles (SLNt): preparation, characterization, in vitro drug release, and pharmacokinetic evaluation. Pharm. Dev. Technol. 11, 167-177.

Hartikka, J., Sawdey, M., Cornefert-Jensen, F., Margalith, M., Barnhart, K., Nolasco, M., et al., 1996. An improved plasmid DNA expression vector for direct injection into skeletal muscle. Hum. Gene Ther. 7, 1205-1217.

Hashida, M., Kawakami, S., Yamashita, F., 2005. Lipid carrier systems for targeted drug and gene delivery. Chem. Pharm. Bull. 53, 871-880.

He, C.-X., Tabata, Y., Gao, J.-Q., 2010. Non-viral gene delivery carrier and its three-dimensional transfection system. Int. J. Pharm. 386, 232-242.

Herscovici, J., Egron, M.J., Quenot, A., Leclercq, F., Leforestier, N., Mignet, N., et al, 2001. Synthesis of new cationic lipids from an unsaturated glycoside scaffold. Org. Lett. 3, 1893-1896.

Hoekstra, S.A., Dick, 2001. Cationic lipid-mediated transfection in vitro and in vivo. Mol. Membr. Biol. 18, 129-143.

Holohan, C., Van Schaeybroeck, S., Longley, D.B., Johnston, P.G., 2013. Cancer drug resistance: an evolving paradigm. Nat. Rev. Cancer 13, 714-726.

Hong, K., Zheng, W., Baker, A., Papahadjopoulos, D., 1997. Stabilisation of cationic liposome/DNA complexes by polyamines and polyethylenglycol-phospholipid conjugates for efficient in vivo gene delivery. FEBS Lett. 414, 187-192.

Hortobagyi, G.N., Ueno, N.T., Xia, W., Zhang, S., Wolf, J.K., Putnam, J.B., et al., 2001. Cationic liposome-mediated E1A gene transfer to human breast and ovarian cancer cells and its biologic effects: a phase I clinical trial. J. Clin. Oncol. 19, 3422-3433.

Huang, Y., Han, G., Wang, H., Liang, W., 2005. Cationic niosomes as gene carriers: preparation and cellular uptake in vitro. Pharmazie 60, 473-474.

Huang, Y., Rao, Y., Chen, J., Yang, V.C., Liang, W., 2011. Polysorbate cationic synthetic vesicle for gene delivery. J. Biomed. Mater. Res. A 96, 513-519.

Hung, M., Hortobagyi, G., Ueno, N., 2002. Development of clinical trial of E1A gene herapy targeting HER-2/neu-overexpressing breast and ovarian cancer. Cancer Gene Therapy. Springer, New York, USA.

Ilies, M.A., Seitz, W.A., Caproiu, M.T., Wentz, M., Garfield, R.E., Balaban, A.T., 2003. Pyridinium-based cationic lipids as gene-transfer agents. Eur. J. Org. Chem. 2003, 2645-2655.

Imaoka, T., Date, I., Ohmoto, T., Yasuda, T., Tsuda, M., 1998. In vivo gene transfer into the adult mammalian central nervous system by continuous injection of plasmid DNA-cationic liposome complex. Brain Res. 780, 119-128.

Ishiwata, H., Suzuki, N., Ando, S., Kikuchi, H., Kitagawa, T., 2000. Characteristics and biodistribution of cationic liposomes and their DNA complexes. J. Control. Release 69, 139-148.

Jayant, R.D., Sosa, D., Kaushik, A., Atluri, V., Vashist, A., Tomitaka, A., et al., 2016. Current status of non-viral gene therapy for CNS disorders. Expert Opin. Drug Deliv.

Jiang, H.-L., Kim, Y.-K., Arote, R., Jere, D., Quan, J.-S., Yu, J.-H., et al., 2009. Mannosylated chitosan-graft-polyethylenimine as a gene carrier for Raw 264.7 cell targeting. Int. J. Pharm. 375, 133-139.

Kawakami, S., Yamashita, F., Nishikawa, M., Takakura, Y., Hashida, M., 1998. Asialoglycoprotein receptor-mediated gene transfer using novel galactosylated cationic liposomes. Biochem. Biophys. Res. Commun. 252, 78-83.

Kay, M.A., Glorioso, J.C., Naldini, L., 2001. Viral vectors for gene therapy: the art of turning infectious agents into vehicles of therapeutics. Nat. Med. 7, 33-40.

Keles, E., Song, Y., Du, D., Dong, W.J., Lin, Y., 2016. Recent progress in nanomaterials for gene delivery applications. Biomater. Sci. 4, 1291-1309.

Khalil, I.A., Kogure, K., Akita, H., Harashima, H., 2006. Uptake pathways and subsequent intracellular trafficking in nonviral gene delivery. Pharmacol. Rev. 58, 32-45.

Khositsuntiwong, N., Manosroi, A., Götz, F., Werner, R.G., Manosroi, W., Manosroi, J., 2012. Enhancement of gene expression and melanin production of human tyrosinase gene loaded in elastic cationic niosomes. J. Pharm. Pharmacol. 64, 1376-1385.

Kichler, A., Leborgne, C., Coeytaux, E., Danos, O., 2001. Polyethylenimine-mediated gene delivery: a mechanistic study. J. Gene Med. 3, 135-144.

Kikuchi, A., Aoki, Y., Sugaya, S., Serikawa, T., Takakuwa, K., Tanaka, K., et al., 1999. Development of novel cationic liposomes for efficient gene transfer into peritoneal disseminated tumor. Hum. Gene Ther. 10, 947-955.

Kikuchi, I., Carmona-Ribeiro, A., 2000. Interactions between DNA and synthetic cationic liposomes. J. Phys. Chem. B 104, 2829-2835.

Kim, A., Lee, E.H., Choi, S.-H., Kim, C.-K., 2004. In vitro and in vivo transfection efficiency of a novel ultradeformable cationic liposome. Biomaterials 25, 305-313.

Kircheis, R., Schüller, S., Brunner, S., Ogris, M., Heider, K.H., Zauner, W., et al., 1999. Polycation-based DNA complexes for tumor-targeted gene delivery in vivo. J. Gene Med. 1, 111-120.

Kostiainen, M.A., Szilvay, G.R., Lehtinen, J., Smith, D.K., Linder, M.B., Urtti, A., et al., 2007. Precisely defined protein-polymer conjugates: construction of synthetic DNA binding domains on proteins by using multivalent dendrons. ACS Nano 1, 103-113.

Kresina, T.F., 2001. An Introduction to Molecular Medicine and Gene Therapy. Wiley Online Library, New York, USA.

Kuang, H., Ku, S.H., Kokkoli, E., 2016. The design of peptide-amphiphiles as functional ligands for liposomal anticancer drug and gene delivery. Adv. Drug Deliv. Rev.

Kumar, M., Dravid, A., Kumar, A., Sen, D., 2016. Gene therapy as a potential tool for treating neuroblastoma—a focused review. Cancer Gene Ther. 23, 115-124.

Kurrikoff, K., Gestin, M., Langel, Ü., 2016. Recent in vivo advances in cell-penetrating peptide-assisted drug delivery. Expert Opin. Drug Deliv. 13, 373-387.

Labat-Moleur, F., Steffan, A.-M., Brisson, C., Perron, H., Feugeas, O., Furstenberger, P.A., et al., 1996. An electron microscopy study into the mechanism of gene transfer with lipopolyamines. Gene Ther. 3, 1010-1017.

Lasic, D., 1997a. Recent developments in medical applications of liposomes: sterically stabilized liposomes in cancer therapy and gene delivery in vivo. J. Control. Release 48, 203-222.

Lasic, D.D., 1997b. Liposomes in Gene Delivery. CRC Press, Boca Raton, FL. Lasic, D., Templeton, N., 1996. Liposomes in gene therapy. Adv. Drug Deliv. Rev. 20, 221-266.

Latchman, D.S., 2001. Gene delivery and gene therapy with herpes simplex virus-based vectors. Gene 264, 1-9.

Lechardeur, D., Lukacs, G.L., 2002. Intracellular barriers to non-viral gene transfer. Curr. Gene Ther. 2, 183-194.

Lechardeur, D., Lukacs, G.L., 2006. Nucleocytoplasmic transport of plasmid DNA: a perilous journey from the cytoplasm to the nucleus. Hum. Gene Ther. 17, 882-889. Lechardeur, D., Sohn, K., Haardt, M., Joshi, P., Monck, M., Graham, R., et al., 1999. Metabolic instability of plasmid DNA in the cytosol: a potential barrier to gene transfer. Gene Ther. 6, 482-497.

Lee, H., Jeong, J.H., Park, T.G., 2002. PEG grafted polylysine with fusogenic peptide for gene delivery: high transfection efficiency with low cytotoxicity. J. Control. Release 79, 283-291.

Lentz, T.B., Gray, S.J., Samulski, R.J., 2012. Viral vectors for gene delivery to the central nervous system. Neurobiol. Dis. 48, 179-188.

Li, X., Nie, S.-F., Kong, J., Li, N., Ju, C.-Y., 2008. A controlled-release ocular delivery system for ibuprofen based on nanostructured lipid carriers. Int. J. Pharm. 363, 177-182.

Lim, D.W., Yeom, Y.I., Park, T.G., 2000. Poly (DMAEMA-NVP)-b-PEG-galactose as gene delivery vector for hepatocytes. Bioconjug. Chem. 11, 688-695.

Liu, C., Zhang, P., Zhai, X., Tian, F., Li, W., Yang, J., et al., 2012. Nano-carrier for gene delivery and bioimaging based on carbon dots with PEI-passivation enhanced fluorescence. Biomaterials 33, 3604-3613.

Liu, F., Huang, L., 2002. Development of non-viral vectors for systemic gene delivery. J. Control. Release 78, 259-266.

Liu, Y., Liggitt, D., Zhong, W., Tu, G., Gaensler, K., Debs, R., 1995. Cationic liposomemediated intravenous gene delivery. J. Biol. Chem. 270, 24864-24870.

Lleres, D., Dauty, E., Behr, J.-P., Mély, Y., Duportail, G., 2001. DNA condensation by an oxidizable cationic detergent. Interactions with lipid vesicles. Chem. Phys. Lipids 111, 59-71.

Love, K.T., Mahon, K.P., Levins, C.G., Whitehead, K.A., Querbes, W., Dorkin, J.R., et al., 2010. Lipid-like materials for low-dose, in vivo gene silencing. Proc. Natl. Acad. Sci. 107, 1864-1869.

Madhusudan, S., Tamir, A., Bates, N., Flanagan, E., Gore, M.E., Barton, D.P., et al., 2004. A multicenter Phase I gene therapy clinical trial involving intraperitoneal administration of E1A-lipid complex in patients with recurrent epithelial ovarian cancer overexpressing HER-2/neu oncogene. Clin. Cancer Res. 10, 2986-2996.

Männistö, M., Vanderkerken, S., Toncheva, V., Elomaa, M., Ruponen, M., Schacht, E., et al., 2002. Structure-activity relationships of poly (L-lysines): effects of pegylation and molecular shape on physicochemical and biological properties in gene delivery. J. Control. Release 83, 169-182.

Manosroi, J., Khositsuntiwong, N., Manosroi, W., Götz, F., Werner, R.G., Manosroi, A., 2010. Enhancement of transdermal absorption, gene expression and stability of tyrosinase plasmid (pMEL34)-loaded elastic cationic niosomes: potential application in vitiligo treatment. J. Pharm. Sci. 99, 3533-3541.

Massing, U., Jantscheff, P., 2016. Automated screening of cationic lipid formulations for transfection, Liposome Technology: Entrapment of Drugs and Other Materials into Liposomes, vol. 2. CRC Press, New York, p. 253.

Mccarthy, H.O., Mccaffrey, J., Mccrudden, C.M., Zholobenko, A., Ali, A.A., Mcbride, J.W., et al., 2014. Development and characterization of self-assembling nanoparticles using a bio-inspired amphipathic peptide for gene delivery. J. Control. Release 189, 141-149.

Mckenzie, D.L., Smiley, E., Kwok, K.Y., Rice, K.G., 2000. Low molecular weight disulfide cross-linking peptides as nonviral gene delivery carriers. Bioconjug. Chem. 11, 901-909.

Midoux, P., Monsigny, M., 1999. Efficient gene transfer by histidylated polylysine/pDNA complexes. Bioconjug. Chem. 10, 406-411.

Misra, S., 2013. Human gene therapy: a brief overview of the genetic revolution. J. Assoc. Physicians India 61, 127-133.

Moghimi, H.R., Saffari, M., Dass, C.R., 2016. Barriers to liposomal gene delivery: from application site to the target. Iran. J. Pharm. Res. 15, 3-17.

Mok, H., Zhang, M., 2013. Superparamagnetic iron oxide nanoparticle-based delivery systems for biotherapeutics. Expert Opin. Drug Deliv. 10, 73-87.

Montier, T., Benvegnu, T., Jaffrès, P.-A., Yaouanc, J.-J., Lehn, P., 2008. Progress in cationic lipid-mediated gene transfection: a series of bio-inspired lipids as an example. Curr. Gene Ther. 8, 296-312.

Morille, M., Passirani, C., Vonarbourg, A., Clavreul, A., Benoit, J.-P., 2008. Progress in developing cationic vectors for non-viral systemic gene therapy against cancer. Biomaterials 29, 3477-3496.

Nabel, G.J., Gordon, D., Bishop, D.K., Nickoloff, B.J., Yang, Z.-Y., Aruga, A., et al., 1996. Immune response in human melanoma after transfer of an allogeneic class I major histocompatibility complex gene with DNA-liposome complexes. Proc. Natl. Acad. Sci. 93, 15388-15393.

Naldini, L., 2015. Gene therapy returns to centre stage. Nature 526, 351-360.

Niidome, T., Takaji, K., Urakawa, M., Ohmori, N., Wada, A., Hirayama, T., et al., 1999. Chain length of cationic α-helical peptide sufficient for gene delivery into cells. Bioconjug. Chem. 10, 773-780.

Niidome, T., Urakawa, M., Sato, H., Takahara, Y., Anai, T., Hatakayama, T., et al., 2000. Gene transfer into hepatoma cells mediated by galactose-modified α-helical peptides. Biomaterials 21, 1811-1819.

Noguchi, A., Furuno, T., Kawaura, C., Nakanishi, M., 1998. Membrane fusion plays an important role in gene transfection mediated by cationic liposomes. FEBS Lett. 433, 169-173.

Obika, S., Yu, W., Shimoyama, A., Uneda, T., Miyashita, K., Doi, T., et al., 2001. Symmetrical cationic triglycerides: an efficient synthesis and application to gene transfer. Bioorg. Med. Chem. 9, 245-254.

Ogris, M., Steinlein, P., Carotta, S., Brunner, S., Wagner, E., 2001. DNA/polyethylenimine transfection particles: influence of ligands, polymer size, and PEGylation on internalization and gene expression. AAPS Pharmsci. 3, 43-53.

Ojeda, E., Agirre, M., Villate-Beitia, I., Mashal, M., Puras, G., Zarate, J., et al., 2016. Elaboration and physicochemical characterization of niosome-based nioplexes for gene delivery purposes. Methods Mol. Biol. 1445, 63-75.

O'malley, B.W., Li, D., Mcquone, S.J., Ralston, R., 2005. Combination nonviral interleukin-2 gene immunotherapy for head and neck cancer: from bench top to bedside. Laryngoscope 115, 391-404.

Parker, J.N., Gillespie, G.Y., Love, C.E., Randall, S., Whitley, R.J., Markert, J.M., 2000. Engineered herpes simplex virus expressing IL-12 in the treatment of experimental murine brain tumors. Proc. Natl. Acad. Sci. 97, 2208-2213.

Pathak, A., Patnaik, S., Gupta, K.C., 2009. Recent trends in non-viral vector-mediated gene delivery. Biotechnol. J. 4, 1559-1572.

Peer, D., Karp, J.M., Hong, S., Farokhzad, O.C., Margalit, R., Langer, R., 2007. Nanocarriers as an emerging platform for cancer therapy. Nat. Nanotechnol. 2, 751-760.

Pensado, A., Seijo, B., Sanchez, A., 2014. Current strategies for DNA therapy based on lipid nanocarriers. Expert Opin. Drug Deliv. 11, 1721-1731.

Pichon, C., Gonc,alves, C., Midoux, P., 2001. Histidine-rich peptides and polymers for nucleic acids delivery. Adv. Drug Deliv. Rev. 53, 75-94.

Pinnaduwage, P., Schmitt, L., Huang, L., 1989. Use of a quaternary ammonium detergent in liposome mediated DNA transfection of mouse L-cells. Biochim. Biophys. Acta 985, 33-37.

Ponnazhagan, S., Curiel, D.T., Shaw, D.R., Alvarez, R.D., Siegal, G.P., 2001. Adenoassociated virus for cancer gene therapy. Cancer Res. 61, 6313-6321.

Porteous, D.J., Dorin, J.R., Mclachlan, G., Davidson-Smith, H., Davidson, H., Stevenson, B., et al., 1997. Evidence for safety and efficacy of DOTAP cationic liposome mediated CFTR gene transfer to the nasal epithelium of patients with cystic fibrosis. Gene Ther. 4, 210-218.

Pouton, C.W., Lucas, P., Thomas, B.J., Uduehi, A.N., Milroy, D.A., Moss, S.H., 1998. Polycation-DNA complexes for gene delivery: a comparison of the biopharmaceutical properties of cationic polypeptides and cationic lipids. J. Control. Release 53, 289-299.

Puras, G., Mashal, M., Zárate, J., Agirre, M., Ojeda, E., Grijalvo, S., et al., 2014. A novel cationic niosome formulation for gene delivery to the retina. J. Control. Release 174, 27-36.

Qian, Z., Larochelle, J.R., Jiang, B., Lian, W., Hard, R.L., Selner, N.G., et al., 2014. Early endosomal escape of a cyclic cell-penetrating peptide allows effective cytosolic cargo delivery. Biochemistry 53, 4034-4046.

Rajagopal Ramesh, R., Shanker, M., Jin, J., West, S.J., Roth, J.A., 2011. 7 Lipid-based nanocarriers for cancer gene therapy. Lipid Nanocarriers in Cancer Diagnosis and Therapy. Smithers, Shropshire.

Read, M.L., Bremner, K.H., Oupický, D., Green, N.K., Searle, P.F., Seymour, L.W., 2003. Vectors based on reducible polycations facilitate intracellular release of nucleic acids. J. Gene Med. 5, 232-245.

Rezaee, M., Oskuee, R.K., Nassirli, H., Malaekeh-Nikouei, B., 2016. Progress in the development of lipopolyplexes as efficient non-viral gene delivery systems. J. Control. Release 236, 1-14.

Robbins, P.D., Ghivizzani, S.C., 1998. Viral vectors for gene therapy. Pharmacol. Ther. 80, 35-47.

Roth, J.A., Cristiano, R.J., 1997. Gene therapy for cancer: what have we done and where are we going? J. Natl. Cancer Inst. 89, 21-39.

Rubanyi, G.M., 2001. The future of human gene therapy. Mol. Aspects Med. 22, 113-142. Samulski,

R.J., 1993. Adeno-associated virus: integration at a specific chromosomal locus. Curr. Opin. Genet. Dev. 3, 74-80.

Saranya, N., Moorthi, A., Saravanan, S., Devi, M.P., Selvamurugan, N., 2011. Chitosan and its derivatives for gene delivery. Int. J. Biol. Macromol. 48, 234-238.

Savarala, S., Brailoiu, E., Wunder, S.L., Ilies, M.A., 2013. Tuning the self-assembling of pyridinium cationic lipids for efficient gene delivery into neuronal cells. Biomacromolecules 14, 2750-2764.

Schäfer, J., Höbel, S., Bakowsky, U., Aigner, A., 2010. Liposome-polyethylenimine complexes for enhanced DNA and siRNA delivery. Biomaterials 31, 6892-6900.

Schatzlein, A., 2001. Non-viral vectors in cancer gene therapy: principles and progress. Anti-Cancer Drugs 12, 275-304.

Shi, F., Rakhmilevich, A.L., Heise, C.P., Oshikawa, K., Sondel, P.M., Yang, N.-S., et al., 2002. Intratumoral injection of interleukin-12 plasmid DNA, either naked or in complex with cationic lipid, results in similar tumor regression in a murine model. Mol. Cancer Ther. 1, 949-957.

Shirazi, R.S., Ewert, K.K., Leal, C., Majzoub, R.N., Bouxsein, N.F., Safinya, C.R., 2011. Synthesis and characterization of degradable multivalent cationic lipids with disulfidebond spacers for gene delivery. Biochim. Biophys. Acta 1808, 2156-2166.

Siegel, R.L., Miller, K.D., Jemal, A., 2016. Cancer statistics, 2016. CA Cancer J. Clin. 66, 7-30.

Simoes, S., Slepushkin, V., Gaspar, R., Pedroso De Lima, M., Düzgüneş, N., 1998. Gene delivery by negatively charged ternary complexes of DNA, cationic liposomes and transferrin or fusigenic peptides. Gene Ther. 5, 955-964.

Simoes, S., Slepushkin, V., Pires, P., Gaspar, R., De Lima, M.P., Düzgüneş, N., 1999. Mechanisms of gene transfer mediated by lipoplexes associated with targeting ligands or pH-sensitive peptides. Gene Ther. 6, 1798-1807.

Sm Wold, W., Toth, K., 2013. Adenovirus vectors for gene therapy, vaccination and cancer gene therapy. Curr. Gene Ther. 13, 421-433.

Smith, L.C., Duguid, J., Wadhwa, M.S., Logan, M.J., Tung, C.-H., Edwards, V., et al., 1998. Synthetic peptide-based DNA complexes for nonviral gene delivery. Adv. Drug Deliv. Rev. 30, 115-131.

Smýkal, P., Varshney, R.K., Singh, V.K., Coyne, C.J., Domoney, C., Kejnovský, E., et al.,2016. From Mendel's discovery on pea to today's plant genetics and breeding. Theor. Appl. Genet. 129, 2267-2280.

Song, Y.K., Liu, D., 1998. Free liposomes enhance the transfection activity of DNA/lipid complexes in vivo by intravenous administration. Biochim. Biophys. Acta 1372, 141-150.

Stopeck, A.T., Hersh, E.M., Brailey, J.L., Clark, P.R., Norman, J., Parker, S.E., 1997. Transfection of primary tumor cells and tumor cell lines with plasmid DNA/lipid complexes. Cancer Gene Ther. 5, 119-126.

Streck, C.J., Zhou, J., Ng, C.Y., Zhang, Y., Nathwani, A.C., Davidoff, A.M., 2004. Longterm recombinant adeno-associated, virus-mediated, liver-generated expression of an angiogenesis inhibitor improves survival in mice with disseminated neuroblastoma. J. Am. Coll. Surg. 199, 78-86.

Streck, C.J., Dickson, P.V., Ng, C.Y., Zhou, J., Gray, J.T., Nathwani, A.C., et al., 2005. Adeno-associated virus vector-mediated systemic delivery of IFN-β combined with low-dose cyclophosphamide affects tumor regression in murine neuroblastoma models. Clin. Cancer Res. 11, 6020-6029.

Subramanian, M., Holopainen, J.M., Paukku, T., Eriksson, O., Huhtaniemi, I., Kinnunen, P.K., 2000. Characterisation of three novel cationic lipids as liposomal complexes with DNA. Biochim.

Biophys. Acta 1466, 289-305.

Suh, W., Chung, J.-K., Park, S.-H., Kim, S.W., 2001. Anti-JL1 antibody-conjugated poly (L-lysine) for targeted gene delivery to leukemia T cells. J. Control. Release 72, 171-178.

Sviridov, Y.V., Zhdanov, R., Podobed, O., Tsvetkova, T., Konstantinov, I., Bogdanenko, E., 2000. The lacZ gene transfer into L929 cells and [14C]-DNA tissue distribution following intraperitoneal administration of new pH-sensitive lipoplexes in mice. Cytobios 106, 7-14.

Tang, F., Hughes, J.A., 1999. Synthesis of a single-tailed cationic lipid and investigation of its transfection. J. Control. Release 62, 345-358.

Templeton, N.S., Lasic, D.D., Frederik, P.M., Strey, H.H., Roberts, D.D., Pavlakis, G.N., 1997. Improved DNA: liposome complexes for increased systemic delivery and gene expression. Nat. Biotechnol. 15, 647-652.

Thomas, C.E., Ehrhardt, A., Kay, M.A., 2003. Progress and problems with the use of viral vectors for gene therapy. Nat. Rev. Genet. 4, 346-358.

Toda, M., Martuza, R.L., Rabkin, S.D., 2000. Tumor growth inhibition by intratumoral inoculation of defective herpes simplex virus vectors expressing granulocyte-macrophage colony-stimulating factor. Mol. Ther. 2, 324.

Verma, I.M., Somia, N., 1997. Gene therapy-promises, problems and prospects. Nature 389, 239-242.

Villaret, D., Glisson, B., Kenady, D., Hanna, E., Carey, M., Gleich, L., et al., 2002. A multicenter phase II study of tgDCC-E1A for the intratumoral treatment of patients with recurrent head and neck squamous cell carcinoma. Head Neck 24, 661-669.

Wagner, E., Kircheis, R., Walker, G.F., 2004. Targeted nucleic acid delivery into tumors: new avenues for cancer therapy. Biomed. Pharmacother. 58, 152-161.

Ward, C.M., Read, M.L., Seymour, L.W., 2001. Systemic circulation of poly (L-lysine)/DNA vectors is influenced by polycation molecular weight and type of DNA: differential circulation in mice and rats and the implications for human gene therapy. Blood 97, 2221-2229.

Ward, C.M., Pechar, M., Oupicky, D., Ulbrich, K., Seymour, L.W., 2002. Modification of pLL/DNA complexes with a multivalent hydrophilic polymer permits folate-mediated targeting in vitro and prolonged plasma circulation in vivo. J. Gene Med. 4, 536-547.

Wells, J., Li, L., Sen, A., Jahreis, G., Hui, S., 2000. Electroporation-enhanced gene delivery in mammary tumors. Gene Ther. 7, 541-547.

Widera, G., Austin, M., Rabussay, D., Goldbeck, C., Barnett, S.W., Chen, M., et al., 2000. Increased DNA vaccine delivery and immunogenicity by electroporation in vivo. J. Immunol. 164, 4635-4640.

Wightman, L., Kircheis, R., Rössler, V., Carotta, S., Ruzicka, R., Kursa, M., et al., 2001. Different behavior of branched and linear polyethylenimine for gene delivery in vitro and in vivo. J. Gene Med. 3, 362-372.

Wolfert, M.A., Dash, P.R., Nazarova, O., Oupicky, D., Seymour, L.W., Smart, S., et al., 1999. Polyelectrolyte vectors for gene delivery: influence of cationic polymer on biophysical properties of complexes formed with DNA. Bioconjug. Chem. 10, 993-1004.

Wong, H.H., Lemoine, N.R., Wang, Y., 2010. Oncolytic viruses for cancer therapy: overcoming the obstacles. Viruses 2, 78-106.

Wu, G.Y., Wu, C.H., 1987. Receptor-mediated in vitro gene transformation by a soluble DNA carrier system. J. Biol. Chem. 262, 4429-4432.

Wu, N., Watkins, S.C., Schaffer, P.A., Deluca, N.A., 1996. Prolonged gene expression and cell survival after infection by a herpes simplex virus mutant defective in the immediate-early genes encoding ICP4, ICP27, and ICP22. J. Virol. 70, 6358-6369.

Wyman, T.B., Nicol, F., Zelphati, O., Scaria, P., Plank, C., Szoka, F.C., 1997. Design, synthesis, and characterization of a cationic peptide that binds to nucleic acids and permeabilizes bilayers. Biochemistry 36, 3008-3017.

Xia, T., Kovochich, M., Liong, M., Meng, H., Kabehie, S., George, S., et al., 2009. Polyethyleneimine coating enhances the cellular uptake of mesoporous silica nanoparticles and allows safe delivery of siRNA and DNA constructs. ACS Nano 3, 3273-3286.

Yao, H., Wang, K., Wang, Y., Wang, S., Li, J., Lou, J., et al., 2015. Enhanced blood-brain barrier penetration and glioma therapy mediated by a new peptide modified gene delivery system. Biomaterials 37, 345-352.

Yezhelyev, M.V., Gao, X., Xing, Y., Al-Hajj, A., Nie, S., O'regan, R.M., 2006. Emerging use of nanoparticles in diagnosis and treatment of breast cancer. Lancet Oncol. 7, 657-667.

Yin, H., Kanasty, R.L., Eltoukhy, A.A., Vegas, A.J., Dorkin, J.R., Anderson, D.G., 2014. Non-viral vectors for gene-based therapy. Nat. Rev. Genet. 15, 541-555.

Yingyongnarongkul, B.E., Howarth, M., Elliott, T., Bradley, M., 2004. Solid-phase synthesis of 89 polyamine-based cationic lipids for DNA delivery to mammalian cells. Chemistry 10, 463-473.

Yoo, G.H., Hung, M.-C., Lopez-Berestein, G., Lafollette, S., Ensley, J.F., Carey, M., et al., 2001. Phase I trial of intratumoral liposome E1A gene therapy in patients with recurrent breast and head and neck cancer. Clin. Cancer Res. 7, 1237-1245.

Zabner, J., Fasbender, A.J., Moninger, T., Poellinger, K.A., Welsh, M.J., 1995. Cellular and molecular barriers to gene transfer by a cationic lipid. J. Biol. Chem. 270, 18997-19007.

Zanta, M.A., Belguise-Valladier, P., Behr, J.-P., 1999. Gene delivery: a single nuclear localization signal peptide is sufficient to carry DNA to the cell nucleus. Proc. Natl. Acad. Sci. 96, 91-96.

Zeng, Y., Jiang, J., Huebener, N., Wenkel, J., Gaedicke, G., Xiang, R., et al., 2005. Fractalkine gene therapy for neuroblastoma is more effective in combination with targeted IL-2. Cancer Lett. 228, 187-193.

Zhang, S., Xu, Y., Wang, B., Qiao, W., Liu, D., Li, Z., 2004. Cationic compounds used in lipoplexes and polyplexes for gene delivery. J. Control. Release 100, 165-180.

Zhang, Y., Satterlee, A., Huang, L., 2012. In vivo gene delivery by nonviral vectors: overcoming hurdles? Mol. Ther. 20, 1298-1304.

Zhdanov, R., Bogdanenko, E., Petrov, A., Podobed, O., Konevets, D., Vlasov, V., 2005. Lipoplexes based on cholesterol derivatives of oligo (ethylene propylene imines) in gene transfer in vitro and in vivo. Dokl. Biochem. Biophys. 401, 131-135.

Zhi, D., Zhang, S., Cui, S., Zhao, Y., Wang, Y., Zhao, D., 2013. The headgroup evolution of cationic lipids for gene delivery. Bioconjug. Chem. 24, 487-519.

Zhou, X., Liu, X., Zhao, B., Liu, X., Zhu, D., Qiu, N., et al., 2016. Jumping the nuclear envelop barrier: improving polyplex-mediated gene transfection efficiency by a selective CDK1 inhibitor RO-3306. J. Control. Release 234, 90-97.

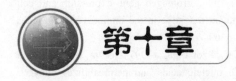

第十章

pH 和温敏纳米系统

每年都会发现许多新化学实体,这些化学物质可分为两类:在特定浓度下成为药物或有毒物质。能否发挥其有益作用,提高这些化学物质的治疗窗,同时避免影响正常组织,取决于我们如何设计改进的递送方法。除了保证药物安全性这一目的之外,大多数治疗药物会被迅速地从体内清除或代谢成各种不同的、也可能有毒的代谢物,因此,缩短了药物作用时间,降低了治疗效果(Morachis et al.,2012)。对于常规的药物递送,血液中的药物浓度在最大值和最小值之间波动,一开始快速上升,之后下降。每种药物都有一定的血药浓度,超过该浓度就会产生毒性作用,但低于一定浓度,药物也不能发挥作用。大多数的介于这两种浓度之间药物剂量范围通常被称为治疗窗(图 10.1)。药物递送系统(DDS),更确切地说是理想的 DDS,可将药物维持在所需的治疗范围内和(或)将药物靶向递送至特定区域,同时降低药物的全身副作用(Liu et al.,2014b)。

在制药和材料科学领域,对于纳米载体的研究和开发取得了令人瞩目的进步和发展,设计出了不同的结构、粒径大小和表面特性的纳米载体。这些体系包括脂质体、脂质囊泡、胶束、聚合物纳米粒、树枝状大分子和无机纳米粒(金、氧化铁、金属氧化物和量子点)。这些纳米载体对于粒径范围较小,可以通过全身或局部途径给药并增强它们对细胞的透过性。纳米载体的表面官能团化能够调节其生物分布行为和药代动力学特征。例如,聚乙二醇化避免纳米载体被网状内皮系统吞噬,使得纳米载体在体内循环时间延长。聚乙二醇化系统还具有从炎症组织内皮渗出的能力,用不同生物活性配体功能化使它们能够靶向特定组织或细胞(Mura et al.,2013)。

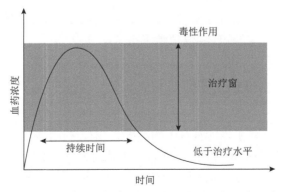

图 10.1 普通剂型药物单剂量口服给药后血药浓度示意图

通过设计刺激响应型纳米载体，实现了按需给药即外部刺激激活药物释放。纳米体系能识别微环境并且像活的生物体一样进行动态响应。在不需要连续吸收药物的情况下(例如，出于毒性原因)提供按需脉冲药物释放，这种递送系统具有潜在的应用价值。也可用于快速清除或短效药物(肽激素)，以最大限度地减少注射次数(Guo and Szoka，2003)。这种刺激响应型 DDS 的概念最初是由 Yatvin 等在 20 世纪 70 年代后期提出的，使用热敏脂质体利用高温在局部释放药物(Yatvin et al.，1978)。之后，特别是在过去的十年中，研究者对用于药物递送的刺激响应型纳米材料进行了广泛的研究与开发。

目前，已有多种物理(外源)和化学/生物化学(内源)刺激响应型纳米材料。温度、光照、超声波、电刺激和磁刺激等都属于物理刺激，而 pH、离子强度、介质和酶的氧化还原电位则属于内源性刺激，如图 10.2 所示(Kang and Bae，2003；Ulijn，2006；Nobuhiko et al.，1992)。对外部或内部刺激产生响应的纳米药物递送载体优于常规 DDS。它们被称为对环境变化敏感的智能体系(Gao et al.，2013；

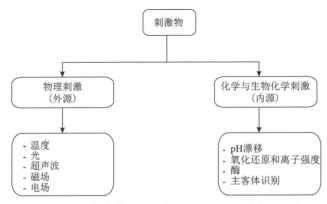

图 10.2 智能药物递送系统的外源性和内源性刺激示意图

Kikuchi and Okano，2002；Liu et al.，2014b)。虽然有许多类型的刺激响应型纳米载体，但本章主要关注于 pH 和温敏纳米系统。

》》》 10.2 靶部位 pH

不同的组织和器官在体内具有不同的固有 pH，利用这些 pH 的差异可使纳米载体系统诱导响应。胃肠道中的 pH 变化范围从胃酸性 pH 到十二指肠和回肠中性和碱性 pH(Kararli，1995)。在亚细胞器中可以发现更大的 pH 变化，范围从内质网中的中性到初期内体中的弱酸性和末期内体/溶酶体中的高度酸性(Nishi and Forgac，2002；Lafourcade et al.，2008)。与正常健康组织(pH~7.4)相比，癌细胞尤其是实体瘤呈微酸性 pH(6.5~7)。实体瘤 pH 的这种变化是由于癌细胞中存在维持其增殖和存活所必需的大量的有氧和无氧糖酵解。实体瘤中的糖酵解产生的乳酸和碳酸被肿瘤细胞连续泵出，使其细胞内 pH 保持在中性范围内。整个过程中肿瘤的细胞微环境略微酸化，这增强了癌症的侵袭性(Gatenby and Gillies，2008；Lamonte et al.，2013；Wojtkowiak et al.，2011)。其他疾病状况和组织也容易产生酸性微环境，如炎症、局部缺血、动脉粥样硬化和关节炎。这些酸性细胞外环境可以作为靶向药物递送至患病组织的一般标记物。

细胞水平的 pH 敏感性可以触发递送的药物释放到溶酶体或晚期胞内体中，或促使纳米载体从溶酶体逃逸到细胞质中(Liu et al.，2014b)。当包封在纳米载体中的药物被细胞摄取时，它会在该过程的其中一个阶段进入溶酶体。与其他细胞内物质不同，溶酶体酸性 pH(4.5~5.0)，会发生纳米载体失稳并释放包封的药物。 pH 敏感口服 DDS 可用于酸敏感性药物，但是，对于 pH 响应值约为 5 的囊泡或胶束则不会发挥作用，因为它在胃中会发生过早的药物释放(De et al.，2002)。 pH 敏感纳米载体的研发能解决该问题并保护药物免受胃不良酸性环境影响(Wang and Zhang，2012)。

》》》 10.3 pH 敏感纳米载体的机制

pH 敏感药物释放和纳米载体去稳定化的主要机制包括聚合物/脂质中存在的可电离官能团的质子化/去质子化和聚合物-药物结合物中存在 pH 敏感键。当纳米载体含有可电离的官能团时，它会响应酸性或碱性 pH，这取决于它们的官能团的性质，这将导致转变(从可溶性到不溶性/层状到六角形)。反过来也会导致因相分离、裂解、融合或孔形成的纳米体系去稳定化，最终，pH 敏感纳米载体会释放药物。另一方面,特别是在聚合物-药物结合物中,pH 敏感键会在各自的 pH 下断裂,导致药物分离和释放(Guo and Szoka,2003)。

10.3.1 功能基团质子化作用和去质子化作用

纳米载体中的可电离物质是接受还是提供质子,取决于它们的环境 pH 和它们的内在解离常数(pK_a)。pH 的变化诱导纳米材料响应,导致其分子状态、平均流体动力学直径和(或)化学反应(如发生键断裂)等发生变化。这又改变了纳米材料的水溶性、电荷密度,从而使被包封的治疗物质从载体中释放(Jain,2008)。由于酸性环境中的质子浓度与中性 pH 相比更高,因此发生易感基团的质子化并诱导脂质构象转变,从而引起脂质体的脂质双层膜结构的扰动。将少量合成的 pH 敏感肽/两亲物添加到脂质体的脂质组合物中时,会在暴露于酸性 pH 时发挥构象转变的作用(Li et al.,2004)。将磷脂酰乙醇胺(PE)或其具有酸性官能团的衍生物添加到脂质体脂质组合物中产生 pH 响应(Paliwal et al.,2015)。与较小头部基团相比,PE 具有长链脂肪族酰基烃尾。由于这种物理性质,它呈锥形并在低 pH 下发生从层状至六角形的转变。这种转变导致孔形成、膜去稳定化和脂质体内容物的释放(Lindblom and Rilfors,1989;Torchilin et al.,1993)。

聚合物 pH 敏感纳米载体在聚合物主链或侧链中含有阳离子或阴离子的可电离官能团。这些官能团会溶解在低于其 pK_a 值的 pH 介质中,导致纳米载体变形和药物释放。按照可电离的官能团分类,聚合物可分为阳离子(碱性)和阴离子(酸性)聚合物。含有聚(叔胺烷基甲基丙烯酸酯)、聚(β-氨基酯)、聚(L-组氨酸)和聚乙烯吡啶聚合物的叔氨基、β-氨基酯、咪唑和吡啶基团是阳离子聚合物。这些可电离的聚合物在生理 pH 下是不溶的,但它们会在酸性条件下接受质子并被溶解,从而导致药物从纳米载体中释放(Satoh et al.,1989)。

聚合物主链中的羧酸、磺酸和磺酰胺官能团是代表性的 pH 敏感可电离阴离子官能团。这些基团在碱性或中性 pH 下是疏水的,而在酸性环境中质子化亲水。磺酰胺基团含有高电负性氧原子与硫连接,在其中吸引电子,硫原子又从其相邻氮原子中吸引电子。这种电子离域在氧原子上产生负电荷,产生水溶性(Sethuraman et al.,2006)。例如,聚(α-氨基酸)和聚(烷基丙烯酸)就是羧酸官能化阴离子聚合物。多羧酸盐的转变 pH 为 4~6,pH 的降低导致它们发生从卷曲状到球状的构象变化,从而导致膜破裂和药物释放(Felber et al.,2012)。无机材料(无机碱和金属氧化物)在生理 pH 下相对稳定,但在酸性环境中会水解或溶解。这一性质最近已被用于 pH 敏感脂质体的研究。碳酸氢根离子在生理 pH 下稳定,在酸性环境中会产生二氧化碳气体。由于其 pH 依赖性释放二氧化碳气体的特性,当其包封在脂质体中时,在酸性环境下脂质双层膜会被破坏，并释放包封药物(Felber et al.，2012)。

10.3.2 纳米载体中的酸敏感物质

　　制备 pH 敏感的另一种方法是加入酸敏感的化学键。这些键在中性 pH 下相对稳定，在暴露于酸性条件时容易裂解，如图 10.3(A)所示。对酸敏感的药物结合物最常用的连接键是乙烯醚、酰胺、腙(HZ)、席夫碱和硼酸酯[图 10.3(B)]。在伯胺和不饱和酸酐如枸橼酸酐、2，3-二甲基马来酸酐和顺乌头酸酐之间形成酰胺键。这些键在暴露于酸性条件时裂解，释放出结合的药物(Sanjoh et al.，2010)。HZ 键通常通过醛或酮与肼的反应形成，通常在生理 pH 条件下稳定，但在酸性条件下易在数分钟内裂解(Nguyen and Huc，2003)。乙烯醚官能团由 C=C 双键构成，氧原子与一侧 C=C 双键碳原子连接。质子转移到乙烯醚的 β-碳上，然后在酸性 pH 条件下发生水合并分解成醇和醛。附着的 α-取代基的电子特性对乙烯醚官能团的键断裂和水解速率有影响，该位置上的供电子基团通常会提高其水解速率(Kim et al.，2012)。

　　通过二醇与硼酸反应形成的硼酸酯具有可逆的 pH 敏感键。稳定的硼酸酯会在碱性或中性 pH 条件下形成，但这些酯在较低 pH 条件下易于解离(Roberts et al.，2007)。使用不同种类的二醇和硼酸，可以在纳米载体中获得这些官能团显示敏感性所需特定 pH。席夫碱/亚胺通过伯胺和醛/酮(羰基化合物)的反应形成。席夫碱在碱性溶剂中几乎稳定，但会在酸性 pH 条件下裂解(Xin and Yuan，2012)。

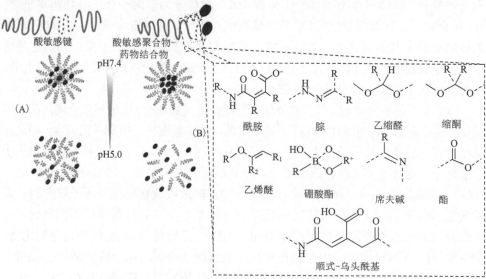

图 10.3　pH 敏感聚合物胶束和药物结合物的示意图

(A)pH 敏感药物从胶束中释放；(B)聚合物-药物结合物具有 pH 敏感键断裂响应释药

>>> 10.4　药物递送系统中代表性的pH敏感纳米载体

10.4.1　pH敏感脂质体

脂质体是自组装形成的单个或多个同心脂质双层构成的囊泡结构，其大小范围从 50 nm 至几微米。这些囊泡用于递送亲水性药物（在脂质膜包围水性空腔中）和亲脂性药物（包封在双分子层内）（Karimi et al.，2016）。近 30 年来，研究者对这些囊泡在基因和药物递送的运用进行了广泛研究，产生了许多获批市售的制剂，如 AmBisome、Mycet、Doxil/Caelyx、DaunoXome（Ganta et al.，2008）。这些囊泡的各种性质如表面电荷、大小、半衰期和组织/细胞靶向可以通过对双层膜表面进行修饰来实现（Ramasamy et al.，2014；Blume and Cevc，1990）。通过在双层中加入 pH 敏感材料或脂质使脂质体对 pH 敏感的方法，脂质体可用于在靶点释放包封的治疗药物/诊断剂（Torchilin，2005）。最近的研究主要集中在构建引起 pH 敏感性的新型脂质或用 pH 敏感聚合物修饰脂质体（Papanicolaou et al.，2004）。

目前，已知存在着各种 pH 敏感触发机制不同的 pH 敏感性脂质体（Pacheco-Torres et al.，2015；Xu et al.，2015；Chen et al.，2016）。例如，使用具有酸性基团的 PE 脂质或其衍生物作为 pH 敏感官能团（Sánchez et al.，2011）。脂质体制剂的应用，必须同时满足两个先决条件，即 pH 敏感性和高稳定性。为了达到这些要求，研究人员提出利用带电脂质（Aoki et al.，2015）、pH 敏感化学键（Chen et al.，2016）及在脂质组成中引入可电离基团（Chang et al.，2015）。pH 敏感脂质体主要用于在肿瘤组织酸性环境中进行抗癌药物的细胞内靶向和药物释放。Moku 等研究了紫杉醇和姜黄素在针对小鼠肿瘤的 pH 敏感脂质体递送系统。他们在谷氨酸阳离子两亲物的极性头部区域内引入了内体 pH 敏感组氨酸和溶解度增强胍基团。他们研究的脂质体系统不仅有效地将抗癌药物递送至小鼠肿瘤，而且还显著抑制了肿瘤生长（Moku et al.，2016）。最近，Paliwal 等研究了透明质酸修饰的 pH 敏感脂质体，用于细胞内靶向递送多柔比星。与生理 pH 相比，包封的药物在微酸性pH（~5.0）下释放得更快，并且在小鼠肿瘤异种移植模型表现出显著的抗肿瘤效果（Paliwal et al.，2016）。

Yoshizaki研究了由酸不稳定聚合物聚缩水甘油修饰的阳离子脂质制备pH敏感脂质体，用于癌症免疫疗法，成功递送抗原分子至细胞质和内体。与未修饰的脂质体相比，小鼠树突细胞对聚合物修饰脂质体制剂的摄取较多（Yoshizaki et al.，2014）。另一项研究报道了pH敏感的融合聚合物-(SucPG-)修饰的脂质体制剂，作为疫苗递送的载体（Watarai et al.，2013）。在一项研究中，1，2-二硬脂酰基-

甘油基-3-磷酸乙醇胺-N-[甲氧基(聚乙二醇)](mPEGDSPE)和硬脂酰-聚(乙二醇)-聚(甲基丙烯酰磺胺二甲氧嘧啶)(硬脂酰-PEG-polySDM)共聚物用于形成pH敏感脂质体进行抗癌药物递送。聚SDM在酸性肿瘤环境中的电离导致脂质体的聚集。相对少量的硬脂酰-PEG聚SDM导致其在肿瘤环境中快速重排(Bersani et al.，2014)。Nasti及其同事研究了用于递送制霉菌素的pH敏感脂质体系统。他们比较了pH敏感的制霉菌素脂质体与普通脂质体和游离药物对模型小鼠的药效，pH敏感的脂质体比其他制剂更有效，并且提高了感染小鼠的存活率(Nasti et al.，2006)。

10.4.2 pH敏感脂质囊泡

脂质囊泡是由非离子脂质/两亲物组成的囊泡，由于其在处方中使用价格低廉、稳定、无毒的非离子表面活性剂，脂质囊泡受到越来越多的关注。通过将含有或不含有胆固醇或其他脂类的表面活性剂混合，随后使之水化来制备脂质囊泡(Kumar and Rajeshwarrao，2011；Marianecci et al.，2014)。通过自组装形成的表面活性剂也可以实现对pH敏感。在制剂中使用pH敏感的脂质、聚合物或表面活性剂可以诱导形成pH敏感性系统(Francis et al.，2001)。例如，Di Marzio等(2011)采用聚山梨醇酯20和聚山梨醇酯21制备高度稳定的pH敏感的脂质囊泡，可将疏水性和亲水性药物递送至靶点。Maria等制备了司盘60(SP-60)和吐温20(TW-20)脂质囊泡，其具有pH敏感的胆固醇衍生物(胆固醇基半琥珀酸盐/CHEMS)，可用于布洛芬经皮递送。结果表明，当药物包裹在SP-60、CHEMS脂质囊泡中时，改善了皮肤渗透性，而TW-20、CHEMS制剂对该药物的透皮递送效果较差(Carafa et al.，2009)。Masotti等合成吐温20衍生物与N-甲基-甘氨酸和N，N-二甲基-甘氨酸，用于制备pH敏感的囊泡制剂。该脂质衍生物可形成稳定的pH敏感的囊泡，其具有将小分子和药物有效递送至细胞特别是人肝母细胞瘤细胞中的能力(Masotti et al.，2010)。在一项研究中，Francis等制备了大单层脂质体，并通过复合N-异丙基丙烯酰胺、N-缩水甘油丙烯酰胺和N-十八烷基丙烯酰胺的pH响应共聚物使其对pH敏感。囊泡系统在pH7.4缓冲液中非常稳定，但在37℃条件下在人血清中表现出较低的稳定性。过早的药物渗漏和囊泡含量的血清稳定性较低可能造成聚合物塌缩，这在多价阳离子存在时更容易发生(Francis et al.，2001)。Tila等使用CHEMS和PEG-聚(衣康酸单甲酯)-CholC6共聚物制备了血浆稳定的、新型pH敏感米托蒽醌的囊泡制剂，同时进行了pH敏感性和血浆稳定性评价。结果表明，这些囊泡制剂在生理pH下是稳定的，在暴露于肿瘤组织的酸性pH环境后释放其内容物(Tila et al.，2015)。Wang等(2012)合成了来自CHEMS的5-氟尿嘧啶(5-Fu)的

pH敏感囊泡，用于肿瘤靶向释放药物，荷瘤小鼠移植瘤模型实验结果表明该囊泡在肿瘤部位5-Fu浓度非常高。最近Ghanbarzadeh等利用CHEMS和PEG-Poly（衣康酸单甲酯）-CholC6（PEGPMMI-CholC6）共聚物制备Sirolumus的pH敏感的囊泡制剂，并考察其细胞毒性（细胞系）和在人血浆中的稳定性。两种制剂都显示出对pH敏感的特性，并能在微酸性条件下释放其负载物质。PEGPMMI-CholC6的脂质囊泡与人血浆孵育后仍能保持其pH敏感性，而CHEMS的囊泡在血浆中孵育后失去其pH敏感性。载药的pH敏感囊泡对K562细胞系显示出比普通制剂更高的细胞毒性（Ghanbarzadeh et al.，2015）。

10.4.3　pH敏感聚合物纳米载体

生物可降解的聚合物最初是为生物材料应用而开发的，20世纪70年代因其在药物递送方面的应用而备受关注。聚酯是第一种成功用于缝合的生物可降解聚合物。随着对于聚合物研究的深入，已经开发出了多种聚合物和共聚物用于控释和靶向药物递送（Lewis，1990）。

性质能在不同生理环境中改变的生物相容性聚合物已被广泛用于"智能"递送系统的设计和开发。目前，已经研究了各种基于聚合物pH敏感纳米载体用于递送治疗药物，包括聚合物胶束、聚合物-药物轭合物、纳米球和脂质体（Yuba et al.，2008）。对于由聚合物制成的pH敏感纳米体系，pH敏感官能团（如胺和羧酸）的质子化/去质子化会使聚合物发生塌缩与溶胀的转化。这种从疏水/塌缩状态转变为亲水/溶胀状态会使得纳米体系解聚合，聚合物溶解在水性环境中，pH响应释放所负载的物质（Kamaly et al.，2016）。由于聚羧酸盐具有转变pH4~6，含羧酸的聚合物被广泛用于pH敏感聚合物递送载体的开发。通过调节聚合物主链的性质、聚合物长度、共聚单体性质等，可以调整转变pH和pH响应的敏锐度，以靶向所需的生理或病理pH部位（Felber et al.，2012）。含有氨基的聚合物也被用于开发pH敏感纳米载体，其中氨基质子化会使胶束分解，并增加聚合物亲水性（Quadir et al.，2014）。这些基团可能通过质子化有效地中和内体酸性环境，触发内体转运到腔中，最终膨胀和破裂，释放出内化的纳米载体（质子海绵效应）（Boussif et al.，1995）。多胺，如聚乙烯亚胺，因为其高pK_a（~9）值而具有毒性，这导致细胞会在生理和酸性pH下的裂解（Hu et al.，2015）。有研究者采用另一种方式即不以伯胺作为侧基，而是将低pK_a杂环与聚合物结合，作为降低聚合体系毒性的策略（Guidry et al.，2014）。

基于聚原酸酯的pH敏感可降解聚合物较少，这主要是因为可用于合成这些类型聚合物的合成方式有限（Wei et al.，2013；Li et al.，2013）。在主链中具有肟键的聚合物也是极少的。但Zhu等成功研发出了装载DOX的三嵌段（PEG-OPCL-

PEG)共聚物胶束，在 PEG 和聚己内酯(PCL)的连接处结合了肟键，在酸性条件下快速释药(Jin et al.，2011)。用于递送载紫杉醇(PTX)的三嵌段共聚物(PCL、聚氨酯和 PEG)胶束，具有连接聚合物各个嵌段的腙键。除了在主链聚合物中加入 pH-不稳定键，还通过 pH-不稳定键连接如腙(Ganivada et al.，2014；Wang et al.，2014；Du et al.，2011)和硼酸酯(Yang et al.，2014；Kim et al.，2011)将药物分子与聚合物链偶联，形成侧基。下面介绍 pH 敏感纳米体系中的各种 pH 敏感聚合物。

10.4.3.1 pH 敏感胶束递送载体

胶束大小为 20~100 nm，由聚合物/两亲体形成的球形超分子聚集体，由于其较低毒性、较高载药能力和溶解性，作为 DDS 已引起人们的广泛关注(Kataoka et al.，2001)。较小的胶束体系能从网状内皮系统中逃逸，避免了被肾脏快速清除，使得药物在血液循环中的时间延长(Kwon and Okano，1996)。为了构建 pH 敏感胶束体系，目前已有几种可以利用肿瘤组织的酸性环境释放其负载物质的方法(Gillies and Fréchet，2004)。例如，将羧酸或胺等基团结合到共聚物主链中。这种利用 pH 敏感性方法的基本机制是质子化/去质子化。可以将各种靶向配体如单克隆抗体和细胞穿膜肽连接到胶束的亲水性外壳上以改善其细胞摄取情况(Wu et al.，2013)。

Bae 等利用内体和溶酶体的低 pH，使用 pH 敏感聚合物胶束将多柔比星递送到肿瘤组织(Bae et al.，2005)。使用含有磺酰胺官能团的聚合物胶束也可实现细胞内递送和释药(Na et al.，2003)。将紫杉醇加入含有磺胺二甲嘧啶的 pH 敏感胶束制剂中，该制剂在碱性 pH(7.2~8.4)且高于聚合物临界胶束浓度(CMC)时发生转变和药物释放(Shim et al.，2006)。嵌段共聚物因为其良好的载药能力，以及在体内运输时的特性在胶束药物递送中的应用受到关注(Kataoka et al.，2001)。Liu 等制备 pH 敏感的两亲共聚物胶束，胶束内核含酰胺基团。当胶束暴露于酸性条件时，由于聚合物骨架中敏感基团的 pH 敏感性水解裂解，药物释放，胶束尺寸缩小(Liu et al.，2014a)。Kamimura 等用 PEG-嵌段-聚(4-乙烯基苄基膦酸酯)(PVBP)阴离子嵌段共聚物来构建装载 DOX 的 pH 敏感胶束。这些装载 DOX 的胶束在稀释时显示出较高的稳定性，并且在细胞内吞作用后，能在将药物递送到内体和(或)溶酶体后转运到细胞核中(Kamimura and Nagasaki，2013)。聚(L-组氨酸)是一种多胺，由于咪唑基团的融合活性及其两性性质，也可用于制备 pH 敏感胶束(Lee et al.，2003b)。叶酸受体在多种肿瘤如肺癌、结肠癌、卵巢癌、乳腺癌、肾癌和脑癌中高度表达，因此，用于基因和药物靶向递送(Ross et al.，1994)。在一项此类研究中，叶酸偶联的聚(L-组氨酸)胶束通过叶酸受体介导的胞吞作用进行摄取(Lee et al.，2003a)。将叶酸与聚(L-组氨酸)/PEG 和聚(L-乳酸)/PEG 嵌段共聚物轭合，制备混合胶束，可以进一步改善该体系的体外抗癌活性。

基于三嵌段和二嵌段共聚物，聚（L-丙交酯）与聚（2-乙基-2-噁唑啉）(PLA-PEOz-PLA)/(PEOz-PLA) 的聚合物胶束负载 DOX，成功用于肿瘤靶向治疗(Hsiue et al.，2006)。聚（乙二醇）-聚（β-苄基-L-天冬氨酸）(PEG-PBLA) 嵌段共聚物的载药和释药行为也有研究报道(Kataoka et al.，2000)。将 pH 从 7.0 降低至 5.0 可加速 DOX 释放，表明其在肿瘤环境中具备 pH 敏感性。Wu 等以抗核小体抗体(mAb 2C5)修饰的 1，2-二硬脂酰基-sn-甘油-3-磷酸乙醇胺聚乙二醇-3400 (DSPE-PEG3400-2C5)、DSPE-PEG-2000 和 PEG 偶联聚（L-组氨酸）(PHIS-PEG2000) 三种接枝共聚物为模板，构建了聚合物胶束，并根据紫杉醇(PTX)的载药量和 pH 敏感性释放情况对其性质进行了研究。结果表明，在低 pH 下，75%~95%的药物在 2 小时内释放，抗癌抗体 2C5 修饰的胶束可显著提高其细胞毒性和细胞摄取率(Wu et al.，2013)。

10.4.3.2 pH 敏感聚合物-药物轭合物

将聚合物-药物轭合物用于药物递送，最早于 1975 年被提出(Ringsdorf, 1975)。这些含有水溶性聚合物的 DDS 通过可生物降解的键与药物连接(Duncan et al.，2005)。这种递送体系也可以通过在 pH 敏感聚合物中利用疏水或静电相互作用来包封药物。这些体系能保证较长的循环时间和包封药物的稳定性(Lv et al.，2014)。特异性靶向配体如转铁蛋白、叶酸等也可以连接到聚合物主链上，以靶向处于病理状态下、过度表达的特异性受体(Cassidy and Schätzlein，2004)。疏水性药物可与水溶性聚合物轭合，从而提高其生物分布和生物利用度(Rigogliuso et al.，2012；Zou et al.，2011)。

靶点处控制药物释放仍然需要完善。Shixian 等通过 PTX 与聚合物主链的酯键共轭制备 3，3′-二硫代二丙酸官能化的聚（乙二醇）-b-聚（L-赖氨酸）共聚物紫杉醇(PTX)轭合物。在酸性条件下药物从轭合物中释放(Lv et al.，2014). She 等(2013)将 DOX 通过酸不稳定腙键与树突状肝素嵌段偶联形成胶束，表现出安全和有效的 pH 敏感释药行为。Du 等制备了叶酸-牛血清白蛋白(BSA)-顺-乌头酸酐-DOX 轭合物。将叶酸与 BSA 连接以改善 DOX-聚合物轭合物的肿瘤靶向能力。BSA 增强了药物的水溶性，顺式乌头酸酐作为 BSA 和 DOX 之间的 pH 敏感性连接(Du et al.，2013)。Cheng 等通过对酸敏感席夫碱键将 DOX 与 PLA 共轭作为侧基制备轭合物。所得胶束在酸性条件下快速释药(Yu et al.，2015)。Mayumi 等合成毒性较低的乙烯基吡咯烷酮和二甲基马来酸酐共聚物，其中二甲基马来酸酐作为 pH 敏感连接剂(Kamada et al.，2004)。二甲基马来酸酐有效地结合了 pH 8.0 以上的含胺药物，并在 pH<7.0 时转变其酸酐形式，释放轭合的药物。通过腙键与 N-(羟丙基)甲基丙烯酰胺(HPMA)聚合物结合的多柔比星在生理 pH 下低于释药

量 10%，而在 pH 5.0 时在 5 小时内释药量达 50%(Etrych et al.，2001)。Li 等研究了在关节炎症的酸性环境下载泼尼松龙(PD)的 pH 敏感胶束，PD 通过腙键与两亲性 PEG 基衍生物偶联，该腙键在关节炎症的酸性环境中水解，使药物释放。注入 PD 胶束后关节内药物浓度明显高于注入游离药物时药物浓度(Li et al.，2017)。

》》》 10.5 热敏纳米载体

靶向释药的另一种方法是利用体内温度梯度或通过将体外调控温度应用于靶点。某些恶性癌症(前列腺癌、膀胱癌等)和多种其他疾病状态下局部组织温度与正常组织温度存在差异(Stefanadis et al.，2001)。了解患病部位的这些局部温度差异有利于实现热敏靶向 DDS。首先，采用主动或被动靶向方法在作用位点增加热敏纳米载体浓度，然后响应局部温度变化从而释放药物。1978 年 Yatvin 等首次制备了用于药物递送的热敏纳米载体。利用热敏脂质体靶向轻度高热的疾病部位(Arachchige et al.，2015)。之后，出现了多种类型的热敏纳米载体的研究报道，包括热敏脂质/脂质聚合物(Maruyama et al.，1993；Chiu et al.，2005；Banno et al.，2010)。

热敏纳米载体能否成功应用取决于纳米载体的特性和设计合理性，以及外部高热诱导方法。局部高热是一种侵入性较小的方法，已经在大量的临床前研究中应用(Navarro，2015)。实现局部高热(外部)的最简单方法是将目标部位浸入加热的水中。局部热量不足和有限的暴露表面是使用该方法的不足之处。与水浴相比，应用外部阵列天线发射微波是一种更具侵袭性、穿透力更强的临床前研究中诱发高热的方式(Hauck et al.，2006)。使用激光光纤或射频电极也可以实现对深层区域的高热处理(Wust et al.，2002)。高强度聚焦超声也可用于对局部深部组织进行高热处理。最近，磁共振引导聚焦超声(MR-g-FU)也被用于产生局部高热(Ta and Porter，2013)。

》》》 10.6 热敏性脂质的特性

在受热作用下经历相变的脂质具有热敏性。由于它们是由脂肪酸、磷脂组成，所以在熔化/相变温度(T_m)时处于凝胶和液晶状态之间。T_m 与体系的体积和焓变相关。在凝胶相中，脂质的脂肪族尾基处于刚性/反式取向状态，与液相相比，头部基团紧密堆积所以总体面积较小(图 10.4)。当体系温度升高时，烷基尾部转变为褶皱构型，头部也具有更高的流动性。由于这种松散的排列及头部基团在液相中旋转自由，在热应用时脂质膜会释放包封药物（Nagle，1976；John et al.，2002）。

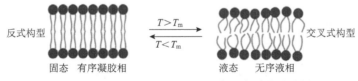

图 10.4 磷脂分子低于和高于其相变温度时的结构模式

磷脂中烷基链的饱和度极大地影响它们的 T_m。相比烷基尾链较短的磷脂，烷基链较长的磷脂 T_m 值更大。大豆或卵磷脂酰胆碱的 T_m 远低于室温（-10℃）。二肉豆蔻酰基磷脂酰胆碱（DMPC）的 T_m 接近室温（21~24℃），二硬脂酰磷脂酰胆碱（DSPC）和二棕榈酰磷脂酰胆碱（DPPC）的 T_m 分别高于正常体温，即 51℃ 和 41℃。为了有效地利用脂质膜来实现有效的药物递送，应控制 T_m，使得脂质膜以预期的方式调节包封物质的释放。将具有不同化学成分的脂质与胆固醇混合制备磷脂脂质体囊泡。胆固醇的加入能以特殊的方式影响脂质体的双层膜。它主要用于降低迁移率并填补双层膜的间隙，以防止药物从磷脂脂质体膜双层中渗漏。低 T_m 大豆或卵磷脂酰胆碱和 PEG 修饰的磷脂通常用于在体内具有热稳定性的脂质体制剂（Ohvo-Rekilä et al.，2002）。磷脂的修饰以控制磷脂 T_m 在构建热敏脂质体方面具有较强的科学意义。T_m 值在体温范围（37~41℃）的脂质可用于构建热敏脂质体。当外部温度超过这些脂质的 T_m 值时，双层膜将获得流动性并释放包封的药物。

▶▶▶ 10.7 热敏性聚合物的性能

当温度高于或低于一定程度时，热敏聚合物以特定的方式发挥作用。它们分别通过高于或低于最低临界溶解温度（LCST）和最高临界溶解温度（UCST）的"线圈到球体"转变（Ward and Georgiou，2011）。明胶和某些多糖如角叉菜胶和琼脂糖是在 UCST 时具有过渡相的聚合物（Ruel-Gariepy and Leroux，2004）。这些聚合物具有在升高的温度时溶解、在降低温度时恢复为凝胶状基质的能力。这些聚合物在组织工程中的应用引起关注，如明胶冷冻凝胶支架体（Dubruel et al.，2007；Van Vlierberghe et al.，2007）和用于胰岛瘤细胞和胰岛细胞生长的琼脂糖支架（Bloch et al.，2005）。

药物传递应用的热敏聚合物主要基于 LCST 转变阶段。这些过渡变化是由于水分子与聚合物链缔合的熵增加引起的，当温度上升到 LCST 时，聚合物链释放到水相本体中（图 10.5）。当温度低于 LCST 时，聚合物链和水分子之间的氢键焓增加，导致聚合物的溶解。当温度升高时，由于疏水效应占主导，同时氢键效率降低及聚合物发生溶胀，从而发生相分离（De Las Heras Alarcón et al.，2005；Ward and Georgiou，2011）。

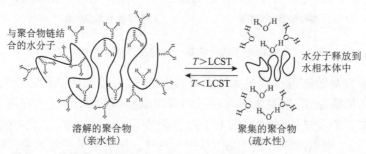

与聚合物链结合的水分子

$T > \text{LCST}$
$T < \text{LCST}$

水分子释放到水相本体中

溶解的聚合物
（亲水性）

聚集的聚合物
（疏水性）

图 10.5　热敏聚合物在低于或高于临界溶解温度（LCST）发生的变化

随着新型热敏材料的研究不断深入，目前，已经开发了具有从 0~100℃ 过渡温度的各种智能聚合物（Roy et al.，2013）。热敏聚合物可以单独作为纳米载体的主要组分，也可以是与脂质组合的辅助组分，以赋予制剂热敏性。从药物递送的角度来看，聚合物应具有接近生理温度的相变温度，或体外热刺激温度在 39~42℃ 的范围内。聚合物的相变温度特性将减少所施加的体外热量的持续时间并避免对正常组织的损伤（Yarmolenko et al.，2011）。通过共聚过程，可以将简单的聚合物转变为热敏性聚合物。此外，适当选择亲水和疏水单体，热敏聚合物的相变温度可以从临床应用无法达到的温度到接近体温。通常，添加亲水性单体会提高 LCST，而添加疏水性部分有利于聚集并降低聚合物的 LCST。聚合物浓度、氢键形成能力、聚合物的静电相互作用及溶液中盐的存在是影响纳米体系的热敏感行为的因素（Livney et al.，2003）。聚（N-异丙基丙烯酰胺）（PNIPA）是研究最广泛的热敏聚合物之一，在 LCST 为 32℃ 时在水中具有急剧的"线圈-球体"转变。通过与亲水性单体共聚而达到体温附近精确调节 PNIPA 的 LCST（Jain et al.，2015）。PNIPA 不可发生生物降解性是其主要缺点。目前，已有几种方法，如加入与可生物降解的聚合物或聚氨基酸的共聚及酶促可裂解基团来解决该问题（Seymour et al.，2009；Sun et al.，2003；Yoshida et al.，2003）。热敏性聚合物有聚（N, N-二乙基丙烯酰胺）、聚（N-乙基甲基丙烯酰胺）、聚（甲基乙烯基醚）、聚（乙烯基己内酰胺）和聚（2-乙氧基乙基乙烯基醚），如图 10.6 所示（Rao et al.，2016）。

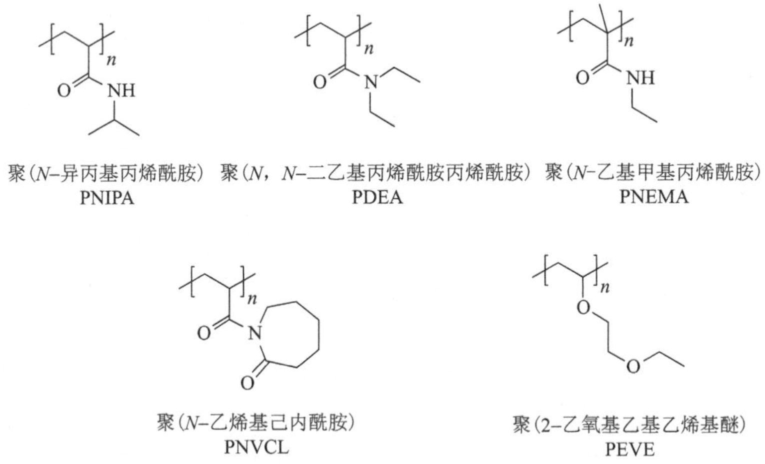

聚(N–异丙基丙烯酰胺) 聚(N, N–二乙基丙烯酰胺丙烯酰胺) 聚(N–乙基甲基丙烯酰胺)
PNIPA PDEA PNEMA

聚(N–乙烯基己内酰胺) 聚(2–乙氧基乙基乙烯基醚)
PNVCL PEVE

图 10.6 用于热敏递送系统的各种类型的热敏聚合物结构

≫ 10.8 热敏药物递送纳米系统的实例

10.8.1 热敏脂质体

脂质体是广泛应用的单层/多层囊泡药物载体，由两亲性磷脂自组装形成。它们将亲水性药物分子包封在其内部隔室中，并将亲脂性药物包封在脂质双层的疏水隔室中。由于它们的生物相容性、安全性，以及其组成类似于哺乳动物细胞的生物膜，所以适用于药物递送(Torchilin，2005，2012)。热敏脂质体已成为化学治疗剂的靶向药物递送研究领域关注的主题。目前，研究者已成功制备了进入Ⅲ期临床试验阶段的基于温度触发的靶向抗癌药物的脂质体制剂(Landon et al.，2011)。高温作用下的脂质体中药物释放对其他生理刺激如氧化还原平衡、pH 和酶催化等是有利的。基于高热的脂质体药物的触发可受外部调节并进行个性化治疗。用于高热的药物递送也是适用的，因为高热有增加血流量、氧合、渗透性和靶部位的灌注的功能(May and Li，2013)。

高热与具有热稳定性的普通脂质体联合应用也显示出良好的结果。高热导致肿瘤血管通透性增加，诱导化学增敏，并增加脂质体在肿瘤组织中的累积(Ahmed and Goldberg，2004；Andriyanov et al.，2014)。在一项研究中，Van Bree 等利用实体瘤的大鼠模型，比较和研究了在高热作用下脂质体与游离柔红霉素的药代动力学和抗肿瘤作用。结果表明游离柔红霉素和载药脂质体在肿瘤部位均匀累积，与游离柔红霉素相比，在高温(42℃，60 分钟)作用下脂质体制剂组肿瘤能较完全和快速地消退(Van Bree et al.，1996)。聚乙二醇化载 DOX 热稳定脂质体在小鼠肿瘤模型研究中也表现出类似的高热效果(Huang et al.，1994)。

如前文所述，脂质体的脂质组成会影响脂质体双层膜的整体流动性和 T_m。DPPC 和 DSPC 以 3 : 1 的摩尔比分别与 41℃ 和 51℃ 的 T_m 一起用于制备在 42.5~44.5℃ 的温度范围内释放负载药物的脂质体。用相同脂质(DPPC/DSPC)按 7 : 3 摩尔比制备的甲氨蝶呤脂质体制剂，血浆稳定性较好，注入后 20 小时热敷时药物累积量比无施加高热作用时增加 3.6 倍(Weiner，1972)。向这些制剂中引入聚乙二醇化脂质和胆固醇，对药物释放模式几乎没有影响，但可以提高稳定性，增加循环时间和对热刺激的敏感性。Li 等(2010)研究了改变 DPPC/DSPC 脂质体表面的 PEG 含量对制剂的影响。增加 PEG 含量会使药物过早释放，而制剂中较低水平的 PEG 会形成长循环稳定的脂质体。在脂质体中加入胆固醇往往会增加脂质体膜的刚性，从而干扰它们的热敏行为。为了解决热敏脂质体制剂研究中的这些问题，应完全不加入胆固醇或使浓度保持在低于 25~30 mol%(Gaber et al.，1995)。

溶血磷脂是仅具有一个烷基链的脂质[例如，单硬脂酰磷脂酰胆碱(MSPC)]并且具有增加脂质双层的流动性和降低脂质体的 $T_m(1℃)$ 的能力。Needham 等(2000)研究了在溶血磷脂中加入 PEG 化-DPPC/MSPC/DSPEG2000(90 : 10 : 4 摩尔比)的热敏脂质体(第二代热敏脂质体)，观察到包含 MSPC 可以提高药物释放的速度和程度。$T_m(39℃)$ 较低时药物释放速率最大，此时脂质体膜面临初始熔化的问题，溶血磷脂则有助于脂质体失稳(Mills and Needham，2005)。由于溶血磷脂具有单尾和大头结构，倾向于形成胶束。当暴露于接近 T_m 的温度时，溶血磷脂在液体凝胶边界中积聚，从而导致脂质体膜的去稳定化，如图 10.7 所示。DSPEG2000 在其 T_m 附近的温度下会形成反胶束并促使稳定的孔形成(Needham et al.，2013)。稳定孔的溶血磷脂和 DSPEG2000 会导致膜渗透性增加和脂质体内容物的快速泄漏。含有溶血磷脂的脂质体制剂在 39~42℃ 下表现出理想的热敏感药物释放。这些制剂在体温条件下是稳定的，但在一项研究中也发现在 41.3℃ 下常常发生突释现象(20 秒内 60%)(Dewhirst et al.，1989)。

Needham 等研究了载多柔比星(ThermoDox)的含溶血磷脂脂质体制剂，是研究较深入的高级热敏制剂。利用射频消融技术该制剂已进入乳腺癌 II 期临床试验和原发性或转移性肝病III期临床试验。在小鼠异种移植模型的临床前研究中，该制剂在肿瘤消退方面优于非溶血磷脂制剂和热稳定性 DOX 脂质体(Yarmolenko et al.，2010；Kong et al.，2000)。然而，含有基于溶血磷脂的热敏脂质体存在循环期间发生药物泄漏和潜在的毒性问题。Banno 等研究发现，注入 1 小时后，约 70% 的

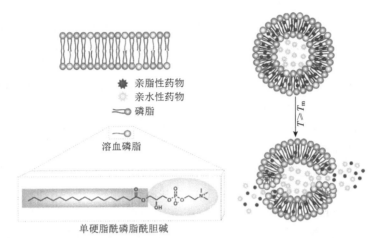

亲脂性药物
亲水性药物
磷脂
溶血磷脂

单硬脂酰磷脂酰胆碱

图 10.7　含有溶血磷脂的热敏脂质体的示意图：高于转变温度时，溶血磷脂在脂质膜中形成胶束和稳定的孔，导致药物释放。插图显示了溶血磷脂、单硬脂酰磷脂酰胆碱的结构

溶血磷脂被脂质体的双层组合物隔离（Banno et al., 2010）。此外，还有一些证据表明溶血磷脂被转移到生物膜中，这可能影响脂质体的热敏性和药物递送。

10.8.2　热敏胶束

胶束是球形的 DDS，两亲性的单层将内部水性隔室与外部水相本体分隔开（Torchilin，2007）。这在热力学上是有利的，在 CMC 以上能自发聚集形成具有两亲性的胶体分散体。用于胶束形成的两亲性聚合物主要是由亲脂性嵌段聚合物或脂质构成，亲脂性嵌段会被其他亲水性聚合物侧链覆盖（Discher and Ahmed，2006；Sawant and Torchilin，2010）。两亲性嵌段共聚物由于在水性介质中的疏水性相互作用而具有形成胶束的能力，以降低系统的自由能（Hayashi et al.，1999）。通常，胶束具有球形内核-外壳结构，具有疏水性内核和亲水性外壳。水溶性差的药物能有效地溶解在疏水的内部核心区域，从而显著增加它们在水性介质中的整体溶解度和负载量（Zhang et al.，2017）。与脂质相比，聚合物胶束的 CMC 通常低得多，表明聚合物胶束是在非常低的浓度即可形成。尤其是针对实体肿瘤，纳米级的胶束可以顺利地穿过生物膜并增加血管渗透性。因此，胶束被广泛用作于基因/药物递送的纳米载体和成像剂（Otsuka et al.，2003；Harada and Kataoka，2006；Murthy，2015）。

　　嵌段共聚物可分为亲水和亲脂部分。热敏胶束可分为两种类型，即具有热敏外壳的胶束和具有热敏内核的胶束，如图 10.8 所示。在外壳中，热敏胶束的外壳材料具有热敏特性。在这样的体系中，当外部环境温度高于外壳材料的相变温度时，它会引起聚合物胶束结构的收缩、疏水性和不稳定性，从而导致药物从内部释放(Cammas et al.，1997；Chung et al.，2000)。PNIPA 是广泛使用的热敏聚合物之一，因为其相变温度接近生理温度。用亲水链进行部分修饰，可以将其相变温度调节至所需值(Takeda et al.，2004；Kurisawa et al.，2000)。Teruo 等制备的热敏胶束以 PNIPA 嵌段和 N,N-二甲基丙烯酰胺(NDMA)嵌段共聚物为亲水性外壳，以聚乳酸嵌段和聚甲基丙烯酸正丁酯(PBMA)嵌段作为包封药物的内部疏水核心(Wei et al.，2007；Nakayama et al.，2007)。由丙烯酰琥珀酰亚胺、聚[N-(2-羟丙基)甲基丙烯酰胺乳酸盐](HPMAmL)和聚[N-(2-羟基丙基)甲基丙烯酰胺乳酸盐](HPMAm-Lacn)类疏水聚合物嵌段组成具有内部热敏性的胶束。当外部环境温度升高到内核材料的 LCST 以上时，疏水核心嵌段逐渐水解，导致胶束不稳定和药物释放。Hennink 等制备由 HPMAmL-b-PEG 制备的热敏性嵌段共聚物胶束，用于载 PTX，并在体外研究其细胞毒性和药物释放行为(Soga et al.，2005)。静脉注射给药，该制剂对 B16F10 荷瘤小鼠的体内抗肿瘤作用与 PTX 的 Cremophor EL 制剂相当，但避免了 Cremophor EL 的毒副作用(Oerlemans et al.，2010)。Rijcken 等通过甲基丙烯酸酯基团的聚合制备核心交联的热敏聚合物胶束，通过 UV 照射能增加胶束在肿瘤位点的蓄积，物理稳定性更好(Rijcken et al.，2008)。

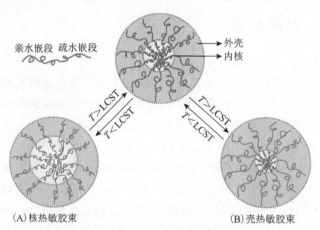

图 10.8　两类主要的热敏胶束
(A)代表由内核热敏材料组成的胶束；(B)代表了外壳热敏胶束

　　通过被动或主动实现热敏胶束靶向递送。在被动靶向中，由于肿瘤组织内皮脉管系统的较强渗透性和保留效应，胶束在肿瘤部位比正常组织蓄积得更多。一旦到达肿瘤组织，其中肿瘤组织温度高于热敏胶束的 LCST，外壳会变得更疏水，导致胶束大小增加。因此，胶束会选择性地停留在靶点，在靶区释药而增强药效(Wei et al.，2009)。此外，研究表明，与 LCST 以下的胶束相比，细胞更容易摄取高于其 LCST 的胶束(Takeda et al.，2004)。有人合成了一种新型的热敏共聚物，聚(*N*-异丙基丙烯酰胺-丙烯酰胺)-*b*-聚(DL-丙交酯)，并考察其递送多西紫杉醇情况。与普通多西紫杉醇制剂相比，当施加高热时，这些装载多西他赛的胶束在荷瘤小鼠模型中表现出更强的抗肿瘤效果(Liu et al.，2008)。当药物被致密的胶束包封时，体内游离的药物浓度降低，正常细胞对药物的摄取减少，降低药物副作用。但癌细胞对胶束中包封药物的摄取也减少了(Rapoport，2004)。为了解决该问题，采用主动靶向方式，将靶向分子如糖、抗体或配体(受体结合部分)附着到纳米载体的表面。近年来，已经有许多关于靶向配体的研究，包括靶向肿瘤细胞表面的抗体，以及癌细胞中常常过度表达的受体的天然配体，如转铁蛋白、促黄体激素释放激素、生长抑素和叶酸受体(Schally，2008)。

10.8.3　热敏水凝胶

聚合物的三维网状结构在温度变化时会发生塌缩和膨胀行为。它们的热敏性使其成为进行靶向递送具有控释作用的优良候选材料(Rauck et al.，2014；Rahimi et al.，2011)。水凝胶还被广泛用于组织工程和细胞包裹。水凝胶制备工艺比其他凝胶状体系更简单。这些材料不需要通过光聚合和化学交联这样的方式来形成凝胶。它们通过嵌段共聚物的原位胶束填充或通过温度诱导的"线圈-球体"转变即可形成(Cabana et al.，1997)。水凝胶在较低温度下也能使药物保持溶液状态，让药物以较慢的速率扩散。当外部温度升高时，水凝胶基质会塌缩，使得药物迅速释放。随后药物经压缩凝胶扩散，药物开始以较低的速率释放(图 10.9)。热敏水凝胶药物的释放遵循"开-关"方式，最早利用含有疏水性药物吲哚美辛的 PNIPA 水凝胶研究证实了这一方式(Yoshida et al.，1994；Fundueanu et al.，2013)。药物的溶解度是控制其在热敏水凝胶制剂中释放的关键因素(Coughlan et al.，2004)。

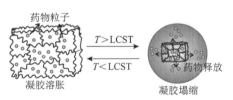

图 10.9　热敏性水凝胶药物递送系统释放药物示意图

Verestiuc 等考察了 PNIPA-壳聚糖的水凝胶对几种药物在眼部递送的效果。研究显示，水溶性离子药物如硫酸阿托品和盐酸毛果芸香碱在第一个小时内迅速释放，而较少的水溶性药物如诺氟沙星和氯霉素在 48 小时内显示出缓慢释放作用(Verestiuc et al.，2006)。PNIPA 水凝胶可以通过各种肠胃外途径给药，如静脉注射、肌内注射、皮下注射和心肌注射。为了形成蛋白质和药物的原位缓释支架，应优选肌内和皮下途径(Wu et al., 2008; Nelson et al., 2014)。纳布啡是一种镇痛药，因为其生物利用度较差和半衰期较短，所以需要频繁注射。PNIPA 的纳布啡水凝胶是通过肠胃外途径给药。LCST 的药物水凝胶能够在约 32℃时产生控释作用，因此，与其水溶液相比增强药物治疗效果(Fang et al., 2008)。用丙烯酰胺改良 PNIPA 水凝胶，能使 LCST 达到 37~42℃。这些水凝胶在 50 nm 范围内，可以负载用于研究载体的体内行为的近红外染料。经静脉注射注入荷瘤小鼠体内，游离的染料无法显示任何高温诱导的靶向性，纳米水凝胶包封的染料在热敷一段时间后能够有效地靶向肿瘤组织(Zhang et al., 2008)。利用同一聚合物制备的水凝胶也用于向荷瘤小鼠中递送抗癌药物。与没有采用高热和只注射游离多西他赛的治疗方式相比，每周注射一次多西他赛与局部高热联合治疗 3 周后，抑瘤率更高，约为 78%。

泊洛沙姆是具有聚氧丙烯(PPO)的中心亲脂链的非离子三嵌段共聚物，连接有两个亲水性聚氧乙烯氧(PEO)链(Hao et al., 2014)。泊洛沙姆水凝胶，尤其是泊洛沙姆 407(M_W12 600 和 PEO / PPO 比例 2：1)的水凝胶是 PNIPA 的水凝胶的替代物。当浓度为(20~30)wt%时可发生热可逆凝胶化。在低于 25℃的温度下，这些聚合物是自由流动的液体，在处于体温条件时则变成凝胶。在水溶液中，由于 PPO 嵌段的脱水，P407 分子在临界胶束温度下自组装形成胶束。随着温度升高，PEO 发生水化并膨胀形成外壳，同时 PPO 的脱水形成胶束内核。由于它们会被快速溶蚀和机械强度较弱，泊洛沙姆凝胶无法完全降解。尽管被认为是无毒的，但仍旧会在 140 mg/kg 的剂量范围内导致高脂血症(Johnston and Palmer, 1993; Blonder et al., 1999)。

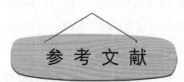

参 考 文 献

Ahmed, M., Goldberg, S., 2004. Combination radiofrequency thermal ablation and adjuvant IV liposomal doxorubicin increases tissue coagulation and intratumoural drug accumulation. Int. J. Hyperthermia 20, 781-802.

Andriyanov, A.V., Koren, E., Barenholz, Y., Goldberg, S.N., 2014. Therapeutic efficacy of combining pegylated liposomal doxorubicin and radiofrequency (RF) ablation: comparison between slow-drug-releasing, non-thermosensitive and fast-drug-releasing, thermosensitive nano-liposomes. PLoS One 9, e92555.

Aoki, A., Akaboshi, H., Ogura, T., Aikawa, T., Kondo, T., Tobori, N., et al., 2015. Preparation of pH-sensitive anionic liposomes designed for drug delivery system (DDS) application. J. Oleo Sci. 64, 233-242.

Arachchige, M.C., Reshetnyak, Y.K., Andreev, O.A., 2015. Advanced targeted nanomedicine. J. Biotechnol. 202, 88-97.

Bae, Y., Nishiyama, N., Fukushima, S., Koyama, H., Yasuhiro, M., Kataoka, K., 2005. Preparation and biological characterization of polymeric micelle drug carriers with intracellular pH-triggered drug release property: tumor permeability, controlled subcellular drug distribution, and enhanced in vivo antitumor efficacy. Bioconjug. Chem. 16, 122-130.

Banno, B., Ickenstein, L.M., Chiu, G.N., Bally, M.B., Thewalt, J., Brief, E., et al., 2010. The functional roles of poly (ethylene glycol)-lipid and lysolipid in the drug retention and release from lysolipid-containing thermosensitive liposomes in vitro and in vivo. J. Pharm. Sci. 99, 2295-2308.

Bersani, S., Vila-Caballer, M., Brazzale, C., Barattin, M., Salmaso, S., 2014. pH-sensitive stearoyl-PEG-poly (methacryloyl sulfadimethoxine) decorated liposomes for the delivery of gemcitabine to cancer cells. Eur. J. Pharm. Biopharm. 88, 670-682.

Bloch, K., Lozinsky, V., Galaev, I.Y., Yavriyanz, K., Vorobeychik, M., Azarov, D., et al., 2005. Functional activity of insulinoma cells (INS-1E) and pancreatic islets cultured in agarose cryogel sponges. J. Biomed. Mater. Res. A 75, 802-809.

Blonder, J.M., Baird, L., Fulfs, J.C., Rosenthal, G.J., 1999. Dose-dependent hyperlipidemia in rabbits following administration of poloxamer 407 gel. Life Sci. 65, PL261-PL266.

Blume, G., Cevc, G., 1990. Liposomes for the sustained drug release in vivo. Biochim. Biophys. Acta 1029, 91-97.

Boussif, O., Lezoualc'h, F., Zanta, M.A., Mergny, M.D., Scherman, D., Demeneix, B., et al., 1995. A versatile vector for gene and oligonucleotide transfer into cells in culture and in vivo: polyethylenimine. Proc. Natl. Acad. Sci. 92, 7297-7301.

Cabana, A., AıT-Kadi, A., Juhász, J., 1997. Study of the gelation process of polyethylene oxide a-polypropylene oxide b-polyethylene oxide a copolymer (Poloxamer 407) aqueous solutions. J. Colloid Interface Sci. 190, 307-312.

Cammas, S., Suzuki, K., Sone, C., Sakurai, Y., Kataoka, K., Okano, T., 1997. Thermorespon-sive polymer nanoparticles with a core-shell micelle structure as site-specific drug carriers. J. Control. Release 48, 157-164.

Carafa, M., Marianecci, C., Rinaldi, F., Santucci, E., Tampucci, S., Monti, D., 2009. Span® and Tween® neutral and pH-sensitive vesicles: characterization and in vitro skin permeation. J. Liposome Res. 19, 332-340.

Cassidy, J., Schätzlein, A.G., 2004. Tumour-targeted drug and gene delivery: principles and concepts. Expert Rev. Mol. Med. 6, 1-17.

Chang, M., Lu, S., Zhang, F., Zuo, T., Guan, Y., Wei, T., et al., 2015. RGD-modified pH sensitive liposomes for docetaxel tumor targeting. Colloids Surf. B Biointerfaces 129, 175-182.

Chen, Q., Ding, H., Zhou, J., Zhao, X., Zhang, J., Yang, C., et al., 2016. Novel glycyrrhetinic acid conjugated pH-sensitive liposomes for the delivery of doxorubicin and its antitumor activities. RSC Adv. 6, 17782-17791.

Chiu, G.N., Abraham, S.A., Ickenstein, L.M., Ng, R., Karlsson, G., Edwards, K., et al., 2005. Encapsulation of doxorubicin into thermosensitive liposomes via complexation with the transition metal manganese. J. Control. Release 104, 271-288.

Chung, J.E., Yokoyama, M., Okano, T., 2000. Inner core segment design for drug delivery control of thermo-responsive polymeric micelles. J. Control. Release 65, 93-103.

Coughlan, D., Quilty, F., Corrigan, O., 2004. Effect of drug physicochemical properties on swelling/deswelling kinetics and pulsatile drug release from thermoresponsive poly (Nisopropyl-acrylamide) hydrogels. J. Control. Release 98, 97-114.

De Las Heras Alarcón, C., Pennadam, S., Alexander, C., 2005. Stimuli responsive polymers for biomedical applications. Chem. Soc. Rev. 34, 276-285.

De, S.K., Aluru, N., Johnson, B., Crone, W., Beebe, D.J., Moore, J., 2002. Equilibrium swelling and kinetics of pH-responsive hydrogels: models, experiments, and simulations. J. Microelectromech. Syst. 11, 544-555.

Dewhirst, M.W., Tso, C., Oliver, R., Gustafson, C.S., Secomb, T.W., Gross, J.F., 1989. Morphologic and hemodynamic comparison of tumor and healing normal tissue microvasculature. Int. J. Radiat. Oncol. Biol. Phys. 17, 91-99.

Di Marzio, L., Marianecci, C., Petrone, M., Rinaldi, F., Carafa, M., 2011. Novel pHsensitive non-ionic surfactant vesicles: comparison between Tween 21 and Tween 20. Colloids Surf. B Biointerfaces 82, 18-24.

Discher, D.E., Ahmed, F., 2006. Polymersomes. Annu. Rev. Biomed. Eng. 8, 323-341.

Du, C., Deng, D., Shan, L., Wan, S., Cao, J., Tian, J., et al., 2013. A pH-sensitive doxorubicin prodrug based on folate-conjugated BSA for tumor-targeted drug delivery. Biomaterials 34, 3087-3097.

Du, J.-Z., Du, X.-J., Mao, C.-Q., Wang, J., 2011. Tailor-made dual pH-sensitive polymer-doxorubicin nanoparticles for efficient anticancer drug delivery. J. Am. Chem. Soc. 133, 17560-17563.

Dubruel, P., Unger, R., Van Vlierberghe, S., Cnudde, V., Jacobs, P.J., Schacht, E., et al., 2007. Porous gelatin hydrogels: 2. In vitro cell interaction study. Biomacromolecules 8, 338-344.

Duncan, R., Vicent, M., Greco, F., Nicholson, R., 2005. Polymer-drug conjugates: towards a novel approach for the treatment of endrocine-related cancer. Endocr. Relat. Cancer 12, S189-S199.

Etrych, T., JeliNková, M., ŘiHová, B., Ulbrich, K., 2001. New HPMA copolymers containing doxorubicin bound via pH-sensitive linkage: synthesis and preliminary in vitro and in vivo biological properties. J. Control. Release 73, 89-102.

Fang, J.-Y., Chen, J.-P., Leu, Y.-L., Hu, J.-W., 2008. Temperature-sensitive hydrogels composed of chitosan and hyaluronic acid as injectable carriers for drug delivery. Eur. J. Pharm. Biopharm. 68, 626-636.

Felber, A.E., Dufresne, M.-H., Leroux, J.-C., 2012. pH-sensitive vesicles, polymeric micelles, and nanospheres prepared with polycarboxylates. Adv. Drug Deliv. Rev. 64, 979-992.

Francis, M.F., Dhara, G., Winnik, F.M., Leroux, J.-C., 2001. In vitro evaluation of pH sensitive polymer/niosome complexes. Biomacromolecules 2, 741-749.

Fundueanu, G., Constantin, M., Asmarandei, I., Bucatariu, S., Harabagiu, V., Ascenzi, P., et al., 2013. Poly (N-isopropylacrylamide-co-hydroxyethylacrylamide) thermosensitive microspheres: the size of microgels dictates the pulsatile release mechanism. Eur. J. Pharm. Biopharm. 85, 614-623.

Gaber, M.H., Hong, K., Huang, S.K., Papahadjopoulos, D., 1995. Thermosensitive sterically stabilized liposomes: formulation and in vitro studies on mechanism of doxorubicin release by bovine serum and human plasma. Pharm. Res. 12, 1407-1416.

Ganivada, M.N., Rao, N.V., Dinda, H., Kumar, P., Das Sarma, J., Shunmugam, R., 2014. Biodegradable magnetic nanocarrier for stimuli responsive drug release. Macromolecules 47, 2703-2711.

Ganta, S., Devalapally, H., Shahiwala, A., Amiji, M., 2008. A review of stimuli-responsive nanocarriers for drug and gene delivery. J. Control. Release 126, 187-204.

Gao, G.H., Li, Y., Lee, D.S., 2013. Environmental pH-sensitive polymeric micelles for cancer diagnosis and targeted therapy. J. Control. Release 169, 180-184.

Gatenby, R.A., Gillies, R.J., 2008. A microenvironmental model of carcinogenesis. Nat. Rev. Cancer 8, 56-61.

Ghanbarzadeh, S., Khorrami, A., Pourmoazzen, Z., Arami, S., 2015. Plasma stable, pH sensitive non-ionic surfactant vesicles simultaneously enhance antiproliferative effect and selectivity of Sirolimus. Pharm. Dev. Technol. 20, 279-287.

Gillies, E.R., Fréchet, J.M., 2004. Development of acid-sensitive copolymer micelles for drug delivery. Pure Appl. Chem. 76, 1295-1307.

Guidry, E.N., Farand, J., Soheili, A., Parish, C.A., Kevin, N.J., Pipik, B., et al., 2014. Improving the in vivo therapeutic index of siRNA polymer conjugates through increasing pH responsiveness. Bioconjug. Chem. 25, 296-307.

Guo, X., Szoka, F.C., 2003. Chemical approaches to triggerable lipid vesicles for drug and gene delivery. Acc. Chem. Res. 36, 335-341.

Hao, J., Wang, X., Bi, Y., Teng, Y., Wang, J., Li, F., et al., 2014. Fabrication of a composite system combining solid lipid nanoparticles and thermosensitive hydrogel for challenging ophthalmic drug delivery. Colloids Surf. B Biointerfaces 114, 111-120.

Harada, A., Kataoka, K., 2006. Supramolecular assemblies of block copolymers in aqueous media as nanocontainers relevant to biological applications. Prog. Polym. Sci. 31, 949-982.

Hauck, M.L., Larue, S.M., Petros, W.P., Poulson, J.M., Yu, D., Spasojevic, I., et al., 2006. Phase I trial of doxorubicin-containing low temperature sensitive liposomes in spontaneous canine tumors. Clin. Cancer Res. 12, 4004-4010.

Hayashi, H., Kono, K., Takagishi, T., 1999. Temperature sensitization of liposomes using copolymers of N-isopropylacrylamide. Bioconjug. Chem. 10, 412-418.

Hsiue, G.-H., Wang, C.-H., Lo, C.-L., Wang, C.-H., Li, J.-P., Yang, J.-L., 2006. Environmental-sensitive micelles based on poly (2-ethyl-2-oxazoline)-b-poly (L-lactide) diblock copolymer for application in drug delivery. Int. J. Pharm. 317, 69-75.

Hu, J., He, J., Zhang, M., Ni, P., 2015. Precise modular synthesis and a structure-property study of acid-cleavable star-block copolymers for pH-triggered drug delivery. Polym. Chem. 6, 1553-1566.

Huang, S.K., Stauffer, P.R., Hong, K., Guo, J.W., Phillips, T.L., Huang, A., et al., 1994. Liposomes and hyperthermia in mice: increased tumor uptake and therapeutic efficacy of doxorubicin in sterically stabilized liposomes. Cancer Res. 54, 2186-2191.

Jain, K., Vedarajan, R., Watanabe, M., Ishikiriyama, M., Matsumi, N., 2015. Tunable LCST behavior of poly (N-isopropylacrylamide/ionic liquid) copolymers. Polym. Chem. 6, 6819-6825.

Jain, K.K., 2008. Drug Delivery Systems. Springer, New York City, USA. Jin, Y., Song, L., Su, Y., Zhu, L., Pang, Y., Qiu, F., et al., 2011. Oxime linkage: a robust tool for the design of pH-sensitive polymeric drug carriers. Biomacromolecules 12, 3460-3468.

John, K., Schreiber, S., Kubelt, J., Herrmann, A., Müller, P., 2002. Transbilayer movement of phospholipids at the main phase transition of lipid membranes: implications for rapid flip-flop in biological membranes. Biophys. J. 83, 3315-3323.

Johnston, T.P., Palmer, W.K., 1993. Mechanism of poloxamer 407-induced hypertriglyceridemia in the rat. Biochem. Pharmacol. 46, 1037-1042.

Kamada, H., Tsutsumi, Y., Yoshioka, Y., Yamamoto, Y., Kodaira, H., Tsunoda, S.-I., et al., 2004. Design of a pH-sensitive polymeric carrier for drug release and its application in cancer therapy. Clin. Cancer Res. 10, 2545-2550.

Kamaly, N., Yameen, B., Wu, J., Farokhzad, O.C., 2016. Degradable controlled-release polymers and polymeric nanoparticles: mechanisms of controlling drug release. Chem. Rev. 116, 2602-2663.

Kamimura, M., Nagasaki, Y., 2013. pH-Sensitive polymeric micelles for enhanced intracellular anti-cancer drug delivery. J. Photopolym. Sci. Technol. 26, 161-164.

Kang, S.I., Bae, Y.H., 2003. A sulfonamide based glucose-responsive hydrogel with covalently immobilized glucose oxidase and catalase. J. Control. Release 86, 115-121.

Kararli, T.T., 1995. Comparison of the gastrointestinal anatomy, physiology, and biochemistry of humans and commonly used laboratory animals. Biopharm. Drug Dispos. 16, 351-380.

Karimi, M., Eslami, M., Sahandi-Zangabad, P., Mirab, F., Farajisafiloo, N., Shafaei, Z., et al., 2016. pH-Sensitive stimulus-responsive nanocarriers for targeted delivery of therapeutic agents. Wiley Interdiscip. Rev. Nanomed. Nanobiotechnol. 8, 696-716.

Kataoka, K., Matsumoto, T., Yokoyama, M., Okano, T., Sakurai, Y., Fukushima, S., et al., 2000. Doxorubicin-loaded poly (ethylene glycol)-poly (β-benzyl-l-aspartate) copolymer micelles: their pharmaceutical characteristics and biological significance. J. Control. Release 64, 143-153.

Kataoka, K., Harada, A., Nagasaki, Y., 2001. Block copolymer micelles for drug delivery: design, characterization and biological significance. Adv. Drug Deliv. Rev. 47, 113-131.

Kikuchi, A., Okano, T., 2002. Intelligent thermoresponsive polymeric stationary phases for aqueous chromatography of biological compounds. Prog. Polym. Sci. 27, 1165-1193.

Kim, H.-K., Van Den Bossche, J., Hyun, S.-H., Thompson, D.H., 2012. Acid-triggered release via dePEGylation of fusogenic liposomes mediated by heterobifunctional phenyl-substituted vinyl ethers with tunable pH-sensitivity. Bioconjug. Chem. 23, 2071-2077.

Kim, S.H., Tan, J.P., Fukushima, K., Nederberg, F., Yang, Y.Y., Waymouth, R.M., et al., 2011. Thermoresponsive nanostructured polycarbonate block copolymers as biodegradable therapeutic delivery carriers. Biomaterials 32, 5505-5514.

Kong, G., Anyarambhatla, G., Petros, W.P., Braun, R.D., Colvin, O.M., Needham, D., et al., 2000. Efficacy of liposomes and hyperthermia in a human tumor xenograft model: importance of triggered drug release. Cancer Res. 60, 6950-6957.

Kumar, G.P., Rajeshwarrao, P., 2011. Nonionic surfactant vesicular systems for effective drug delivery-an overview. Acta Pharm. Sin. B 1, 208-219.

Kurisawa, M., Yokoyama, M., Okano, T., 2000. Transfection efficiency increases by incorporating hydrophobic monomer units into polymeric gene carriers. J. Control. Release 68, 1-8.

Kwon, G.S., Okano, T., 1996. Polymeric micelles as new drug carriers. Adv. Drug Deliv. Rev. 21,

107-116.

Lafourcade, C., Sobo, K., Kieffer-Jaquinod, S., Garin, J., Van Der Goot, F.G., 2008. Regulation of the V-ATPase along the endocytic pathway occurs through reversible subunit association and membrane localization. PLoS One 3, e2758.

Lamonte, G., Tang, X., Chen, J.L.-Y., Wu, J., Ding, C.-K.C., Keenan, M.M., et al., 2013. Acidosis induces reprogramming of cellular metabolism to mitigate oxidative stress. Cancer Metab. 1, 23.

Landon, C.D., Park, J.-Y., Needham, D., Dewhirst, M.W., 2011. Nanoscale drug delivery and hyperthermia: the materials design and preclinical and clinical testing of low temperature-sensitive liposomes used in combination with mild hyperthermia in the treatment of local cancer. Open Nanomed. J. 3, 38.

Lee, E.S., Na, K., Bae, Y.H., 2003a. Polymeric micelle for tumor pH and folate-mediated targeting. J. Control. Release 91, 103-113.

Lee, E.S., Shin, H.J., Na, K., Bae, Y.H., 2003b. Poly (l-histidine) -PEG block copolymer micelles and pH-induced destabilization. J. Control. Release 90, 363-374.

Lewis, D.H., 1990. Controlled release of bioactive agents from lactide/glycolide polymers. Drugs Pharm. Sci. 45, 1-41.

Li, C., Li, H., Wang, Q., Zhou, M., Li, M., Gong, T., et al., 2017. pH-sensitive polymeric micelles for targeted delivery to inflamed joints. J. Control. Release 246, 133-141.

Li, L., Ten Hagen, T.L., Schipper, D., Wijnberg, T.M., Van Rhoon, G.C., Eggermont, A.M., et al., 2010. Triggered content release from optimized stealth thermosensitive liposomes using mild hyperthermia. J. Control. Release 143, 274-279.

Li, L., Xu, Y., Milligan, I., Fu, L., Franckowiak, E.A., Du, W., 2013. Synthesis of highly pH-responsive glucose poly (orthoester). Angew. Chem. Int. Ed. 52, 13699-13702.

Li, W., Nicol, F., Szoka, F.C., 2004. GALA: a designed synthetic pH-responsive amphipathic peptide with applications in drug and gene delivery. Adv. Drug Deliv. Rev. 56, 967-985.

Lindblom, G., Rilfors, L., 1989. Cubic phases and isotropic structures formed by membrane lipids—possible biological relevance. Biochim. Biophys. Acta 988, 221-256.

Liu, B., Yang, M., Li, R., Ding, Y., Qian, X., Yu, L., et al., 2008. The antitumor effect of novel docetaxel-loaded thermosensitive micelles. Eur. J. Pharm. Biopharm. 69, 527-534.

Liu, G.Y., Li, M., Zhu, C.S., Jin, Q., Zhang, Z.C., Ji, J., 2014a. Charge-conversional and pH-sensitive PEGylated polymeric micelles as efficient nanocarriers for drug delivery. Macromol. Biosci. 14, 1280-1290.

Liu, J., Huang, Y., Kumar, A., Tan, A., Jin, S., Mozhi, A., et al., 2014b. pH-sensitive nano-systems for drug delivery in cancer therapy. Biotechnol. Adv. 32, 693-710.

Liu, J., Ma, H., Wei, T., Liang, X.-J., 2012. CO_2 gas induced drug release from pH sensitive liposome to circumvent doxorubicin resistant cells. Chem. Commun. 48, 4869-4871.

Livney, Y.D., Portnaya, I., Faupin, B., Ramon, O., Cohen, Y., Cogan, U., et al., 2003. Interactions between inorganic salts and polyacrylamide in aqueous solutions and gels. J. Polym. Sci. B Polym. Phys. 41, 508-519.

Lv, S., Tang, Z., Zhang, D., Song, W., Li, M., Lin, J., et al., 2014. Well-defined polymer drug conjugate engineered with redox and pH-sensitive release mechanism for efficient delivery of paclitaxel. J. Control. Release 194, 220-227.

Marianecci, C., Di Marzio, L., Rinaldi, F., Celia, C., Paolino, D., Alhaique, F., et al., 2014. Niosomes from 80s to present: the state of the art. Adv. Colloid Interface Sci. 205, 187-206.

Maruyama, K., Unezaki, S., Takahashi, N., Iwatsuru, M., 1993. Enhanced delivery of doxorubicin to tumor by long-circulating thermosensitive liposomes and local hyperthermia. Biochim. Biophys. Acta 1149, 209-216.

Masotti, A., Vicennati, P., Alisi, A., Marianecci, C., Rinaldi, F., Carafa, M., et al., 2010. Novel Tween® 20 derivatives enable the formation of efficient pH-sensitive drug delivery vehicles for human hepatoblastoma. Bioorg. Med. Chem. Lett. 20, 3021-3025.

May, J.P., Li, S.-D., 2013. Hyperthermia-induced drug targeting. Expert Opin. Drug Deliv. 10, 511-527.

Mills, J.K., Needham, D., 2005. Lysolipid incorporation in dipalmitoylphosphatidylcholine bilayer membranes enhances the ion permeability and drug release rates at the membrane phase transition. Biochim. Biophys. Acta 1716, 77-96.

Moku, G., Gulla, S.K., Nimmu, N.V., Khalid, S., Chaudhuri, A., 2016. Delivering anticancer drugs with endosomal pH-sensitive anti-cancer liposomes. Biomater. Sci. 4, 627-638.

Morachis, J.M., Mahmoud, E.A., Almutairi, A., 2012. Physical and chemical strategies for therapeutic delivery by using polymeric nanoparticles. Pharmacol. Rev. 64, 505-519.

Mura, S., Nicolas, J., Couvreur, P., 2013. Stimuli-responsive nanocarriers for drug delivery. Nat. Mater. 12, 991-1003.

Murthy, R.S.R., 2015. Polymeric micelles in targeted drug delivery, Targeted Drug Delivery: Concepts and Design. Springer, New York City, USA.

Na, K., Lee, E.S., Bae, Y.H., 2003. Adriamycin loaded pullulan acetate/sulfonamide conjugate nanoparticles responding to tumor pH: pH-dependent cell interaction, internalization and cytotoxicity in vitro. J. Control. Release 87, 3-13.

Nagle, J., 1976. Theory of lipid monolayer and bilayer phase transitions: effect of headgroup interactions. J. Membr. Biol. 27, 233-250.

Nakayama, M., Chung, J., Miyazaki, T., Yokoyama, M., Sakai, K., Okano, T., 2007.Thermal modulation of intracellular drug distribution using thermoresponsive polymeric micelles. React. Funct. Polym. 67, 1398-1407.

Nasti, T.H., Khan, M.A., Owais, M., 2006. Enhanced efficacy of pH-sensitive nystatin liposomes against Cryptococcus neoformans in murine model. J. Antimicrob. Chemother. 57, 349-352.

Navarro, G., 2015. Temperature-sensitive pharmaceutical nanocarriers. Smart Pharmaceutical Nanocarriers. World Scientific, Singapore, p. 143.

Needham, D., Anyarambhatla, G., Kong, G., Dewhirst, M.W., 2000. A new temperature sensitive liposome for use with mild hyperthermia: characterization and testing in a human tumor xenograft model. Cancer Res. 60, 1197-1201.

Needham, D., Park, J.-Y., Wright, A.M., Tong, J., 2013. Materials characterization of the low temperature sensitive liposome (LTSL): effects of the lipid composition (lysolipid and DSPE-PEG2000) on the thermal transition and release of doxorubicin. Faraday Discuss. 161, 515-534.

Nelson, D.M., Hashizume, R., Yoshizumi, T., Blakney, A.K., Ma, Z., Wagner, W.R., 2014. Intramyocardial injection of a synthetic hydrogel with delivery of bFGF and IGF1 in a rat model of ischemic cardiomyopathy. Biomacromolecules 15, 1-11.

Nguyen, R., Huc, I., 2003. Optimizing the reversibility of hydrazone formation for dynamic combinatorial chemistry. Chemical Commun., 942-943.

Nishi, T., Forgac, M., 2002. The vacuolar (H1)-ATPases—nature's most versatile proton pumps. Nat. Rev. Mol. Cell Biol. 3, 94-103.

Nobuhiko, Y., Teruo, O., Yasuhisa, S., 1992. Inflammation responsive degradation of crosslinked hyaluronic acid gels. J. Control. Release 22, 105-116.

Oerlemans, C., Bult, W., Bos, M., Storm, G., Nijsen, J.F.W., Hennink, W.E., 2010. Polymeric micelles in anticancer therapy: targeting, imaging and triggered release. Pharm. Res. 27, 2569-2589.

Ohvo-Rekilä, H., Ramstedt, B., Leppimäki, P., Slotte, J.P., 2002. Cholesterol interactions with phospholipids in membranes. Prog. Lipid Res. 41, 66-97.

Otsuka, H., Nagasaki, Y., Kataoka, K., 2003. PEGylated nanoparticles for biological and pharmaceutical applications. Adv. Drug Deliv. Rev. 55, 403-419.

Pacheco-Torres, J., Mukherjee, N., Walko, M., López-Larrubia, P., Ballesteros, P., Cerdan, S., et al., 2015. Image guided drug release from pH-sensitive ion channel-functionalized stealth liposomes into an in vivo glioblastoma model. Nanomedicine 11, 1345-1354.

Paliwal, S.R., Paliwal, R., Vyas, S.P., 2015. A review of mechanistic insight and application of pH-sensitive liposomes in drug delivery. Drug Deliv. 22, 231-242.

Paliwal, S.R., Paliwal, R., Agrawal, G.P., Vyas, S.P., 2016. Hyaluronic acid modified pHsensitive liposomes for targeted intracellular delivery of doxorubicin. J. Liposome Res. 26, 276-287.

Papanicolaou, I., Briggs, S., Alpar, H., 2004. Increased resistance of DNA lipoplexes to protein binding in vitro by surface-modification with a multivalent hydrophilic polymer. J. Drug Target. 12, 541-547.

Quadir, M.A., Morton, S.W., Deng, Z.J., Shopsowitz, K.E., Murphy, R.P., Epps Iii, T.H., et al., 2014. PEG-polypeptide block copolymers as pH-responsive endosome-solubilizing drug nanocarriers. Mol. Pharm. 11, 2420-2430.

Rahimi, S., Sarraf, E.H., Wong, G.K., Takahata, K., 2011. Implantable drug delivery device using frequency-controlled wireless hydrogel microvalves. Biomed. Microdev. 13, 267-277.

Ramasamy, T., Haidar, Z.S., Tran, T.H., Choi, J.Y., Jeong, J.-H., Shin, B.S., et al., 2014. Layer-by-layer assembly of liposomal nanoparticles with PEGylated polyelectrolytes enhances systemic delivery of multiple anticancer drugs. Acta Biomater. 10, 5116-5127.

Rao, K.M., Rao, K.S.V.K., Ha, C.-S., 2016. Stimuli responsive poly (vinyl caprolactam) gels for biomedical applications. Gels 2, 6. Rapoport, N., 2004. Combined cancer therapy by micellar-encapsulated drug and ultrasound. Int. J. Pharm. 277, 155-162.

Rauck, B.M., Friberg, T.R., Mendez, C.A.M., Park, D., Shah, V., Bilonick, R.A., et al., 2014. Biocompatible reverse thermal gel sustains the release of intravitreal bevacizumab in vivo biocompatible reverse thermal gel. Invest. Ophthalmol. Visual Sci. 55, 469-476.

Rigogliuso, S., Sabatino, M.A., Adamo, G., Grimaldi, N., Dispenza, C., Ghersi, G., 2012. Polymeric nanogels: nanocarriers for drug delivery application. Chem. Eng. 27, 247-252.

Rijcken, C., Schiffelers, R., Van Nostrum, C., Hennink, W., 2008. Long circulating biodegradable polymeric micelles: towards targeted drug delivery. J. Control. Release 132, e33-e35.

Ringsdorf, H., 1975. Structure and properties of pharmacologically active polymers. J. Polym. Sci. Polym. Symp. 51, 135-153.

Roberts, M.C., Hanson, M.C., Massey, A.P., Karren, E.A., Kiser, P.F., 2007. Dynamically restructuring hydrogel networks formed with reversible covalent crosslinks. Adv. Mater. 19, 2503-2507.

Ross, J.F., Chaudhuri, P.K., Ratnam, M., 1994. Differential regulation of folate receptor isoforms in normal and malignant tissues in vivo and in established cell lines. Physiologic and clinical implications. Cancer 73, 2432-2443.

Roy, D., Brooks, W.L., Sumerlin, B.S., 2013. New directions in thermoresponsive polymers. Chem. Soc. Rev. 42, 7214-7243.

Ruel-Gariepy, E., Leroux, J.-C., 2004. In situ-forming hydrogels—review of temperaturesensitive systems. Eur. J. Pharm. Biopharm. 58, 409-426.

Sánchez, M., Aranda, F.J., Teruel, J.A., Ortiz, A., 2011. New pH-sensitive liposomes containing phosphatidylethanolamine and a bacterial dirhamnolipid. Chem. Phys. Lipids 164, 16-23.

Sanjoh, M., Hiki, S., Lee, Y., Oba, M., Miyata, K., Ishii, T., et al., 2010. pDNA/poly (Llysine) polyplexes functionalized with a pH-sensitive charge-conversional poly (aspartamide) derivative for controlled gene delivery to human umbilical vein endothelial cells. Macromol. Rapid Commun. 31, 1181-1186.

Satoh, M., Yoda, E., Hayashi, T., Komiyama, J., 1989. Potentiometric titration of poly (vinylpyridines) and hydrophobic interaction in the counterion binding. Macromolecules 22, 1808-1812.

Sawant, R.R., Torchilin, V.P., 2010. Polymeric micelles: polyethylene glycolphosphatidylethanolamine (PEG-PE)-based micelles as an example. Methods Mol. Biol. 624, 131-149.

Schally, A., 2008. New approaches to the therapy of various tumors based on peptide analogues. Horm. Metab. Res. 40, 315-322.

Sethuraman, V.A., Na, K., Bae, Y.H., 2006. pH-responsive sulfonamide/PEI system for tumor specific gene delivery: an in vitro study. Biomacromolecules 7, 64-70.

Seymour, L.W., Ferry, D.R., Kerr, D.J., Rea, D., Whitlock, M., Poyner, R., et al., 2009. Phase II studies of polymer-doxorubicin (PK1, FCE28068) in the treatment of breast, lung and colorectal cancer. Int. J. Oncol. 34, 1629.

She, W., Li, N., Luo, K., Guo, C., Wang, G., Geng, Y., et al., 2013. Dendronized heparin 2 doxorubicin conjugate based nanoparticle as pH-responsive drug delivery system for cancer therapy. Biomaterials 34, 2252-2264.

Shim, W.S., Kim, S.W., Choi, E.K., Park, H.J., Kim, J.S., Lee, D.S., 2006. Novel pH sensitive block copolymer micelles for solvent free drug loading. Macromol. Biosci. 6, 179-186.

Soga, O., Van Nostrum, C.F., Fens, M., Rijcken, C.J., Schiffelers, R.M., Storm, G., et al., 2005. Thermosensitive and biodegradable polymeric micelles for paclitaxel delivery. J. Control. Release 103, 341-353.

Stefanadis, C., Chrysochoou, C., Markou, D., Petraki, K., Panagiotakos, D., Fasoulakis, C., et al., 2001. Increased temperature of malignant urinary bladder tumors in vivo: the application of a new method based on a catheter technique. J. Clin. Oncol. 19, 676-681.

Sun, L.F., Zhuo, R.X., Liu, Z.L., 2003. Studies on the synthesis and properties of temperature responsive and biodegradable hydrogels. Macromol. Biosci. 3, 725-728.

Ta, T., Porter, T.M., 2013. Thermosensitive liposomes for localized delivery and triggered release of chemotherapy. J. Control. Release 169, 112-125.

Takeda, N., Nakamura, E., Yokoyama, M., Okano, T., 2004. Temperature-responsive polymeric carriers incorporating hydrophobic monomers for effective transfection in small doses. J. Control. Release 95, 343-355.

Tila, D., Yazdani-Arazi, S.N., Ghanbarzadeh, S., Arami, S., Pourmoazzen, Z., 2015. pH sensitive, polymer modified, plasma stable niosomes: promising carriers for anti-cancer drugs. EXCLI J. 14, 21.

Torchilin, V.P., 2005. Recent advances with liposomes as pharmaceutical carriers. Nat. Rev. Drug Discov. 4, 145-160.

Torchilin, V.P., 2007. Micellar nanocarriers: pharmaceutical perspectives. Pharm. Res. 24, 1.

Torchilin, V.P., 2012. Liposomes in drug delivery, Fundamentals and Applications of Controlled Release Drug Delivery. Springer, New York City, USA.

Torchilin, V.P., Zhou, F., Huang, L., 1993. pH-sensitive liposomes. J. Liposome Res. 3, 201-255.

Ulijn, R.V., 2006. Enzyme-responsive materials: a new class of smart biomaterials. J. Mater. Chem. 16, 2217-2225.

Van Bree, C., Krooshoop, J.J., Rietbroek, R.C., Kipp, J.B.A., Bakker, P.J., 1996. Hyperthermia enhances tumor uptake and antitumor efficacy of thermostable liposomal daunorubicin in a rat solid tumor. Cancer Res. 56, 563-568.

Van Vlierberghe, S., Cnudde, V., Dubruel, P., Masschaele, B., Cosijns, A., De Paepe, I., et al., 2007. Porous gelatin hydrogels: 1. Cryogenic formation and structure analysis. Biomacromolecules 8, 331-337.

Verestiuc, L., Nastasescu, O., Barbu, E., Sarvaiya, I., Green, K.L., Tsibouklis, J., 2006. Functionalized chitosan/NIPAM (HEMA) hybrid polymer networks as inserts for ocular drug delivery: synthesis, in vitro assessment, and in vivo evaluation. J. Biomed. Mater. Res. A 77, 726-735.

Wang, H., Wang, Y., Chen, Y., Jin, Q., Ji, J., 2014. A biomimic pH-sensitive polymeric prodrug based on polycarbonate for intracellular drug delivery. Polym. Chem. 5, 854-861.

Wang, M., Yuan, Y., Gao, Y., Ma, H.-M., Xu, H.-T., Zhang, X.-N., et al., 2012. Preparation and characterization of 5-fluorouracil pH-sensitive niosome and its tumor targeted evaluation: in vitro and in vivo. Drug Dev. Ind. Pharm. 38, 1134-1141.

Wang, X.-Q., Zhang, Q., 2012. pH-sensitive polymeric nanoparticles to improve oral bioavailability of peptide/protein drugs and poorly water-soluble drugs. Eur. J. Pharm. Biopharm. 82, 219-229.

Ward, M.A., Georgiou, T.K., 2011. Thermoresponsive polymers for biomedical applications. Polymers 3, 1215-1242.

Watarai, S., Iwase, T., Tajima, T., Yuba, E., Kono, K., 2013. Efficiency of pH-sensitive fusogenic polymer-modified liposomes as a vaccine carrier. ScientificWorldJournal 2013, 903234.

Wei, H., Zhang, X., Cheng, C., Cheng, S.-X., Zhuo, R.-X., 2007. Self-assembled, thermosensitive micelles of a star block copolymer based on PMMA and PNIPAAm for controlled drug delivery. Biomaterials 28, 99-107.

Wei, H., Cheng, S.-X., Zhang, X.-Z., Zhuo, R.-X., 2009. Thermo-sensitive polymeric micelles based on poly (N-isopropylacrylamide) as drug carriers. Prog. Polym. Sci. 34, 893-910.

Wei, H., Zhuo, R.-X., Zhang, X.-Z., 2013. Design and development of polymeric micelles with cleavable links for intracellular drug delivery. Prog. Polym. Sci. 38, 503-535.

Weiner, M.W., 1972. Liposomes and local hyperthermia: selective delivery of methotrexate to heated tumors. Am. J. Physiol. 223, 229.

Wojtkowiak, J.W., Verduzco, D., Schramm, K.J., Gillies, R.J., 2011. Drug resistance and cellular adaptation to tumor acidic pH microenvironment. Mol. Pharm. 8, 2032-2038.

Wu, D.-Q., Qiu, F., Wang, T., Jiang, X.-J., Zhang, X.-Z., Zhuo, R.-X., 2008. Toward the development of partially biodegradable and injectable thermoresponsive hydrogels for potential biomedical applications. ACS Appl. Mater. Interfaces 1, 319-327.

Wu, H., Zhu, L., Torchilin, V.P., 2013. pH-sensitive poly (histidine) -PEG/DSPE-PEG copolymer micelles for cytosolic drug delivery. Biomaterials 34, 1213-1222.

Wust, P., Hildebrandt, B., Sreenivasa, G., Rau, B., Gellermann, J., Riess, H., et al., 2002. Hyperthermia in combined treatment of cancer. Lancet Oncol. 3, 487-497.

Xin, Y., Yuan, J., 2012. Schiff's base as a stimuli-responsive linker in polymer chemistry. Polym. Chem. 3, 3045-3055.

Xu, H., Hu, M., Yu, X., Li, Y., Fu, Y., Zhou, X., et al., 2015. Design and evaluation of pH-sensitive liposomes constructed by poly (2-ethyl-2-oxazoline) -cholesterol hemisuccinate for doxorubicin delivery. Eur. J. Pharm. Biopharm. 91, 66-74.

Yang, B., Lv, Y., Zhu, J.-Y., Han, Y.-T., Jia, H.-Z., Chen, W.-H., et al., 2014. A pHresponsive drug nanovehicle constructed by reversible attachment of cholesterol to PEGylated poly (l-lysine) via catechol-boronic acid ester formation. Acta Biomater. 10, 3686-3695.

Yarmolenko, P.S., Zhao, Y., Landon, C., Spasojevic, I., Yuan, F., Needham, D., et al., 2010. Comparative effects of thermosensitive doxorubicin-containing liposomes and hyperthermia in human and murine tumours. Int. J. Hyperthermia 26, 485-498.

Yarmolenko, P.S., Moon, E.J., Landon, C., Manzoor, A., Hochman, D.W., Viglianti, B.L., et al., 2011. Thresholds for thermal damage to normal tissues: an update. Int. J. Hyperthermia 27, 320-343.

Yatvin, M.B., Weinstein, J.N., Dennis, W.H., Blumenthal, R., 1978. Design of liposomes for enhanced local release of drugs by hyperthermia. Science 202, 1290-1293.

Yoshida, R., Kaneko, Y.O., Sakai, K., Okano, T., Sakurai, Y., Bae, Y.H., et al., 1994. Positive thermosensitive pulsatile drug release using negative thermosensitive hydrogels. J. Control. Release 32, 97-102.

Yoshida, T., Aoyagi, T., Kokufuta, E., Okano, T., 2003. Newly designed hydrogel with both sensitive thermoresponse and biodegradability. J. Polym. Sci. A Polym. Chem. 41, 779-787.

Yoshizaki, Y., Yuba, E., Sakaguchi, N., Koiwai, K., Harada, A., Kono, K., 2014. Potentiation of pH-sensitive polymer-modified liposomes with cationic lipid inclusion as antigen delivery carriers for cancer immunotherapy. Biomaterials 35, 8186-8196.

Yu, Y., Chen, C.-K., Law, W.-C., Sun, H., Prasad, P.N., Cheng, C., 2015. A degradable brush polymer-drug conjugate for pH-responsive release of doxorubicin. Polym. Chem. 6, 953-961.

Yuba, E., Kojima, C., Sakaguchi, N., Harada, A., Koiwai, K., Kono, K., 2008. Gene delivery to dendritic cells mediated by complexes of lipoplexes and pH-sensitive fusogenic polymer-modified liposomes. J. Control. Release 130, 77-83.

Zhang, J., Chen, H., Xu, L., Gu, Y., 2008. The targeted behavior of thermally responsive nanohydrogel evaluated by NIR system in mouse model. J. Control. Release 131, 34-40.

Zhang, Y., Ren, T., Gou, J., Zhang, L., Tao, X., Tian, B., et al., 2017. Strategies for improving the payload of small molecular drugs in polymeric micelles. J. Control. Release, In press. Available from: http://doi.org/10.1016/j.jconrel.2017.01.047.

Zou, J., Jafr, G., Themistou, E., Yap, Y., Wintrob, Z.A., Alexandridis, P., et al., 2011. pH Sensitive brush polymer-drug conjugates by ring-opening metathesis copolymerization. Chem. Commun. 47, 4493-4495.

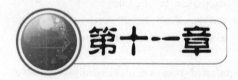

类脂囊泡药物递送系统

>>> 11.1 简介

>>>>>>>>>>>>>>>>>>>>>>>>>>>>>>

　　基于囊泡的药物递送系统是提高包封药物的生物利用度和疗效的新方法，也是能够较长时间维持药物疗效的较佳方法（Nasir et al.，2012）。两亲性分子自组装形成具有层状结构的囊泡药物递送系统，其周围被水性介质包围。作为优良的药物载体系统，它们能够在其内部亲水隔室或外部脂质壳中分别装载亲水性和疏水性药物分子。囊泡药物递送系统有多种类型，主要根据其结构和组成进行分类。脂质体、类脂囊泡和微乳是这类囊泡药物递送系统的主要类别。与其他系统相比，在药物递送方面这些系统具有突出的优点，因而备受青睐。

　　它们可以包载亲水性和疏水性药物；提高水溶性较差药物的生物利用度；可实现缓释作用，有效地延缓易被快速代谢成代谢产物的药物的消除。此外，载药囊泡可以较好地提高药物稳定性，避免快速降解和不溶性等问题。为使药物能够直接递送到感染部位，从而提高疗效并降低与药物相关的系统毒性，实现这类载药系统在特定部位的直接摄取具有重要科学意义（Azeem et al.，2009；Mahale et al.，2012）。

　　在囊泡药物递送系统中，由磷脂自组装形成的脂质体作为药物递送系统被广泛应用（Caddeo et al.，2008）。它们能有效地包封亲水性和亲脂性药物，并且以缓控释形式将药物靶向患病部位。但是它们的保质期较短和处方组成的成本较高已成为其在药物递送中应用受限的因素。科学家们正在研究高度稳定且生产成本较低的新型囊泡系统（Mahale et al.，2012）。

　　作为脂质体替代物，基于非离子表面活性剂的囊泡药物递送系统，或称类脂囊泡应运而生。它们可控制药物释放，并且可以克服与脂质体相关的不稳定性和成本较高的问题。此外，制剂成品易于灭菌，可大规模生产。欧莱雅公司于1975

年首次研发并获得了类脂囊泡处方的专利(Sahin，2007)。

类脂囊泡是具有前景的药物载体之一，具有双层结构，通过在水相中以胆固醇作为附加剂通过非离子表面活性剂的自缔合形成。类脂囊泡具有生物可降解性、生物相容性和非免疫原性。它们保质期较长，稳定性较高，并且能够以缓控释的方式在靶位点递送药物(Mahale et al.，2012)。

由于其结构独特，它们能够溶解和包封疏水性和亲水性药物分子。它们将亲水性物质装载在其囊状水核中或吸附在双层表面上。疏水性或亲脂性药物则被包封在亲脂性双分子层中。在脂质或脂质膜的薄层水合后，结晶脂质双层转化为流体然后溶胀。温和搅动下，水合脂质层分离并自缔合以形成类脂囊泡。类脂囊泡可以降低其亲脂性部分与周围水性环境的相互作用。最初，人们探索类脂囊泡在化妆品行业方面的应用，后来，类脂囊泡被广泛应用于药物递送(Pardakhty and Moazeni，2013)。

非离子表面活性剂囊泡形成的确切机制尚不清楚。非离子表面活性剂在与水性介质水合时形成封闭的双层结构的特征被普遍接受(图 11.1)，通过物理搅动或加热形式提供能量以形成封闭的双层结构(Baillie et al.，1985；Mozafari，2005b)。

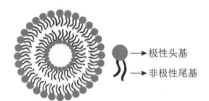

图 11.1　基于非离子表面活性剂的类脂囊泡示意图

封闭的双层"囊泡结构"形成的关键是需要在含水环境中存在两亲性分子。两亲性分子的自组装是由于两亲物的水和烃部分之间的界面张力较高而发生的，形成特殊的形态。同时，亲水性头基通过头基之间的空间亲水性和离子排斥力与水性介质发生作用。因此，由于这些相反作用力而产生超分子组装。类脂囊泡的形成还需要添加某些附加剂，如胆固醇(Nasir et al.，2012)。

根据大小和双层结构，类脂囊泡分为三种：小单层囊泡(SUV)，具有单个双层，其粒径为 10~100 nm；大单层囊泡(LUV)，具有单层双层结构，大多数粒径为 100~3000 nm；多层囊泡(MLV)，结构中多于一个双层(Seleci et al.，2016)。两亲物的疏水和亲水部分本身在自组装中使疏水部分远离含水环境并且亲水部分与含水环境相接触。在表面形态和药物包封模式方面，类脂囊泡与脂质体非常相似。此外，由于其成本效益、较高稳定性和易于储存的特点使其成为基于磷脂的载体的最佳替代品(Sahin，2007)。

类脂囊泡在药物递送方面具有特殊优势,因而倍受关注。下面将简要介绍这些优点。为了调节类脂囊泡的药物递送速率并在外部非水相中形成普通囊泡,它们可以在非水相中乳化。类似地,与油为分散介质的制剂相比,作为水中的混悬液,类脂囊泡增强了患者顺应性。此外,它们具有较高稳定性和渗透活性,并且还可增加被包载药物的稳定性。

这些制剂在储存和处理过程中不需要任何特殊条件。它们增加了药物口服生物利用度和水溶性较差药物的皮肤渗透。它们易于被修饰实现药物靶向递送。同时,它们可以保护药物免受不良生物环境的影响,通过降低早期体内清除并增强药物靶向作用来提高疗效。由于在非离子表面活性剂的结构中同时存在亲水和疏水部分,所以类脂囊泡能够溶解具有不同溶解度的药物。通过改变制备工艺参数和处方组成可以制备具有不同特征的类脂囊泡(Tangri and Khurana,2011)。本章内容涵盖从类脂囊泡的构成到其在药物递送系统中的应用的各个方面。

⟫⟫⟫ 11.2 类脂囊泡的处方

了解类脂囊泡的基本组成及其对处方和处方稳定性的影响非常重要。这些成分包括非离子表面活性剂、水合介质和胆固醇(Mahale et al.,2012)。本节将详细介绍类脂囊泡的处方组成。

11.2.1 非离子表面活性剂

非离子表面活性剂是一类表面活性剂,其亲水头部中无带电基团。与阴离子、两性或阳离子表面活性剂相比,它们更稳定、生物相容性更好、毒性也更低(Jiao,2008)。此外,它们有以下优点:可以维持 pH 在生理 pH 范围,同时具有润湿、增溶和增强渗透性等作用,也可作为 P-糖蛋白的良好抑制剂,可增强抗 HIV 药物、抗癌药物和其他药物的生物利用度(Mahale et al.,2012)。因此,有利于形成体内外稳定的类脂囊泡。非离子表面活性剂如冠醚、葡萄糖基二烷基醚、聚甘油烷基醚、酯连接的表面活性剂、苄泽、聚氧乙烯烷基醚、吐温和司盘常用于制备类脂囊泡。类脂囊泡中常用的非离子表面活性剂如图 11.2 所示。

也有研究者合成具有生物相容性的非离子表面活性剂用于类脂囊泡药物递送。最近,合成具有预期的理想理化性质的非离子表面活性剂备受关注。冠醚两亲物已被大量合成并用于类脂囊泡药物递送。作为独特的非离子表面活性剂,它们可以通过控制合成来获得所需的性质(Darwish and Uchegbu,1997;Muzzalupo et al.,2007)。近期,糖基非离子表面活性剂因其在许多领域的应用而引起研究者兴趣。

这类表面活性剂具有高度生物相容性、生物可降解性，并且从可再生资源进行衍生化，具有经济价值。因此，研究者探索各种糖基非离子表面活性剂用于类脂囊泡药物递送（Imran et al.，2016b；Manconi et al.，2006）。

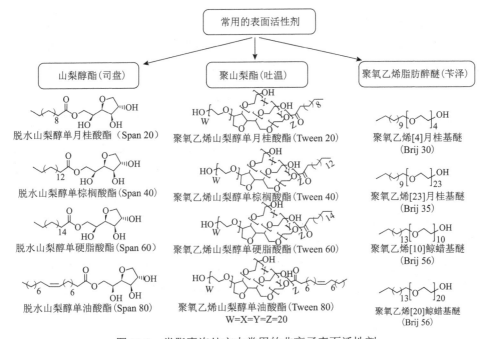

图 11.2 类脂囊泡处方中常用的非离子表面活性剂

类脂囊泡的稳定性、毒性和载药能力在很大程度上取决于制剂中使用的非离子表面活性剂。而非离子表面活性剂形成囊泡的能力取决于其亲水亲油平衡（HLB）值、临界堆积参数（CPP）值、凝胶-液相相变温度（TC）和亲水头部基团的大小及亲脂尾链的长度。这些所有参数将在下一节中讨论和详细说明。

11.2.1.1 亲水亲油平衡（HLB）

虽然 HLB 是无量纲参数，但它是预测表面活性剂分子溶解性的重要指标。其值反映了非离子表面活性剂的亲水与亲油能力。非离子表面活性剂的 HLB 值范围为 0~20。HLB 值降低表示非离子表面活性剂亲脂性增强。而 HLB 值的增加则表示非离子表面活性剂亲水性增强。HLB 值在 4~8 的表面活性剂适用于制备囊泡（Uchegbu and Florence，1995）。

虽然 HLB 值为 14~17 的亲水性表面活性剂由于其高水溶性而不利于双层膜形成（Shahiwala and Misra，2002），但这些亲水性表面活性剂在添加适量胆固醇时可形成类脂囊泡。类脂囊泡的药物包封率也受表面活性剂的 HLB 值的影响。

Shahiwala 等通过改变 HLB 值，利用脂质膜水合技术制备载尼美舒利的类脂囊泡。随着表面活性剂的 HLB 值从 8.6 降至 1.7，包封率也随之降低 (Seleci et al.，2016)。

11.2.1.2　临界堆积参数 (CPP)

化学结构和众多其他特征在预测非离子表面活性剂的囊泡形成能力方面也发挥重要作用。CPP，同 HLB 类似，是一种无量纲参数，也可用作非离子表面活性剂囊泡形成能力的指标。其定义可用如下等式表示 (Uchegbu and Vyas，1998)：

$$CPP = v/lca_0$$

其中，a_0，lc 和 v 分别代表亲水头部基团的面积、临界疏水基团长度和疏水基团的体积。非离子表面活性剂的 CPP 值用于预测其形成的囊泡类型。CPP<0.05 时会形成胶束。类似地，CPP 值在 0.5~1.0 的范围内会形成球形囊泡。CPP>1 会形成反胶束。

11.2.1.3　相变温度 (TC)

在液相和凝胶相中，囊泡双层的形成取决于温度、所用非离子表面活性剂的类型和用于稳定或其他目的的附加剂。在凝胶相中，囊泡双层的亲脂性尾基有序排列，但是在液相中，它们的排列不是有序的。表面活性剂和脂质的特征在于其具有相变温度。相变温度对非离子表面活性剂囊泡的药物包封率影响较大。司盘 60 具有较高 TC (53℃) 从而包封更多的药物，由此可见相变温度影响药物包封率 (Moghassemi and Hadjizadeh，2014；Uchegbu and Vyas，1998)。

11.2.1.4　亲水性头部基团的大小和亲脂尾链的长度

亲水性头部基团大小和亲脂尾链的长度都会影响非离子型囊泡的载药量。非离子表面活性剂结构中含碳数增加如硬脂酰 (C18) 会导致其囊泡中药物的载药量增加。另一方面，与较长的烷基链非离子表面活性剂相比，具有较短碳链的非离子表面活性剂如月桂酰 (C12) 在其囊泡中容纳的药物量较少。此外，当具有较长烷基链及庞大的亲水性头基的吐温类非离子表面活性剂与等量作为附加剂的胆固醇混合使用时可以增加水溶性药物的包封率 (Uchegbu and Vyas，1998；Uchegbu and Florence，1995；Arunothayanun et al.，2000)。

11.2.2　胆固醇

胆固醇在类脂囊泡中用作附加剂，因为它与非离子表面活性剂相互作用可增强结构稳定性并影响类脂囊泡的物理性质。胆固醇与非离子表面活性剂在类脂囊泡中的相互作用具有重要的生物学意义。作为生物膜的组成部分，它极大地影响生物膜的性质如离子渗透性、聚集、融合、酶活性、形状、尺寸和弹性。类脂囊泡中添加胆固醇旨在增强其机械强度、凝聚力、对水的渗透性和流动性。此外，添加胆固醇也增强了类脂囊泡的刚性，从而在不良的环境条件下发挥保护作用。

在制备司盘 60 类脂囊泡时，由于氢键的存在，胆固醇和表面活性剂之间发生相互作用。类脂囊泡中的胆固醇浓度取决于非离子表面活性剂 HLB 值。当非离子表面活性剂的 HLB 值高于 10 时，需要较高的胆固醇浓度以满足庞大的头部基团所需。此外，在胆固醇浓度超出一定值时，类脂囊泡的包封能力降低，这可能是由于体积直径的减小而导致的（CPP<0.05）（Liu et al.，2007；Mahale et al.，2012）。

11.2.3　电荷诱导剂

电荷诱导剂旨在增强类脂囊泡的稳定性。当其以特定浓度添加至囊泡双层中时，可通过增加表面电荷密度阻止类脂囊泡聚集。磷酸二十六烷基酯和磷脂酸是最常用于制备类脂囊泡的带负电荷的分子。硬脂酰氯和硬脂胺是在类脂囊泡制剂中最常用的带正电荷的分子。通常，带电分子以（2.5~5）mol%的量加入到类脂囊泡处方中。然而，也有研究发现增加带电分子的量也会抑制类脂囊泡的生成（Junyaprasert et al.，2008）。

11.2.4　水合介质

不同 pH 的磷酸盐缓冲液是制备类脂囊泡制剂的常用水合介质。类脂囊泡制剂水合介质的选择取决于被包封药物的溶解度。酮康唑和美洛昔康通常分别在 pH5.5 和 7.4 的磷酸盐缓冲液中制备（Mahale et al.，2012）。去离子水也用作水合介质制备类脂囊泡制剂。

》》》 11.3　制备方法

选择合适的类脂囊泡制剂制备方法有助于实现制剂预期的性质。制备方法可影响其大小、形状、包封率和药物释放。如图 11.3 所示，有多种方法用于制备载药类脂囊泡。本节将详细讨论这些方法。

11.3.1　薄膜水化法

将所选择的表面活性剂和胆固醇混合，加入圆底烧瓶中，加入有机溶剂如氯仿、甲醇或乙醚溶解。减压除去有机溶剂，在旋转的烧瓶壁上可形成薄层或薄膜

（Baillie et al.，1985；Carter et al.，1989）。干燥的脂质薄膜在50~60℃下用水合介质水化，同时缓慢搅拌。这种技术也称为手工水化方法。起初，会形成较大粒径的MLV，经超声处理可变成较小粒径的囊泡。

该方法简便且不需要复杂的设备。但是所得的类脂囊泡直径较大，并且对水溶性药物分子的包封率较低。此外，在膜水合不完全的情况下，可能会损失部分药物分子。为了获得具有较高包封率且形态优良的类脂囊泡，必须考察和验证各种参数如旋蒸角度、旋转速度、每批物料量和水化温度对其质量的影响。

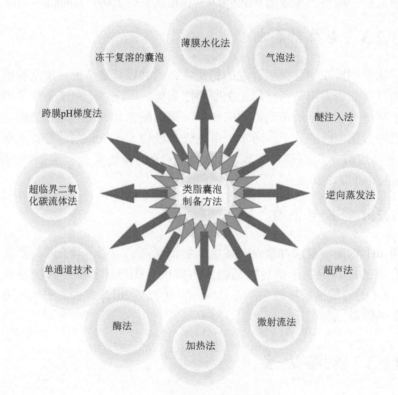

图11.3　类脂囊泡的制备方法

11.3.2　气泡法

气泡法是制备类脂囊泡和脂质体的一种新技术。该方法涉及使用高剪切力和有机溶剂，但有机溶剂具有一定毒性（Azeem et al.，2009）。它很简便并且在一步和单一容器中就能制备类脂囊泡或脂质体制剂。将表面活性剂与附加剂和水合介质一起置于三颈玻璃反应器中。将反应器置于控温水浴中。温度计位于第一颈部，通过第二颈部供应氮气，冷凝回流置于第三颈部。所有组分在 70℃下分散，然后使用均质器混合 15 秒。在 70℃下通氮气至分散体中，鼓泡(Verma et al.，2010)。

11.3.3　醚注入法

首先在二乙醚中溶解表面活性剂和附加剂，然后将表面活性剂/附加剂二乙醚溶液缓慢注入含药物水溶液中。将水性介质中的药物溶液保持恒温，温度略高于有机溶剂沸点。通过旋蒸法除去有机溶剂。在旋蒸期间，会形成单层囊泡(Seleci et al.，2016)。该方法制备 SUVs 和 LUVs 可获得较高的包封率。根据不同的制备参数，可以制得 50~1000 nm 范围的类脂囊泡(Moghassemi and Hadjizadeh，2014)。

11.3.4　逆向蒸发法

将表面活性剂和胆固醇溶解在氯仿中，然后加入药物水溶液中。将混合体系在 4~5℃条件下超声处理，减压蒸发有机相。将形成的薄层水化以形成载药类脂囊泡。该方法通常用于 MLVs 的制备(Azeem et al.，2009)。也同样用于制备脂质体、四醚脂质体和纳米脂质体。大分子的变性是逆向蒸发法的主要缺点。

11.3.5　超声法

在该方法中，将表面活性剂和胆固醇混合物置于玻璃小瓶中，然后加入水相。将所得混合物进行探头超声处理一段时间(Baillie et al.，1986)。通过该方法获得的载药囊泡粒径较小，且是单层的。与醚注入法相比，其药物包封率较低。需要优化温度和超声处理时间以制备较佳的类脂囊泡。

11.3.6　微射流法

这是一种用于制备粒径分布均匀的单层囊泡新技术。微射流法利用了浸没射流的原理。在相互作用室中的微通道中，表面活性剂和流化的药物流相互作用。高速冲击和能量作用导致类脂囊泡的形成。该方法制备的单层类脂囊泡具有较好的一致性、较小的粒径和较高的重现性(Zidan et al.，2011；Verma et al.，2010)。

11.3.7　加热法

Mozafari 发明了加热法制备技术已获得专利,该方法可参照专利步骤建立,用于大规模生产类脂囊泡，且无毒(Mozafari，2005a)。室温下将附加剂和表面活性剂在磷酸盐缓冲溶液(pH=7.4)中通入氮气水合至少 60 分钟。然而，将溶液在 120℃加热 15~20 分钟，以确保胆固醇完全溶解。将其冷却至 60℃，将表面活性剂和其他附加剂加入到含有胆固醇的缓冲溶液中搅拌 15 分钟。形成的类脂囊泡在室温下放置 30 分钟。最后一步，将类脂囊泡制剂在 45℃通氮条件下放置(Mortazavi et al.，2007；Mozafari et al.，2005，2007)。该方法如图 11.4 所示。

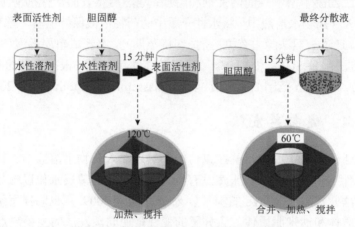

图 11.4　加热法制备类脂囊泡流程图

11.3.8　酶法

该方法使用酶从胶束溶液中制备类脂囊泡。酯键被酯酶裂解产生分解产物如聚氧乙烯和胆固醇，与磷酸二十六烷基酯和其他脂质组分结合产生多层类脂囊泡。所用的表面活性剂是聚氧乙烯硬脂基衍生物和聚氧乙烯胆甾醇癸二酸二乙酸酯(Uchegbu and Vyas，1998)。

11.3.9　单通道技术

该技术已获得专利，通过多孔装置和喷嘴连续挤出脂质混悬液或溶液。单通道技术利用高压挤出和均质化相结合来制备粒径 50~500 nm 且粒径分布较窄的类脂囊泡(Michael et al.，2008)。

11.3.10　超临界二氧化碳流体($SCCO_2$)

Manosroi 等利用 $SCCO_2$ 技术制备类脂囊泡制剂。将胆固醇、吐温 61、葡萄糖、磷酸盐缓冲溶液和乙醇加入观察室中，然后通入 CO_2。磁力搅拌至平衡，释放压力，制得类脂囊泡分散体(Barenholz，2001；Haran et al.，1993)。该方法可实现一步化和大规模生产。

11.3.11　跨膜 pH 梯度法

使用该方法制备类脂囊泡过程如下：将胆固醇和表面活性剂的混合物溶解在有机溶剂中，减压蒸发除去有机溶剂，形成脂质薄膜。通过涡旋混合特定时间使脂质薄膜与柠檬酸水合形成类脂囊泡。然后将形成的 MLVs 冻干并复溶三次，超声。随后加入水性介质，涡旋混合。使用磷酸氢二钠将制剂 pH 调至 7。最后将所得分散液加热至 60℃，10 分钟(Azeem et al.，2009)。

11.3.12　冻干复溶的囊泡

该方法通过对超声处理的单层囊泡分散体进行冷冻干燥，然后用含有药物的含水介质进行水化，形成细化分散的固体脂质分散体系。在水化过程中，膜的有序结构得到融合和重新闭合，从而形成类脂囊泡。该方法是有一定优势的，因为它使高浓度的亲脂性药物包封到囊泡中。形成类脂囊泡所需的条件也非常温和。此外，冷冻干燥过程进一步增强了类脂囊泡制剂的稳定性(Mukherjee et al.，2007)。

≫≫≫ 11.4　类脂囊泡载药

药物可通过各种类型的相互作用被装载在囊泡中，包括氢键和共价键、物理捕获、囊泡和药物的离子相互作用及囊泡表面的吸附。通常，在药物递送系统中并存上述多种类型的相互作用。可采用以下方法在类脂囊泡制剂中进行载药。

11.4.1　直接包封

直接包封法简便，并且广泛用于类脂囊泡载药。在直接包封法中，亲水性药物分子溶解在水性介质中，而亲脂性药物分子溶解在有机溶剂中，因此，部分药物可被包封在类脂囊泡中。游离药物可以通过各种方法从制剂中分离，如过滤、透析、凝胶色谱和离心等(Uchegbu and Vyas，1998；Verma et al.，2010)。

11.4.2　主动载药

主动载药法在提高药物包封率方面有优势。在离子和 pH 的作用下可增加包

封的药物浓度。各种药物穿过类脂囊泡膜的过程受不同的离子或 pH 的影响
(Biswal et al.，2008；Barenholz，2001)。下面详细解释了这些参数在类脂囊泡载
药中的作用。

11.4.2.1 跨膜 pH 梯度

如果增加类脂囊泡膜外部 pH 梯度，非离子碱性天然药物分子就可以穿过类
脂囊泡膜。由于类脂囊泡内部 pH 降低，这些碱性天然药物会沉淀并离子化。因
此，它们在被包封后存在于类脂囊泡膜内。利用 pH=4 柠檬酸水合脂质胆固醇和
表面活性剂脂质相可实现上述载药过程，从而使冻干复溶的样品形成 MLVs。将
药物分子分散于水性介质中，将所得混悬液涡旋混合，然后调节 pH，在 60℃条
件下加热 10 分钟，即得类脂囊泡(Biswal et al.，2008；Guinedi et al.，2005)。

11.4.2.2 跨膜离子梯度

在跨膜离子梯度法中，跨膜离子梯度对类脂囊泡中的载药发挥至关重要的作
用。囊泡中硫酸铵的浓度大于介质中的浓度，可引起后续反应。然而该方法对酸
性药物的载药能力有限(Uchegbu and Vyas，1998)。

⟫⟫⟫ 11.5　表征

类脂囊泡的表征对于其临床应用是必不可少的。表征参数直接影响对类脂囊
泡稳定性的评价，并且对评价其体内作用也具有显著影响。因此，必须考察这些
参数，如形态、粒径、多分散指数(PI)、包封率、Zeta 电位、层室数量、稳定性、
刚性、黏度、电导率、均一性和稳定性。

11.5.1　载体粒径大小和表面形态

类脂囊泡的粒径是一个重要参数，因为它在评价药物载药能力和稳定性方
面发挥关键作用。粒径大小也对囊泡体内最终命运发挥重要作用。它们大多数
表面形态呈球形。动态光散射(DLS)、扫描电子显微镜(SEM)、透射电子显微镜
(TEM)、蚀刻透射电镜(FF-TEM)和低温透射电镜(cryo-TEM)是最常用的测定类
脂囊泡粒径和形态的方法。DLS 能同时提供粒径的综合信息和关于溶液体系粒
子分散均一性的有价值信息。DLS 图像中的单个尖峰表示存在单个散射群。PI
在体现粒子分散均一性方面具有重要意义。PI<0.3 意味胶体分散系统的粒径分
布较均一(Tavano et al.，2014；Seleci et al.，2016)。显微镜法通常用于表征类脂

囊泡的形态。

11.5.2　Zeta 电位

类脂囊泡的行为受 Zeta 电位的影响较大。带电的类脂囊泡比中性囊泡显示出更强的克服囊泡融合的能力和聚集稳定性。通常，从–41.7~–58.4 mV 的负 Zeta 电位足以用于类脂囊泡的静电稳定化。Zeta 电位的值受表面活性剂性质和类脂囊泡中药物包封情况的影响。有多种仪器可用于测量 Zeta 电位，如 pH 灵敏荧光计、激光粒度仪、粒度分析仪、微电泳仪、DLS 仪器和高效毛细管电泳仪（Verma et al.，2010；Moghassemi and Hadjizadeh，2014）。

11.5.3　双分子层的表征

脂质囊泡双分子层的表征极大地影响了它们的载药性能。其层数可以通过 AFM、NMR 和 MLV 的小角度 X 射线散射（SAXS）来确定。以荧光探针的移动率对温度作图，可考察类脂囊泡制剂的膜刚性（Di Marzio et al.，2011；Liu et al.，2007）。1,6-二苯基-1,3,5-己三烯可作为类脂囊泡分散体最常用的荧光探针。它通常位于双层膜的亲脂部分。通过荧光偏振测定类脂囊泡膜的微量黏度。较高荧光偏振表示膜微量黏度增强。此外，利用后一种方法，结合原位能量色散 X 射线衍射（EDXD）可以表征双层膜厚度（Manosroi et al.，2003；Pozzi et al.，2009）。

11.5.4　包封率

药物包封率是指包封在类脂囊泡中药物的浓度或量。它一直是用于增强药物疗效的药物递送系统的重要参数（Balakrishnan et al.，2009）。类脂囊泡的包封率取决于许多因素，如稳定性、制备方法参数和囊泡其他多种内在特性。囊泡的内在因素包括大小、胆固醇浓度和膜性质。药物在囊泡内的滞留也是影响包封率的重要因素。药物包封率还取决于药物的化学性质、载药方法和在制备时设定的脂质相水合温度。

与较小的囊泡相比，粒径较大的囊泡具有更高的药物包封率。亲水性药物分子的包封增加了类脂囊泡的粒径，这是由于药物与表面活性剂头基相互作用导致囊泡双分子层相互排斥（Balakrishnan et al.，2009）。可通过测定游离的药物与所用药物总量之间的差异来确定药物包封率。通常采用凝胶过滤、离心和透析等多种技术测定游离药物浓度（Kumar and Rajeshwarrao，2011）。

11.5.5 体外释放研究

通过透析法在一定温度下测定透析液中药物含量来考察载药类脂囊泡的体外释放。类脂囊泡的体内药物释放取决于许多因素，如给药途径、制剂中药物的浓度、生物环境对类脂囊泡的影响，药物在肺、脾、肝和骨髓等组织中的滞留时间等。囊泡的大小对药物体外释放影响较大，因为它直接影响囊泡在体内的滞留时间和它们从体内的清除（Verma et al.，2010；Moghassemi and Hadjizadeh，2014）。

11.5.6 稳定性

囊泡的融合和聚集及活性药物分子的泄漏是类脂囊泡在其保存期间发生的主要问题。药物载药量超过 60%并且至少在几个月的时间内保留超过 90%的载药量的类脂质囊泡被称为稳定的类脂囊泡。也有研究在加速光降解的条件如在紫外线或荧光照射下评价类脂囊泡的稳定性（Wang and Chen，2011）。对于前者，在 25℃室温，测定药物溶液和囊泡经 UV 照射 1 小时的药物浓度。关于这类研究已有载视黄酸（一种维生素 A 的代谢产物）类脂囊泡的研究报道。对于后者，将样品在室温下经特殊光源照射预定时间并测定药物浓度（Carafa et al.，2002；Huang et al.，2008）。

≫ 11.6 应用

虽然类脂囊泡已用于医学、诊断学和化妆品等各个领域，但似乎在药物递送领域中的应用是最佳的研究领域。由于其固有的优点，类脂囊泡可广泛应用于的药物制剂研究。本节描述了一些类脂囊泡在生物医药方面的应用。

11.6.1 免疫类脂囊泡

免疫类脂囊泡是那些在其表面与抗体结合并主要用于递送各种抗体的囊泡。已有研究报道通过薄膜水化法再经过超声处理制备的类脂囊泡用于递送 IgG 抗体。将抗体结合至由氰尿酰氯衍生的吐温 61 制备的类脂囊泡的表面。吐温 61 结构中氰尿酰氯的存在使 IgG 抗体与囊泡表面相偶联。使用体外培养表达 CD44 的滑膜衬里细胞证实了单克隆抗体与特异性细胞受体 CD44 的结合，并揭示了免疫类脂囊泡与靶抗原结合的能力，为靶向药物递送提供了有效方法（Bagheri et al.，2014；Hood et al.，2007）。

11.6.2 磁性类脂囊泡

在各种应用中特别是在癌症治疗中，类脂囊泡具有将药物递送与磁性靶向相结合的潜力。在癌症治疗中使用磁性材料的基本概念是通过应用体外磁体将载药的磁性类脂囊泡靶向至体内的特定器官或组织（Kong et al.，2013；Widder et al.，1979）。以载多柔比星药物磁性类脂囊泡靶向制剂为例可以说明类脂囊泡系统的这种能力。通过将抗肿瘤模型药物和磁性材料（EMG 707 铁磁流体）包封到类脂囊泡水性核中制备载多柔比星的磁性类脂囊泡制剂。此外，由于磁性材料被包封在类脂囊泡中，这些制剂能够控制药物释放且无其他毒性（Tavano et al.，2013b）。

11.6.3 靶向药物递送

利用偶联于类脂囊泡表面的配体，通过受体介导的内吞作用，可以进一步提高肿瘤治疗的主动靶向性，从而提高类脂囊泡药物递送系统细胞靶向效率，特别是特异性。类脂囊泡表面可以与小分子和（或）大分子靶向配体结合以实现细胞特异性靶向（Kong et al.，2013）。蛋白质和多肽、碳水化合物、适配体、抗体和抗体片段是最常用的分子，可与细胞表面过度表达的靶点特异性结合（Seleci et al.，2016）。

Bragagni 等以葡萄糖衍生物作为靶向配体，制备了脑靶向的类脂囊泡制剂。多柔比星类脂囊泡处方组成包括司盘、胆固醇、solulan 和 N-棕榈酰氨基葡萄糖。大鼠的初步体内研究表明，靶向-类脂囊泡制剂单剂量静脉给药与市售制剂相比，能够显著减少药物在心脏蓄积，延长在血液的循环时间，并且在脑中（Bragagni et al.，2012）也可以检测到多柔比星。

此外，Tavano 等设计了一种有效的肿瘤靶向递送系统。利用普朗尼克 L64 表面活性剂和胆固醇的混合物制备类脂囊泡，并将多柔比星包封到类脂囊泡中。通过 EDC（N-[3-（二甲基氨基）丙基]-N-乙基碳二亚胺盐酸盐）化学法将转铁蛋白与类脂囊泡表面结合。载多柔比星类脂囊泡对 MCF-7 和 MDA-MB-231 肿瘤细胞系具有抗癌活性，细胞存活能力显著降低，并且具有剂量-时间依赖性（Tavano et al.，2013a）。

11.6.4 抗肿瘤药物递送

类脂囊泡在递送抗肿瘤药物方面倍受关注。由 N-(2-羟丙基)甲基丙烯酰胺共聚物制成载多柔比星的类脂囊泡实验结果引人注目。载药类脂囊泡制剂具有更高的稳定性，并且在类脂囊泡降解后可在血液中释放药物。类似地，使用司盘 40、胆固醇和磷酸二十六烷基酯制备的类脂囊泡用于载紫杉醇。类脂囊泡制剂高度稳定，载药率较高。该系统提高了药物对胃肠酶的稳定性。该制剂还能够持续释药。

此外，与药物溶液相比，递送甲氨蝶呤的类脂囊泡制剂具有更高的口服生物利用度。然而，与药物溶液相比，载甲氨蝶呤的类脂囊泡制剂细胞毒性作用也同样增强了(Hunter et al.，1988；Uchegbu et al.，1996；Bayindir and Yuksel，2010)。

11.6.5 基因传递

尽管自 20 世纪 80 年代以来类脂囊泡在药剂学中已有研究，至今，一些研究主要集中于类脂囊泡在基因传递方面的应用。由于类脂囊泡具有生物可降解性、生物相容性和无毒的特点，它们可以安全地用于基因治疗(Huang et al.，2008)。类脂囊泡已被用作皮肤基因传递系统，用于治疗各种皮肤疾病(Geusens et al.，2011)。Huang 等(2005)报道了通过司盘阳离子类脂囊泡有效递送反义寡核苷酸，结果表明类脂囊泡可促进 COS-7 细胞对寡核苷酸的摄取。在 Raghavachari 和 Fahl(2002)进行的另一项研究中，非离子脂质体可将 β-半乳糖苷酶或荧光素酶 DNA 有效递送至大鼠皮肤细胞中。Vyas 等将编码乙型肝炎表面抗原(HBsAg)的 DNA 载入含有司盘 85 和胆固醇的类脂囊泡中。结果表明，类脂囊泡可用作局部免疫的 DNA 疫苗载体，简单、经济、稳定、无痛且相对安全(Vyas et al.，2005)。

11.6.6 疫苗递送

有效的疫苗接种一直是预防疾病的重要策略之一。通过皮肤进行的疫苗接种具有一定的优势，因为在经皮透过途径中存在大量免疫活性朗格汉斯细胞(LCs)，特别是存在着微小孔隙，而病原体可能通过这些孔隙侵入身体。它们存在于角质层附近，构成覆盖总表面积约25%的免疫网络系统(Baumgartner et al.，2009)。LCs 结合到皮肤上遇到的抗原并进行处理。作为抗原提呈细胞，它们迁移到淋巴管，最后进入区域淋巴结。据报道，通过透皮类脂囊泡、脂质体和变形脂质体的破伤风毒性(TT)免疫在 42 天后达到最大应答。与用脂质体相比，局部类脂囊泡显示出良好的 TT 免疫作用(Meykadeh et al.，2005；Mahale et al.，2012)。

11.6.7 口服药物递送

研究者最初对类脂囊泡的口服药物递送进行了考察与评价。Azmin 等首次以口服类脂囊泡为药物递送系统，采用 C16G3 类脂囊泡递送甲氨蝶呤(Azmin et al.，1985)。结果表明类脂囊泡增加了甲氧蝶呤血药浓度。类似地，类脂囊泡递送还增强了在实验动物肝脏和脑部的甲氨蝶呤的量。通过类脂囊泡递送药物可以增强药物的吸收。类似地，与普通制剂相比，通过两种不同表面活性剂的类脂囊泡口服递送的卵清蛋白疫苗增强了疫苗滴度(Sahin，2007)。然而，表面活性剂的类型对抗体产生无任何影响。最近，采用不同的合成生物相容性非离子表面活性剂制备类脂囊泡，动物实验研究表明类脂囊泡提高了头孢克肟和克拉霉素的口服生物利用度(Imran et al.，2016a；Ullah et al.，2016)。

11.6.8　眼部药物递送

当以普通混悬剂、眼用溶液和软膏递药时，滞留时间较短，吸收较差，产生泪液，角膜上皮的不可渗透性等因素降低了药物的生物利用度。当以脂质体和类脂囊泡的形式递送眼科用药物时，可增强药物递送效果。与乙酰唑胺市售制剂(Dorzolamide)(Aggarwal et al.，2004)相比，以司盘60、胆固醇硬脂酰胺或磷酸二十六烷基酯为处方组成材料，并用生物黏附性材料修饰的类脂囊泡具有更好的治疗效果。

11.6.9　经皮给药

在囊泡和粒子载体如类脂囊泡的作用下，角质层中的细胞间脂质屏障明显松散且更具渗透性(Barry，2001)。用于治疗不同类型皮肤癌的载 5-氟尿嘧啶的 Bola 型类脂囊泡可改善药物经皮渗透性，与药物水溶液相比，其细胞毒性增强 8 倍，与空心 Bola 型类脂囊泡和药物水溶液混合物相比，细胞毒性增强了 4 倍(Paolino et al.，2008)。类脂囊泡用作透皮递送酮洛酸(一种有效的非甾体抗炎药)的载体可以显著改善药物的渗透并缩短滞后时间(Alsarra et al.，2005)。

11.6.10　递送多肽药物

类脂囊泡制剂常用于递送多肽类药物如胰岛素和寡核苷酸。体外实验发现载胰岛素的类脂囊泡可保护它免受 β-胰凝乳蛋白酶、胰蛋白酶和胃蛋白酶的水解。由苄泽 92 和胆固醇制备的类脂囊泡制剂可延缓胰岛素的释放，并且该制剂在冷藏温度下储存 3 个月后在类脂囊泡中可保留 30%的胰岛素(Pardakhty et al.，2007)。在阳离子类脂囊泡分散体中加入制备二硬脂酰基磷脂酰乙醇胺-聚乙二醇 2000 修饰的阳离子类脂囊泡，表现出对血清中寡核苷酸的高效细胞摄取。由于 PEG 的亲水性和空间稳定结构阻碍酶近距离接触，保护寡核苷酸免于核酸酶降解，因此，使用该类脂囊泡载体系统增强了包封的基因药物抗核酸酶降解作用(Huang et al.，2008；Pardakhty et al.，2007)。

11.6.11　肺部给药

通过吸入给药的药物治疗至关重要，因为它直接将药物输送到肺部的作用部位。但是黏液的亲水性限制其通过吸入途径递送药物优势发挥。由聚山梨醇酯20制备的用于递送二丙酸倍氯米松的类脂囊泡具有更好的药物临床治疗效果。这些类脂囊泡可持续释放药物及选择性地靶向慢性阻塞性肺病患病部位。这些类脂囊泡能够较强地改善黏液渗透性，从而提高药物的疗效（Terzano et al.，2005）。

⫸⫸⫸ 11.7　修饰的类脂囊泡

11.7.1　盘状体

当胆甾烯三氧乙烯醚与囊泡混悬液混合时，会形成盘状结构，该体系被称为盘状体。已经发现，通过手摇和超声处理方法用胆固醇、十六烷基二甘油醚和磷酸二十六烷基酯制备类脂囊泡，然后在升高的温度下孵育，再加入胆甾烯三氧乙烯醚，可得到含有不同相的分散体系。这些相可区分为层状相、未表征的共存相、胶束相和称为盘状体相的新相（Uchegbu et al.，1992）。

11.7.2　聚合化的类脂囊泡

这些类型的类脂囊泡由具有可聚合残基的非离子表面活性剂形成。通过自由基引发或辐射二甲基正十六烷基[{1-异氰基烷基}-羧基氧基甲基]溴化铵)可制得这些聚合的非离子表面活性剂。这些类型的类脂囊泡是高度稳定的，因为聚合限制了非离子表面活性剂烃部分的流动性。聚合的非离子表面活性剂不影响它们形成的囊泡的大小，但是由于可聚合基团的存在而导致其形状改变（Azeem et al.，2009）。

11.7.3　乳化型类脂囊泡分散液

Yoshioka 等首次制备了水包油型类脂囊泡乳液，将司盘(司盘 20，司盘 40，司盘 60，司盘 80)分散于油中形成。乳化型类脂囊泡大小为 5~25 μm。乳化型类脂囊泡药物释放研究发现，与普通的类脂囊泡或油包水型乳剂相比，药物可从乳化型类脂囊泡中持续释放。它们的释药行为受所用油的性质、表面活性剂的 HLB 值和介质温度的影响。这种类型的类脂囊泡非常适合疫苗和药物的递送（Azeem et al.，2009）。

11.7.4　前体类脂囊泡

前体类脂囊泡是干燥的类脂囊泡，通过水合作用可转变为类脂囊泡混悬液。制备前体类脂囊泡可克服药物从囊泡中融合、聚集和泄漏等储存稳定性问题。此外，它们还有助于安全运输、类脂囊泡制剂的分装和给药。这些类型的类脂囊泡有利于透皮应用(Touitou，1998)。它们易于涂抹在皮肤上，当它们与皮肤自身的水发生水合作用时，它们会转变为类脂囊泡。与类脂囊泡相比，前体类脂囊泡凝胶可以通过透皮途径更有效地递送雌二醇(Fang et al.，2001)。

类似地，酮洛芬类脂囊泡凝胶与普通酮洛芬凝胶相比，治疗效果更好(Solanki et al.，2009)。左炔诺孕酮、雌二醇和炔雌醇等避孕激素也可以通过前体类脂囊泡凝胶制剂递送(Kumhar et al.，2003；Vora et al.，1998；Fang et al.，2001)。前体类脂囊泡也被用于色甘酸钠的雾化递送，具有更高稳定性，可控制药物释放(Abd-Elbary et al.，2008)。

11.7.5　醇质体

Touitou 等最早制备了醇质体。它们是含有更高浓度的乙醇的脂质囊泡。醇质体的制备需要较高浓度的非离子表面活性剂、水和乙醇或异丙醇。与普通类脂囊泡相比，这些囊泡具有更高的皮肤渗透性能，从而导致经皮透过量增加(Touitou et al.，2000)。虽然这种效应的机制到目前为止尚未知，推测非离子表面活性剂和乙醇用量较高可能是导致更高的渗透性和更大量的醇质体皮肤分布的原因(Kumar and Rajeshwarrao，2011)。

11.7.6　弹性类脂囊泡

弹性类脂囊泡含有乙醇、水和非离子表面活性剂。与普通类脂囊泡相比，它们是透皮药物递送的优良载体，因为它们能促进皮肤渗透。这归因于它们的弹性，使其能通过不到自身直径十分之一的通道(Kumar and Rajeshwarrao，2011)。

此外，低分子和高分子药物都可以使用弹性类脂囊泡递送。它们也是较佳的载体，因为它们可以延长治疗剂的作用时间。弹性囊泡的转运是浓度非依赖性的并且以经皮水合作用为驱动力。Vanden Bergh 等开发了第一种基于去污剂弹性纳米囊泡，称为弹性或可变形的类脂囊泡，其含有由表面活性剂 L-595(蔗糖月桂酸酯)和可形成胶束的表面活性剂 PEG-8-L(八偏氧乙烯月桂酸酯)。Manosroi 等研究了局部用双氯芬酸二乙铵负载的弹性类脂囊泡，结果发现大鼠的透皮通量较高，大鼠耳水肿试验中呈现较高抗炎活性(Manosroi et al.，2009；Van Den Bergh et al.，

1999；Manosroi et al.，2008）。

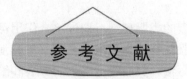

参 考 文 献

Abd-Elbary, A., El-Laithy, H., Tadros, M., 2008. Sucrose stearate-based proniosome derived niosomes for the nebulisable delivery of cromolyn sodium. Int. J. Pharm. 357, 189-198.

Aggarwal, D., Garg, A., Kaur, I.P., 2004. Development of a topical niosomal preparation of acetazolamide: preparation and evaluation. J. Pharm. Pharmacol. 56, 1509-1517.

Alsarra, I.A., Bosela, A.A., Ahmed, S.M., Mahrous, G., 2005. Proniosomes as a drug carrier for transdermal delivery of ketorolac. Eur. J. Pharm. Biopharm. 59, 485-490.

Arunothayanun, P., Bernard, M.-S., Craig, D., Uchegbu, I., Florence, A., 2000. The effect of processing variables on the physical characteristics of non-ionic surfactant vesicles (niosomes) formed from a hexadecyl diglycerol ether. Int. J. Pharm. 201, 7-14.

Azeem, A., Anwer, M.K., Talegaonkar, S., 2009. Niosomes in sustained and targeted drug delivery: some recent advances. J. Drug Target. 17, 671-689.

Azmin, M., Florence, A., Handjani-Vila, R., Stuart, J., Vanlerberghe, G., Whittaker, J., 1985. The effect of non-ionic surfactant vesicle (niosome) entrapment on the absorption and distribution of methotrexate in mice. J. Pharm. Pharmacol. 37, 237-242.

Bagheri, A., Chu, B.-S., Yaakob, H., 2014. Niosomal drug delivery systems: formulation, preparation and applications. World Appl. Sci. J. 32, 1671-1685.

Baillie, A., Coombs, G., Dolan, T., Laurie, J., 1986. Non-ionic surfactant vesicles, niosomes, as a delivery system for the anti-leishmanial drug, sodium stibogluconate. J. Pharm. Pharmacol. 38, 502-505.

Baillie, A., Florence, A., Hume, L., Muirhead, G., Rogerson, A., 1985. The preparation and properties of niosomes—non-ionic surfactant vesicles. J. Pharm. Pharmacol. 37, 863-868.

Balakrishnan, P., Shanmugam, S., Lee, W.S., Lee, W.M., Kim, J.O., Oh, D.H., et al., 2009. Formulation and in vitro assessment of minoxidil niosomes for enhanced skin delivery. Int. J. Pharm. 377, 1-8.

Barenholz, Y., 2001. Liposome application: problems and prospects. Curr. Opin. Colloid Interface Sci. 6, 66-77.

Barry, B.W., 2001. Novel mechanisms and devices to enable successful transdermal drug delivery. Eur. J. Pharm. Sci. 14, 101-114.

Baumgartner, I., Chronos, N., Comerota, A., Henry, T., Pasquet, J.-P., Finiels, F., et al.,2009. Local gene transfer and expression following intramuscular administration of FGF-1 plasmid DNA in patients with critical limb ischemia. Mol. Ther. 17, 914-921.

Bayindir, Z.S., Yuksel, N., 2010. Characterization of niosomes prepared with various nonionic surfactants for paclitaxel oral delivery. J. Pharm. Sci. 99, 2049-2060.

Biswal, S., Murthy, P., Sahu, J., Sahoo, P., Amir, F., 2008. Vesicles of non-ionic surfactants (niosomes) and drug delivery potential. Int. J. Pharm. Sci. Nanotechnol. 1, 1-8.

Bragagni, M., Mennini, N., Ghelardini, C., Mura, P., 2012. Development and characterization of niosomal formulations of doxorubicin aimed at brain targeting. J. Pharm. Pharm. Sci. 15, 184-196.

Caddeo, C., Teskăc, K., Sinico, C., Kristl, J., 2008. Effect of resveratrol incorporated in liposomes on proliferation and UV-B protection of cells. Int. J. Pharm. 363, 183-191.

Carafa, M., Santucci, E., Lucania, G., 2002. Lidocaine-loaded non-ionic surfactant vesicles: characterization and in vitro permeation studies. Int. J. Pharm. 231, 21-32.

Carter, K., Dolan, T., Alexander, J., Baillie, A., Mccolgan, C., 1989. Visceral leishmaniasis: drug carrier system characteristics and the ability to clear parasites from the liver, spleen and bone marrow in Leishmania donovani infected BALB/c mice. J. Pharm. Pharmacol. 41, 87-91.

Darwish, I.A., Uchegbu, I.F., 1997. The evaluation of crown ether based niosomes as cation containing and cation sensitive drug delivery systems. Int. J. Pharm. 159, 207-213.

Di Marzio, L., Marianecci, C., Petrone, M., Rinaldi, F., Carafa, M., 2011. Novel pH-sensitive non-ionic surfactant vesicles: comparison between Tween 21 and Tween 20. Colloids Surf. B Biointerfaces 82, 18-24.

Fang, J.-Y., Yu, S.-Y., Wu, P.-C., Huang, Y.-B., Tsai, Y.-H., 2001. In vitro skin permeation of estradiol from various proniosome formulations. Int. J. Pharm. 215, 91-99.

Geusens, B., Strobbe, T., Bracke, S., Dynoodt, P., Sanders, N., Van Gele, M., et al., 2011. Lipid-mediated gene delivery to the skin. Eur. J. Pharm. Sci. 43, 199-211.

Guinedi, A.S., Mortada, N.D., Mansour, S., Hathout, R.M., 2005. Preparation and evaluation of reverse-phase evaporation and multilamellar niosomes as ophthalmic carriers of acetazolamide. Int. J. Pharm. 306, 71-82.

Haran, G., Cohen, R., Bar, L.K., Barenholz, Y., 1993. Transmembrane ammonium sulfateg radients in liposomes produce efficient and stable entrapment of amphipathic weak bases. Biochim. Biophys. Acta 1151, 201-215.

Hood, E., Gonzalez, M., Plaas, A., Strom, J., Vanauker, M., 2007. Immuno-targeting of nonionic surfactant vesicles to inflammation. Int. J. Pharm. 339, 222-230.

Huang, Y., Chen, J., Chen, X., Gao, J., Liang, W., 2008. PEGylated synthetic surfactant vesicles (Niosomes): novel carriers for oligonucleotides. J. Mater. Sci. 19, 607-614.

Huang, Y., Han, G., Wang, H., Liang, W., 2005. Cationic niosomes as gene carriers: preparation and cellular uptake in vitro. Pharmazie 60, 473-474.

Hunter, C., Dolan, T., Coombs, G., Baillie, A., 1988. Vesicular systems (niosomes and liposomes) for delivery of sodium stibogluconate in experimental murine visceral leishmaniasis. J. Pharm. Pharmacol. 40, 161-165.

Imran, M., Shah, M.R., Ullah, F., Ullah, S., Elhissi, A.M., Nawaz, W., et al., 2016a. Glycoside-based niosomal nanocarrier for enhanced in-vivo performance of Cefixime. Int. J. Pharm. 505, 122-132.

Imran, M., Shah, M.R., Ullah, F., Ullah, S., Elhissi, A.M., Nawaz, W., et al., 2016b. Sugarbased novel niosomal nanocarrier system for enhanced oral bioavailability of levofloxacin. Drug Deliv.1-12.

Jiao, J., 2008. Polyoxyethylated nonionic surfactants and their applications in topical ocular drug delivery. Adv. Drug Deliv. Rev. 60, 1663-1673.

Junyaprasert, V.B., Teeranachaideekul, V., Supaperm, T., 2008. Effect of charged and nonionic membrane additives on physicochemical properties and stability of niosomes. AAPS PharmSciTech 9, 851-859.

Kong, M., Park, H., Feng, C., Hou, L., Cheng, X., Chen, X., 2013. Construction of hyaluronic acid noisome as functional transdermal nanocarrier for tumor therapy. Carbohydr. Polym. 94, 634-641.

Kumar, G.P., Rajeshwarrao, P., 2011. Nonionic surfactant vesicular systems for effective drug delivery—an overview. Acta Pharm. Sin. B 1, 208-219.

Kumhar, S., Jain, S., Pancholi, S., Agrawal, S., Saraf, D., Agrawal, G., 2003. Provesicular transdermal drug delivery system of ethinylestradiol and levonorgestrel for contraception and hormone replacement therapy. Ind. J. Pharm. Sci. 65, 620-627.

Liu, T., Guo, R., Hua, W., Qiu, J., 2007. Structure behaviors of hemoglobin in PEG 6000/Tween 80/Span 80/H$_2$O niosome system. Colloids Surf. A Physicochem. Eng. Aspects 293, 255-261.

Ma, Z., Lim, L.-Y., 2003. Uptake of chitosan and associated insulin in Caco-2 cell monolayers: a comparison between chitosan molecules and chitosan nanoparticles. Pharm. Res. 20, 1812-1819.

Mahale, N., Thakkar, P., Mali, R., Walunj, D., Chaudhari, S., 2012. Niosomes: novel sustained release nonionic stable vesicular systems—an overview. Adv. Colloid Interface Sci. 183, 46-54.

Manconi, M., Sinico, C., Valenti, D., Lai, F., Fadda, A.M., 2006. Niosomes as carriers for tretinoin: III. A study into the in vitro cutaneous delivery of vesicle-incorporated tretinoin. Int. J. Pharm. 311, 11-19.

Manosroi, A., Jantrawut, P., Khositsuntiwong, N., Manosroi, W. Manosroi, J. 2009. Novel elastic nanovesicles for cosmeceutical and pharmaceutical applications.

Manosroi, A., Jantrawut, P., Manosroi, J., 2008. Anti-inflammatory activity of gel containing novel elastic niosomes entrapped with diclofenac diethylammonium. Int. J. Pharm. 360, 156-163.

Manosroi, A., Wongtrakul, P., Manosroi, J., Sakai, H., Sugawara, F., Yuasa, M., et al., 2003. Characterization of vesicles prepared with various non-ionic surfactants mixed with cholesterol. Colloids Surf. B Biointerfaces 30, 129-138.

Meykadeh, N., Mirmohammadsadegh, A., Wang, Z., Basner-Tschakarjan, E., Hengge, U. R., 2005. Topical application of plasmid DNA to mouse and human skin. J. Mol. Med. 83, 897-903.

Michael, W., Gerhard, W., Heinrich, H., Klaus, D. Liposome Preparation by Single-Pass Process. US patent 20100316696 A, 1.

Moghassemi, S., Hadjizadeh, A., 2014. Nano-niosomes as nanoscale drug delivery systems: an illustrated review. J. Control. Release 185, 22-36.

Mortazavi, S.M., Mohammadabadi, M.R., Khosravi-Darani, K., Mozafari, M.R., 2007.Preparation of liposomal gene therapy vectors by a scalable method without using volatile solvents or detergents. J. Biotechnol. 129, 604-613.

Mozafari, M. 2005a. Method and apparatus for producing carrier complexes. UK Patent No. GB 0404993.8, Int. Appl. No. PCT/GB05/000825 (03/03/2005), 14.

Mozafari, M., 2005b. A new technique for the preparation of non-toxic liposomes and nanoliposomes: the heating method. Nanoliposomes: From Fundamentals to Recent Developments. Trafford Publishing Ltd, Oxford, pp. 91-98.

Mozafari, M., Reed, C., Rostron, C., 2007. Cytotoxicity evaluation of anionic nanoliposomes and nanolipoplexes prepared by the heating method without employing volatile solvents and detergents.

Pharmazie 62, 205-209.

Mozafari, M., Reed, C., Rostron, C., Hasirci, V., 2005. A review of scanning probe microscopy investigations of liposome-DNA complexes. J. Liposome Res. 15, 93-107.

Mukherjee, B., Patra, B., Layek, B., Mukherjee, A., 2007. Sustained release of acyclovir from nano-liposomes and nano-niosomes: an in vitro study. Int. J. Nanomedicine 2, 213.

Muzzalupo, R., Nicoletta, F.P., Trombino, S., Cassano, R., Iemma, F., Picci, N., 2007. A new crown ether as vesicular carrier for 5-fluoruracil: synthesis, characterization and drug delivery evaluation. Colloids Surf. B Biointerfaces 58, 197-202.

Nasir, A., Harikumar, S., Amanpreet, K., 2012. Niosomes: an excellent tool for drug delivery. Int. J. Res. Pharm. Chem2.

Paolino, D., Cosco, D., Muzzalupo, R., Trapasso, E., Picci, N., Fresta, M., 2008. Innovative bola-surfactant niosomes as topical delivery systems of 5-fluorouracil for the treatment of skin cancer. Int. J. Pharm. 353, 233-242.

Pardakhty, A., Moazeni, E., 2013. Nano-niosomes in drug, vaccine and gene delivery: a rapid overview. Nanomed. J. 1, 1-12.

Pardakhty, A., Varshosaz, J., Rouholamini, A., 2007. In vitro study of polyoxyethylene alkyl ether niosomes for delivery of insulin. Int. J. Pharm. 328, 130-141.

Pozzi, D., Caminiti, R., Marianecci, C., Carafa, M., Santucci, E., De Sanctis, S.C., et al., 2009. Effect of cholesterol on the formation and hydration behavior of solid-supported niosomal membranes. Langmuir 26, 2268-2273.

Raghavachari, N., Fahl, W.E., 2002. Targeted gene delivery to skin cells in vivo: a comparative study of liposomes and polymers as delivery vehicles. J. Pharm. Sci. 91, 615-622.

Sahin, N.O., 2007. Niosomes as nanocarrier systems. In: Nanomaterials and nanosystems for biomedical applications. Springer, USA.

Seleci, D.A., Seleci, M., Walter, J.-G., Stahl, F. Scheper, T. Niosomes as Nanoparticular Drug Carriers: Fundamentals and Recent Applications.

Shahiwala, A., Misra, A., 2002. Studies in topical application of niosomally entrapped nimesulide. J. Pharm. Pharm. Sci. 5, 220-225.

Solanki, A.B., Parikh, J.R., Parikh, R.H., 2009. Preparation, optimization and characterization of ketoprofen proniosomes for transdermal delivery. Int. J. Pharm. Sci. Nanotechnol. 2, 413-420.

Tangri, P., Khurana, S., 2011. Niosomes: formulation and evaluation. Int. J. 2229, 7499. Tavano, L., Aiello, R., Ioele, G., Picci, N., Muzzalupo, R., 2014. Niosomes from glucuronic acid-based surfactant as new carriers for cancer therapy: preparation, characterization and biological properties. Colloids Surf. B Biointerfaces 118, 7-13.

Tavano, L., Muzzalupo, R., Mauro, L., Pellegrino, M., Andò, S., Picci, N., 2013a. Transferrin-conjugated pluronic niosomes as a new drug delivery system for anticancer therapy. Langmuir 29, 12638-12646.

Tavano, L., Vivacqua, M., Carito, V., Muzzalupo, R., Caroleo, M.C., Nicoletta, F., 2013b. Doxorubicin loaded magneto-niosomes for targeted drug delivery. Colloids Surf. B Biointerfaces 102, 803-807.

Terzano, C., Allegra, L., Alhaique, F., Marianecci, C., Carafa, M., 2005. Non-phospholipid vesicles for pulmonary glucocorticoid delivery. Eur. J. Pharm. Biopharm. 59, 57-62.

Touitou, E., 1998. Composition for applying active substances to or through the skin. Google Patents.

Touitou, E., Dayan, N., Bergelson, L., Godin, B., Eliaz, M., 2000. Ethosomes—novel vesicular carriers for enhanced delivery: characterization and skin penetration properties. J. Control. Release 65, 403-418.

Uchegbu, I.F., Bouwstra, J.A., Florence, A.T., 1992. Large disk-shaped structures (discomes) in nonionic surfactant vesicle to micelle transitions. J. Phys. Chem. 96,10548-10553.

Uchegbu, I.F., Double, J.A., Kelland, L.R., Turton, J.A., Florence, A.T., 1996. The activity of doxorubicin niosomes against an ovarian cancer cell line and three in vivo mouse tumour models. J. Drug Target. 3, 399-409.

Uchegbu, I.F., Florence, A.T., 1995. Non-ionic surfactant vesicles (niosomes): physical and pharmaceutical chemistry. Adv. Colloid Interface Sci. 58, 1-55.

Uchegbu, I.F., Vyas, S.P., 1998. Non-ionic surfactant based vesicles (niosomes) in drug delivery. Int. J. Pharm. 172, 33-70.

Ullah, S., Shah, M.R., Shoaib, M., Imran, M., Elhissi, A.M., Ahmad, F., et al., 2016. Development of a biocomaptible creatinine-based niosomal delivery system for enhanced oral bioavailibility of clarithromycin. Drug Deliv.1-41.

Van Den Bergh, B.A., Vroom, J., Gerritsen, H., Junginger, H.E., Bouwstra, J.A., 1999. Interactions of elastic and rigid vesicles with human skin in vitro: electron microscopy and two-photon excitation microscopy. Biochim. Biophys. Acta 1461, 155-173.

Verma, S., Singh, S., Syan, N., Mathur, P., Valecha, V., 2010. Nanoparticle vesicular systems: a versatile tool for drug delivery. J. Chem. Pharm. Res. 2, 496-509.

Vora, B., Khopade, A.J., Jain, N., 1998. Proniosome based transdermal delivery of levonorgestrel for effective contraception. J. Control. Release 54, 149-165.

Vyas, S., Singh, R., Jain, S., Mishra, V., Mahor, S., Singh, P., et al., 2005. Non-ionic surfactant based vesicles (niosomes) for non-invasive topical genetic immunization against hepatitis B. Int. J. Pharm. 296, 80-86.

Wang, Y., Chen, L., 2011. Quantum dots, lighting up the research and development of nanomedicine. Nanomedicine 7, 385-402.

Widder, K., Flouret, G., Senyei, A., 1979. Magnetic microspheres: synthesis of a novel parenteral drug carrier. J. Pharm. Sciences 68, 79-82.

Zidan, A.S., Rahman, Z., Khan, M.A., 2011. Product and process understanding of a novel pediatric anti-HIV tenofovir niosomes with a high-pressure homogenizer. Eur. J. Pharm. Sci. 44, 93-102.

索　引